高等医药院校教材

中医眼科学

（供中医专业用）

主　　编　廖品正

副主编　陆绵绵

编　　委　祁宝玉　李传课　陈明举

协　　编　张济南

上海科学技术出版社

图书在版编目(CIP)数据

中医眼科学/廖品正主编. —上海: 上海科学技术出版社,1986.4(2025.8重印)

高等医药院校教材. 供中医专业用

ISBN 978-7-5323-0492-9

Ⅰ. 中… Ⅱ. 廖… Ⅲ. 中医五官科学:眼科学—医学院校—教材 Ⅳ. R276.7

中国版本图书馆CIP数据核字(2008)第106318号

中医眼科学

主编 廖品正

上海世纪出版(集团)有限公司
上 海 科 学 技 术 出 版 社 出版、发行

(上海市闵行区号景路159弄A座9F-10F)

邮政编码 201101 www.sstp.cn

浙江新华印刷技术有限公司印刷

开本 787×1092 1/16 印张 10.25 插页 4

字数 248千字

1986年4月第1版 2025年8月第41次印刷

ISBN 978-7-5323-0492-9/R·131

定价: 30.00元

前　言

由国家组织编写并审定的高等中医院校教材从初版迄今已历二十余年。其间曾进行了几次修改再版，对系统整理中医药理论、稳定教学秩序和提高中医教学质量起到了很好的作用。但随着中医药学的不断发展，原有教材已不能满足并适应当前教学、临床、科研工作的需要。

为了提高教材质量，促进高等中医药教育事业的发展，卫生部于一九八二年十月在南京召开了全国高等中医院校中医药教材编审会议。首次成立了全国高等中医药教材编审委员会，组成32门学科教材编审小组。根据新修订的中医、中药、针灸各专业的教学计划修订了各科教学大纲。各学科编审小组根据新的教学大纲要求，认真地进行了新教材的编写。在各门教材的编写过程中，贯彻了一九八二年四月卫生部在衡阳召开的“全国中医医院和高等中医教育工作会议”的精神，汲取了前几版教材的长处，综合了各地中医院校教学人员的意见；力求使这套新教材保持中医理论的科学性、系统性和完整性；坚持理论联系实际的原则；正确处理继承和发扬的关系；在教材内容的深、广度方面，都从本课程的性质、任务出发，注意符合教学的实际需要和具有与本门学科发展相适应的科学水平；对本学科的基础理论、基本知识和基本技能进行了较全面的阐述；同时又尽量减少了各学科间教材内容不必要的重复和某些脱节。通过全体编写人员的努力和全国中医院校的支持，新教材已陆续编写完毕。

本套教材计有医古文、中国医学史、中医基础理论、中医诊断学、中药学、方剂学、内经讲义、伤寒论讲义、金匮要略讲义、温病学、中医各家学说、中医内科学、中医外科学、中医儿科学、中医妇科学、中医眼科学、中医耳鼻喉科学、中医伤科学、针灸学、经络学、腧穴学、刺灸学、针灸治疗学、针灸医籍选、各家针灸学说、推拿学、药用植物学、中药鉴定学、中药炮制学、中药药剂学、中药化学、中药药理学等三十二门。其中除少数教材是初次编写者外，多数是在原教材，特别是在二版教材的基础上充实、修改而编写成的。所以这套新教材也包含着前几版教材编写者的劳动成果在内。

教材是培养社会主义专门人才和传授知识的重要工具，教材质量的高低直接影响到人才的培养。要提高教材的质量，必须不断地予以锤炼和修改。本套教材不可避免地还存在着一些不足之处，因而殷切地希望各地中医药教学人员和广大读者在使用中进行检验，并提出宝贵意见，为进一步修订作准备，使之成为科学性更强、教学效果更好的高等中医药教学用书，以期更好地适应我国社会主义四化建设和中医事业发展的需要。

全国高等中医药教材编审委员会

一九八三年十二月

编写说明

本书是由卫生部全国高等中医药教材编审委员会组织编写和审定的，供全国高等医药院校中医专业使用的教材。

本教材是根据 1982 年卫生部在衡阳召开的“全国中医医院和高等中医教育工作会议”的精神，按新修订的教学计划和教学大纲的要求，在原中医学院试用教材、上海科学技术出版社 1964 年版《中医眼科学讲义》和 1980 年版《中医眼科学》的基础上充实、修改而成。

全书内容分上、下两篇。上篇总论共六章，包括中医眼科发展简史、眼与脏腑经络的关系、病因病机、诊断概要、治疗概要、眼病的护理与预防等；下篇各论共七章，包括胞睑疾病、两眦疾病、白睛疾病、黑睛疾病、瞳神疾病、眼外伤及其他眼病等。

编写分工：总论第 1 章和各论第 1 章由陈明举编写，总论第 2 章和各论第 5 章、第 7 章由廖品正编写，总论第 3 章和各论第 3 章由祁宝玉编写，总论第 4 章、第 5 章和各论第 2 章由陆绵绵编写，总论第 6 章和各论第 4 章、第 6 章由李传课编写。张济南协助核对全书引文、编绘插图、编写方剂索引等。此外，邀请了广州中医学院詹前贤、陕西中医学院魏淳、江西中医学院殷伯伦、黑龙江中医学院刘吉年、云南中医学院魏述征参加审定稿会议。

请各院校在使用过程中不断总结经验，收集反映，提出宝贵意见，以便进一步修订。

编　者

一九八五年四月

目　　录

上篇　总　　论

下篇 各 论

附 录

上篇　总论

1　中医眼科发展史

中医眼科学积累了我国人民几千年来同眼病作斗争的丰富经验，是我国宝贵文化遗产的一部分。它的漫长的形成和发展过程，大体可以分为萌芽、奠基、独立发展、兴盛、衰落与复兴等五个时期。

萌芽时期（南北朝以前）

我国在南北朝以前，还没有系统的眼科医著，只有散在的一些对眼及某些眼病进行初步探索的资料。因此，这一时期是中医眼科的萌芽时期。

从考查河南安阳殷墟出土的甲骨文可知，早在武丁时代（约公元前 13～14 世纪），人们已将"眼"这一感觉器官命名为"目"，而且认识到目可以生病，病眼称"疾目"；病眼失明曰"丧明"，如甲骨文卜辞中有："贞王弗疾目"、"大目不丧明"等。

至春秋时期，已将盲人称为瞽人，如《书经》记载有"瞽奏鼓"。《诗经》记载有"矇瞍奏公"。据《毛传》称："有眸子而无见曰矇，无眸子曰瞍。"这又将盲目分成了两类。

成书于战国末期的《黄帝内经》，对眼与眼病的认识已有很大的进步。该书首次从解剖学的角度提出：目、眼、眶、内眦、外眦（锐眦）、约束、络、白眼、黑眼、瞳子、目系等名词，对眼的生理功能及某些眼病的病机作了初步探讨，并记载了 30 余种眼部病症。从散在于《内经》中的资料可以看出，该书已初具眼的生理、解剖、病机等方面的理论基础，治疗则主要应用针刺。

大约成书于秦汉时期的《神农本草经》，提到十几种眼部病症，其中与《内经》相同或相似者有：目痛、目赤痛、目盲、目瞑、泪出、目似脱、面目浮肿、伤眦等。新的病症名有：多涕泪、目翳、目中淫肤、眼赤白膜、青盲等。该书记载的 365 种中药，可用于防治眼病者有 70 余味。包括明目药、利窍药、治目痛药、治青盲药、治泪出药、治目翳淫肤赤白膜药、治目中赤肿药、治面目浮肿药、治伤眦药、治目瞑夜视有精光药等。这些记载也反映了当时眼科药物治疗的水平。

至东汉末，张仲景著《伤寒杂病论》，该书首创了中医临证时系统地依理、法、方、药辨证论治的原则。书中虽然主要讨论的是全身性疾病，但也记载了若干眼症，如目赤、目晕黄、目黯等，尤其是从整体观念出发，参合全身脉证，辨证论治，这对以后眼科应用全身辨证的方法具有重要指导意义。

晋朝王叔和所著《脉经》中已有眼科类证鉴别的萌芽。如谓目视䀮䀮有肾实、胆虚、肝伤三种；目痛有肾与膀胱俱实，肝与胆经气逆之别。此外，还有专节论述目病脉象，及利用眼部症状判断疾病预后等，且后者屡被后世医书所引用。

其他，如皇甫谧著《针灸甲乙经》、葛洪著《肘后救卒方》、龚庆宣著《刘涓子鬼遗方》、陶弘景著《肘后百一方》等，也都分别载有医治眼病的针灸或方药。

此外，这一时期其他一些古典文献中也有关于眼科的资料。如《荀子》、《史记》记载舜帝、项羽有“重瞳”，这是世界上关于瞳孔异常最早的记载。《史记》还记载扁鹊过雒阳时曾为“耳目痹医”，可算是我国最早的五官科医生。《山海经》载有冉遗之鱼、植楮、萺草等七种动、植物，可以防治眼病。《淮南子》除记载梣木（即秦皮）能治眼病外，还载：“目中有疵，不害于视，不可灼也。”说明在汉朝已有一些手术治疗。以后，《晋书》记载：“帝目有瘤疾，使医割之。”这是有关我国割治目瘤的最早文献。

总之，在南北朝以前，中医眼科的基础理论、临床诊断与治疗等方面尚处于萌芽时期。

奠基时期（隋朝~唐朝）

隋唐时期，中医眼科从基础理论到临床实践各方面都有了进一步发展。在医学教育方面，唐初武德年间设立的太医署中，已将耳、目、口、齿疾病从内、外科范围内划分出来，自成一科，称“耳目口齿科”。这就为以后中医眼科的独立发展奠定了基础。

此期对后世眼科影响较大的著作有《诸病源候论》、《备急千金要方》、《外台秘要》、《龙树眼论》、《刘皓眼论准的歌》等。另外，还有《陶氏疗目方》、《天竺经论眼》等眼科医书，以及其他医籍中收载的眼科资料。

隋朝巢元方等人所撰《诸病源候论》中，卷二十八列目病专篇共38候。此外，伤寒病、温病、妇人病、小儿病等候中还收载不少与全身病相关的眼症。书中提到的解剖名词，除目、眼、白睛、黑睛、瞳子、眦等外，还首次应用了睑、眉、睫毛、缘等名称。该书对眼病的病因病机，多从风热、痰饮、脏腑虚损、血气不荣等方面认识；对眼病症状的描述则较前人详细。这些都为以后眼科临床证候诊断打下了一定的基础。

唐初孙思邈所著《备急千金要方》与《千金翼方》中，有丰富的眼科资料。孙氏首次将眼科病因进行了总结，归纳为19因，并在《内经》的基础上，发展了眼科脏腑病机学说。在治疗方面，对内外治法并重，介绍内治和外用处方约80个。此外，还列有较系统的眼科针灸资料。

晚唐时期，王焘撰《外台秘要》，卷二十一专论眼疾，首先引用《天竺经论眼》的内容作为总论，继而收载了数十种医书的150首眼科处方。书中还提到三种手术治疗：对内障（脑流青盲）提出用针拨（金篦决），但没有具体介绍方法；对倒睫强调要用镊子拔除，勿使毛断；对类似胬肉之类眼病主张用烧灼法外治。

该书所引《天竺经论眼》，从内容分析，并非印度医学的翻译作品，而是受了印度医学生理、解剖观点影响的我国早期的眼科专著。

隋唐时期不仅在全书、类书、方书中有不少眼科资料，而且出现了眼科专书，如《隋书·经籍志》载梁的《陶氏疗目方》、《外台秘要》转载过的《天竺经论眼》，以及《龙树眼论》、《刘皓眼论准的歌》等。可惜皆无原书流传下来。

在《通志·艺文略》中首次记载的《龙树眼论》与《刘皓眼论准的歌》，由于《艺文略》所载皆是唐朝及唐以前的文献，故可推测此两书应为唐或唐以前之著作。

《龙树眼论》在《宋史》中仍有记载，至明代《医方类聚》中改称《龙树菩萨眼论》。该书体裁和文字比较粗糙,像《千金要方》与《外台秘要》那样,大体分为总论与各论两部分。总论所述病因病机与《诸病源候论》相似,多主风热;对所谓愚医的批判,则与《外台秘要》如出一辙。各论三十节,所述眼病既不加以分类,排列也无一定规律。以上这些都符合唐朝眼科文献的一般情况,故可认为,该书系我国晚唐时期出现的一部托名医书。后由金礼蒙等人收入《医方类聚》,因此得以保存下来。该书所用的眼部解剖名词和病症名称都比以前的眼科文献多。如所用解剖名词:眼睑、眼皮、眼睑皮里、眼带等,皆属首见;所提病症名,已增至60余种。手术方面,不仅首次详述了"开内障用针法",并且治疗胬肉攀睛综合了《千金要方》的割法和《外台秘要》的烙法,从而提出了割烙法。此外,对上"睑皮里有核(胞生痰核)"施行手术治疗的记载以它为早。

《刘皓眼论准的歌》是晚唐时期,在《龙树眼论》的影响下著成的另一部眼科专书。该书在《宋史》中又称《刘皓眼论审的歌》。全书为诗歌体裁,便于记颂。据日本人丹波元胤等考证,在现存《秘传眼科龙木论》中,《龙木总论》之"审的歌",即属该书内容。

该书所载的五轮歌及眼病的内、外障分类法,对中医眼科学术的发展影响深远。如后世所出不少以内、外障72个症为主的眼科著作,就与它的影响有关。

此外,唐朝已能配制假眼。据《太平御览》记载:"唐崔嘏失一目,以珠代之。"《吴越备史》又载:"唐立武选,以击球较其能否。置铁钩于球杖以相击。周宝尝与此选,为铁钩摘一目,睛失,……敕赐木睛以代之。"由上记载可知,世界上装置假眼实以我国为早。

在唐朝,印度眼医随佛教传入我国,它的一些内容曾由当时某些中医书籍转载过,但是,除金针拨内障而外,其他理论未被中医眼科所吸收,因而印度医学对中医眼科影响不大。

总之,隋唐时期,由于眼科理论与临床治疗的发展,尤其是晚唐出现《龙树眼论》与《刘皓眼论准的歌》之后,对眼的解剖、生理等基础理论的认识较前深入、系统,对相当多的眼病能够作出诊断与分类;内治、外治与手术已经具有一定的水平,这些都为中医眼科发展为独立的专科奠定了基础。

独立发展时期(宋朝~元朝)

至宋朝,眼科的生理解剖、病机学说等基础理论又得到了进一步发展,在理论与临床方面都具备了独立性,故在北宋元丰年间的太医局,开始将眼科从原来的耳目口齿科中分出,单独教授。从此,中医眼科一直作为独立学科发展起来。

北宋之初,王怀隐等人所著《太平圣惠方》之卷三十二与卷三十三,为眼科专篇。收载眼科病症约60种,治眼方剂500多首,基本上总结了唐以前的眼科成就。书中所述病因,是在《千金要方》19因的基础上,去掉5因,新增7因,故为21因。该书还对五轮的配位作了改动,而且将它与眼病的病机联系起来,这就推进了五轮学说的临床应用。此外,对金针拨内障及胬肉割烙术等也有详细介绍。

北宋末叶,由朝廷组织人员编撰的《圣济总录》中,眼科有十二卷,收方760余首,多为大方,这与以前各书不同。书中眼科理论叙述比较粗略,且未采用五轮学说。病种有所增加,如肝虚眼、目睑垂缓等。在手术方面,介绍有钩、割、针、劆等法,只是对金针拨内障法略去未提。至于其他外治法,还收载了熨、烙、淋洗、掌熨及包扎等。此外,北宋裴宗元、陈师文等整理编著的《太平惠民和剂局方》,卷七有"治眼目疾"一篇,其中不少处方属当时民间习用的有效方剂,故为后世眼科所常用。

在金与南宋对峙时期,许叔微的《本事方》、刘昉的《幼幼新书》、刘完素的《宣明论方》、陈言的《三因方》、张从正的《儒门事亲》、李杲的《脾胃论》、杨士瀛的《仁斋直指方》等,书中皆有不少关于眼科的论述,对眼病的病机和辨证、治疗,各具创见,因而丰富了眼科理论,促进了眼科发展。

另外,在南宋开始出现八廓学说。《三因方》最早提到"八廓"一词,但没有阐述具体内容。大约成书于南宋末叶的《葆光道人眼科龙木集》才首次介绍了八廓的名称和内容,主要是论眼病的病机,并未配属眼位。

元朝危亦林所著《世医得效方》之卷十六为"眼科"。其内容分总论、各论、附篇三部分:总论中对五轮所配眼位作了调整,使其与《灵枢·大惑论》所划眼部与脏腑相应的关系相吻合;对八廓,不仅首次配上了天、地、火、水、风、雷、山、泽等八象名称,而且还给每一廓配属了眼位,充实了八廓的内容。各论列 72 个症,每症之症状描述主要以《刘皓眼论准的歌》为基础,其药物治疗多重新选方,但外用药甚少,至于手术疗法则没有提到。

元末,有托名孙思邈著之《银海精微》。该书总论中对八廓又分别加上了乾、坎、艮、震、巽、离、坤、兑的八卦正名。至此,八廓的每一廓都有了三种名称。该书各论载有 81 种病症。其中 66 种已见于唐宋文献,另外新增的有胞肿如桃、眵泪净明、蝇翅黑花等 15 种,但正文中没有圆翳内障、绿风内障之类眼病,只在附篇中提及。治疗方面,除内服药外,有半数眼病配合点眼药外治,此外,还有部分眼病使用了针、烙、劆等手术疗法。

该书的附篇从眼的生理、病理、辨证治疗,以至中药药性与炮制、常用内服方剂与眼药配制法等一应俱全,本身就能构成一本小型眼科专著,因而这一部分不像是原作,很可能是后人补辑的。

除眼科著述之外,宋朝某些文学作品对眼科的成就也有反映。如南宋赵希鹄的《洞天清录》一书记载:"叆叇,老人不辨细书,以此掩目则明。"叆叇,即是眼镜,以上说明早在宋朝我国已开始用眼镜矫正视力。

总之,自宋元时期,眼科独立设科以后,在理论和临床两方面,都得到了很大的发展。

兴盛时期(明朝~清朝鸦片战争以前)

明、清两代,是中医学发展的兴盛时期,眼科也不例外。反映于有关眼科的医药著述方面,无论是数量,还是质量,都大大超过了以前各代。

这一时期,在医学教育方面,继承了宋、元时期的建制,眼科仍独立为专科。

元末明初倪维德著《原机启微》两卷。上卷将眼内、外各部病症按病因分为"风热不制之病"、"阳衰不能抗阴之病"等 18 类,并理论联系实际,详细分析病机,辨证论治。治疗除以内服药为主外,还视病情配合使用外洗、嗜鼻、点药、手术等外治法。下卷论方剂配伍,附 40 余方,对每方皆有说明。由于倪氏治学宗古而不泥于古,能够兼采前人众家之长,辨证注重整体,论治善用时方,有攻有补,内外兼施,因而《原机启微》不失为一本理论比较系统,临床也较实用的眼科专书。

明初朱棣等编著的《普济方》有"眼目门"十六卷,收方 2 300 多首,集病名 300 余种。因眼目门是由数十种书籍的眼科资料汇集而成,所以常常一种眼病罗列了若干个病名。如仅黑睛生翳的病症名就有忽生翳膜、赤眼暴生翳等 40 余种。

《普济方》之后 60 年,由朝鲜来中国学医的金礼蒙等人,汇集了 150 多种中医古籍,编成巨著《医方类聚》。该书卷 64 至 70 为“眼门”，除收入《龙树菩萨眼论》之外，还汇集了 59 种眼科资料和其他 26 部医籍中的有关论述，及 1 400 多首处方，所以，该书是一部研究中医眼科学的重要资料。

明朝中叶，徐春甫辑《古今医统大全》，其眼科部分仍列 72 个症，有证有方。此外，该书还首次转载了《原机启微》十八篇原文。

明朝薛己等撰《薛氏医案》，同样收入了《原机启微》这部重要的眼科专著，并于其后附录了各家论述摘要、前贤医案和按十剂分类的 39 个处方及治疗小儿眼病的 25 个处方等，都具有较高的参考价值。

明朝万历年间，还有李梴所著《医学入门》和黄毅刊行的《秘传眼科龙木论》问世。

在《医学入门》中，李氏主张眼病分表里，认为风中脑户，湿渍头上，久处烟火，撞刺仆伤之类属外因，致病在表，伤目之标；五辛炙煿，房室劳役，暴怒暴惊，夜书细字之类属内因，致病在里，伤目之本。他还将五轮学说中的肉轮细分为上胞属脾，下睑属胃；对八廓的配脏腑和配眼位也重新作了调整。

《秘传眼科龙木论》全书由三部分组成：第一部分为正文之卷 1~6，是《龙木总论》，共有 84 节，前 12 节概述眼科基本理论，其余为“七十二证方论”。文中包括有 77 首歌诀，据考来源于《刘皓眼论审的歌》。至于 72 个症中的白话文，则主要是对歌诀的解释和发挥。从以上分析，这一部分当属北宋的作品。

第二部分为正文卷 7~10，介绍诸家治眼方药和针灸。所用资料涉及数十种。其中最晚的是《御药院方》，而《御药院方》是宋、金、元三朝宫廷中药局机构所制成方的配本，由此推测，这一部分可能也是宋、元时期汇集的。

第三部分为所附之《葆光道人眼科龙木集》。其总论主要摘自《太平圣惠方》。各论为以问答形式编写的 72 个症，但它与前述“七十二证方论”内容不同。根据其中所用部分方剂出自南宋之《普济本事方》，故知此属南宋以后的作品。

总之，现存《秘传眼科龙木论》一书，是宋元医家辑前人著述而成，至明朝才刊行于世。

明万历年间，李时珍的巨著《本草纲目》问世，该书第四卷眼目一节记载治眼赤肿、昏盲、翳膜、诸物眯目等药物数百种，多数药后附有单方、验方，便于应用。

杨继洲著《针灸大成》，在耳目门中记载了眼病 21 种，针灸用穴 80 余个。此外，其他篇章还有不少针灸治疗眼疾的记载，对穴位的主治功能也阐述较详。这在眼科针灸治疗方面是比较系统的资料。

王肯堂所辑《证治准绳》，在“七窍门”内有眼科专篇。其总论首次对五轮、八廓等词的含义作了解释，而且对八廓之配位，一反过去与五轮重叠的见解，而改为眼正面的八方配位法。这种主张还被后世不少医家所接受。各论汇集眼部病症 170 余种，凡肉眼所能见到的症状，几乎都作了描述，对临床诊断很有帮助，而且书中的病症名多为后世所采用。

明朝末叶，龚信的《古今医鉴》、龚廷贤的《寿世保元》、赵献可的《医贯》、张介宾的《景岳全书》等，都有眼科专篇。其共同特点是注重整体辨证，而不采用五轮八廓学说。

明末，傅仁宇辑眼科专书《审视瑶函》。该书卷首，介绍名医医案、五轮八廓、运气学说等；卷 1 主要讨论眼科的基础理论；卷 2 重点论述眼病的病因病机，收入了《原机启微》的十八节原文与处方；卷 3~6，列眼病 108 个症，所述病理与辨证，主要以《内经》与《证治准绳》为依据。卷 6 之后，附有治疗要穴及较为详细的说明，并又介绍了 22 个外用药方的配制与应用等。由于该书内容丰富，实用价值较高，所以流传较广。

此外，明朝袁学渊还著有《秘传眼科全书》。该书首先介绍了历代眼科理论，次列眼科72个症，然后分类介绍了眼科常用药物之药性。

清朝的中医眼科资料很丰富。除有大量眼科专著外，在丛书、类书中列有眼科专篇。其中有不少著述在理论方面有所发展，对后世影响较大。

张璐所著《张氏医通》，在“七窍门”内，汇集了明清以前20余种医著中的眼科资料。该书总论，除阐述眼科基础理论外，“金针开内障论”一节，详述了金针拨障术的适应证、操作方法和拨针的制造等，并列举若干手术成功与失败病例，以供参考。各论部分，宗《证治准绳》体裁，列述眼部病证约160种，依症状及病因分为43类。阐述内容具体，且文字通俗，是一部比较适用的参考书。

黄庭镜著《目经大成》，全书三卷：卷1内容包括眼部解剖、生理、辨证、治疗以及一些杂论；卷2列述12类病因、81个症及似因非症8条；卷3载方200多首，仿《景岳全书》之八阵分类。该书有不少突出的见解，例如：

（1）对五轮八廓学说的发挥　黄氏提出，五轮中血轮的部位除两眦外，还包括内眦头如珠之肉（即泪阜）；水轮包括金井（即瞳孔）以及膏中状如水晶棋子之“珠”。至于八廓，黄氏从命名到眼部配位均另立新说。

（2）继承、整理针拨术　黄氏对针拨术总结出了审机、点睛、射复、探骊、扰海、卷帘、圆镜、完璧等八法，使手术操作规范化。

（3）强调了端正医疗作风与详细记录病历　黄氏反对巫医与迷信；强调在诊病时要细心和耐心，处理时既要慎重又要大胆。为了总结经验与教训，诊病时要详细作好病历记录。

（4）独创病名多　该书对很多病症名作了改动，有的改得比原名贴切，如改“黄膜上冲”为“黄液上冲”，而有些改得不太合理，如“春水扬波”、“虚潭呈月”之类已不具病名特征。

总之，书中虽有一定缺点，但也有不少独到之处。以后该书曾经邓赞夫增补，易名为《目科正宗》，于公元1810年出版。

顾锡的《银海指南》，全书四卷：卷1~2比较全面地论述眼科五轮八廓，运气学说，眼病的病因病机，脏腑主病及全身兼症等；卷3列内服药方170余首，外用方11首；卷4录验案170余例。该书把八廓的功能与经络联系起来，而且与《审视瑶函》一样，认为八廓在内无迹可寻，有病时才能从眼部血络的走向与位置分辨出来。书中所用以病因、脏腑等分析归纳眼部病症的方法，明确而实用。在治疗方面，内治所列方剂多属内科常用方，外治除主张用药外，不赞成手术疗法。

吴谦等人编辑的《医宗金鉴》中，有“眼科心法要诀”两卷。文字简明易学。该书总论，对八廓不配五脏，而只配六腑与命门、包络，这与以前各书不同；各论中，除内、外障72个症之外，又补遗10个症，共计82个症。该书载有113方，处方所用药味不多，剂量小，用药范围也比较窄。

此外，明清其他眼科专书，如程玠的《眼科应验良方》、邓苑的《一草亭目科全书》、马化龙的《眼科阐微》、王子固的《眼科百问》，及撰人不详的《异授眼科》、《眼科奇书》等，对后世也有一定影响。

清朝陈梦雷等所编《古今图书集成·医部全录·目门》共十三卷。择要辑录历代眼科文献，前为医论，后为方药、针灸、导引、医案等，内容丰富，颇有参考价值。

总之,由于明清时期的中医眼科,在基础理论与临床治疗方面都有很大发展,眼科文献的数量与质量大大超过以前各代,所以说是中医眼科最兴盛的时期。

衰落与复兴时期(清朝鸦片战争~中华人民共和国时期)

1840年鸦片战争以后的百余年间,由于清政府及清以后的军阀政府和国民党政府腐败无能,帝国主义疯狂入侵,使我国沦为半殖民地半封建社会,中华民族的经济文化遭到空前的破坏。特别是在国民党当政时期,统治阶级宣扬洋奴买办思想和民族虚无主义,诬蔑中医不科学,企图消灭中医,使祖国医学饱受摧残,中医眼科由兴盛趋于没落。

这一时期,中医眼科较有创见的著作不多。黄岩的《秘传眼科纂要》和康维恂的《眼科菁华录》等,在当时还有一定的影响。

《秘传眼科纂要》一书,原为黄岩所作,后经程名成重订刊行。该书首重药物的临床应用,按脏腑及眼症分类叙述了119种内服药及38种外用药的制法与应用,参考价值较高。书中还介绍了48种眼科病症的证治及黄氏对14种眼病的治疗经验。

《眼科菁华录》共三卷:卷首为总论,阐述一般的眼科知识;卷上、下为各论,按17门分述了123种眼病的病因、症状及方剂等,接近现代讲义格式,内容简明扼要。

此外,鸦片战争之后,由于西医眼科的传入和影响,我国眼科界中开始出现了中西汇通学派,如20世纪初叶陈滋所编《中西眼科汇通》就是一部具有代表性的著作。

中华人民共和国诞生之后,党和政府十分重视发挥祖国医学在人民卫生保健事业中的作用,特别制定了中医政策,使中医事业得到拯救与发展。中医眼科也从灭亡的边缘被拯救出来,重新走上兴盛与发展的广阔大道。建国以来,中医眼科所取得的成就是显而易见的。首先,中医眼科工作者的队伍已经得到了发展壮大。特别是从1956年以后,各省、市相继成立了中医院校,通过教学与临床,培养了一大批中医眼科教师与医生。自1959年以来,更有许多西医学习中医的眼科工作者加入中医眼科的队伍,共同为继承发扬中医眼科做出贡献。

为了培养后继人才,1960年由广州中医学院等编写出版了历史上第一部全国统编教材《中医眼科学》,后经四次修订,渐臻完善。

自1978年以来,不少省市相继成立了中医眼科学会,对促进学术交流与推动中医眼科发展,做出了贡献。

建国以来,在报刊、杂志上发表了很多中医眼科论文,而且出版了不少中医及中西医结合的眼科专著,使中医眼科学不断地得到丰富和发展。

总之,建国以来,眼科的中医、中西结合成果丰硕,形势喜人。目前,广大中医、中西医结合眼科工作者,正携手并进,共同为继承发扬祖国眼科宝藏,为实现中医眼科现代化而奋斗。

2 眼与脏腑经络的关系

眼为视觉器官，属五官之一。它通过经络，与脏腑和其他组织器官保持着密切的联系，共同构成有机的整体。如果脏腑、经络的功能失调，可以反映于眼部，甚至引起眼病。反之，眼部疾病也可通过经络影响相应的脏腑，以致引起全身性反应。因此，在研究眼的生理、病理和诊治眼病时，不仅要看局部，而且应该具有整体观念，根据眼与脏腑经络的关系，全面地观察。

2.1 眼与脏腑的关系

眼之能够明视万物，辨别颜色，是赖五脏六腑精气的滋养。所以，《灵枢·大惑论》说："五脏六腑之精气皆上注于目而为之精。"明确地指出了眼与脏腑在生理上有着密切的关系。

2.1.1 眼与五脏六腑的关系

2.1.1.1 眼与心和小肠的关系

(1) 心主血脉，诸脉属目　《素问·五脏生成》篇及《素问·脉要精微论》说："诸血者，皆属于心。""心之合脉也。""脉者，血之府。""诸脉者，皆属于目。"由此可知，心主全身血脉，脉中之血受心气推动，循环全身，上输于目，目受血养，才能维持视觉。

(2) 心主藏神，目为心使　《灵枢·大惑论》说："目者心之使也，心者神之舍也。"这里的"神"，是指人体大脑的精神、思维活动功能。由于心为神之舍，精神虽统于心，而外用在于目，故目为心之使。《审视瑶函》还认为：心神在目，发为神光，神光深居瞳神之中，才能明视万物。

此外，《素问·解精微论》说："夫心者，五脏之专精也，目者其窍也。"由于心乃主神明，为五脏六腑之大主，五脏精气任心所使，而目既赖脏腑精气所养，视物又受心神支配，因此，人体脏腑精气的盛衰，以及精神活动的状态均能反映于目，所以，目又为心之外窍。这一理论也是中医望诊中望目察神的重要依据。

(3) 眼与小肠的关系　《素问·灵兰秘典论》说："小肠者，受盛之官，化物出焉。"水谷由胃腐熟后，传入小肠，并经小肠进一步消化，分清别浊。清者，包括津液和水谷之精气，由脾转输全身，从而使目受到滋养。

此外，心与小肠脏腑相合，有经脉相互络属，小肠的功能是否正常，既关系到心，也影响到眼。

2.1.1.2 眼与肝和胆的关系

(1) 肝开窍于目　《素问·金匮真言论》在论述五脏应四时，同气相求，各有所归时说："东方青色，入通于肝，开窍于目，藏精于肝。"指出了目为肝与外界相通的窍道。所以，肝所受藏的精微物质，也能源源不断地输送至眼，使眼受到滋养，从而维持其视觉功能。

(2) 肝受血而能视　肝主藏血，具有贮藏血液，调节血量的功能，虽然五脏六腑之精气皆上注于目，但目为肝之窍，尤以肝血的濡养为重要。所以，《素问·五脏生成》篇说："肝受血而能视。"《审视瑶函》则进一步阐述说："肝中升运于目，轻清之血，乃滋目经络之血也。"

并指出"血养水,水养膏,膏护瞳神",才能维持眼的视觉。

（3）肝气通于目　肝主疏泄,具有调畅人体气机的功能。气能生血,又能行血,凡是供给眼部的血液,无不依赖气的推动。《灵枢·脉度》篇说:"肝气通于目,肝和则目能辨五色矣。"这就强调了只有肝气冲和条达,眼才能够辨色视物。

（4）肝脉上连目系　《灵枢·经脉》篇说:足厥阴肝脉"连目系。"通观十二经脉,唯有肝脉是本经直接上连目系的。肝脉在眼与肝之间起着沟通表里,联络眼与肝脏,为之运行气血的作用,从而保证了眼与肝在物质上和功能上的密切联系。

（5）眼与胆的关系　肝与胆脏腑相合,互为表里。肝之余气溢入于胆,聚而成精,乃为胆汁。胆汁于眼,十分重要。如《灵枢·天年》篇说:"五十岁,肝气始衰,肝叶始薄,胆汁始减,目始不明。"在前人论述的基础上,《审视瑶函》又说:"神膏者,目内包涵之膏液……此膏由胆中渗润精汁,升发于上,积而成者,方能涵养瞳神。此膏一衰,则瞳神有损。"由上可知,胆汁减则神膏衰,瞳神遂失养护。

2.1.1.3　眼与脾和胃的关系

（1）脾输精气,上贯于目　脾主运化水谷,为气血生化之源。《素问·玉机真脏论》在论及脾之虚实时说:"其不及,则令人九窍不通。"其中即包含脾虚能致眼病。李东垣《兰室秘藏》在《内经》的基础上又作了进一步的阐述,说:"夫五脏六腑之精气,皆禀受于脾,上贯于目。脾者诸阴之首也,目者血脉之宗也,故脾虚则五脏之精气皆失所司,不能归明于目矣。"这就突出了眼赖脾之精气供养的关系。

（2）脾气上升,目窍通利　脾主升清,能将精微物质升运于目,此属《素问·阴阳应象大论》所谓:"清阳出上窍。"目得清阳之气的温养则视物清明。

（3）脾气统血,血养目窍　脉为血之府,诸脉皆属于目,目得血而能视,而血液之所以运行于眼络之中不致外溢,有赖脾气的统摄。

（4）脾主肌肉,睑能开合　脾主运化水谷之精以生养肌肉,胞睑肌肉受脾之精气营养,则轻劲有力,开合自如。

（5）眼与胃的关系　胃为水谷之海,主受纳、腐熟水谷,下传小肠,其精微通过脾的运化,以供养周身。脾胃脏腑相合,互为表里。两者常被合称为"后天之本"。所以,李东垣《脾胃论》说:"九窍者,五脏主之,五脏皆得胃气乃能通利。"并指出:"胃气一虚,耳、目、口、鼻俱为之病。"由此可见胃气于眼之重要。

此外,《素问·阴阳应象大论》说:"浊阴出下窍。"脾胃为机体升降出入之枢纽,脾主升清,胃主降浊。两者升降正常,出入有序,则浊阴从下窍而出,不致上犯清窍。

2.1.1.4　眼与肺和大肠的关系

（1）肺为气主,气和目明　张景岳说:"肺主气,气调则营卫脏腑无所不治。"由于肺朝百脉,主一身之气,气能推动血行,气血并行全身,则目亦得其温煦濡养;又,肺气调和,气血流畅,脏腑功能正常,则五脏六腑精阳之气皆能源源不断地输注入目,故目视精明。若肺气不足,以致目失温养,则昏暗不明,此即《灵枢·决气》篇所谓:"气脱者,目不明。"

（2）肺气宣降,眼络通畅　肺气宣发,能使气血和津液敷布全身;肺气肃降,又能使水液下输膀胱。肺之宣降正常,则血脉通利,目得卫气和津液的温煦濡养,卫外有权,目亦不病。

（3）眼与大肠的关系　肺与大肠脏腑相合,互为表里。小肠浊物下注大肠,化为粪便,有赖肺气肃降,以推送其排出体外。若大肠积热,腑气不通,影响肺失肃降,则可导致眼病。

2.1.1.5　眼与肾和膀胱的关系

(1) 肾精充足,目视精明　人体之精乃生命活动的基本物质。眼之能视,有赖于五脏六腑精气的濡养。《素问·上古天真论》说:"肾者主水,受五脏六腑之精而藏之。"故眼的视觉是否正常,与肾所受藏脏腑的精气充足与否,关系至为密切。

(2) 肾生脑髓,目系属脑　《内经》说,肾主藏精,精能生髓,脑为髓海,目系上属于脑。肾精充沛,髓海丰满,则思维灵活,目光敏锐。《医林改错》的认识则有所发展,说:"精汁之清者,化而为髓,由脊骨上行入脑,名曰脑髓……两目即脑汁所生,两目系如线,长于脑,所见之物归于脑。"王氏不仅已明确地将眼之视觉归结于肾精所生之脑,而且还通过肾,阐明了眼与脑的关系。

(3) 肾主津液,上润目珠　《素问·逆调论》说:"肾者水脏,主津液。"《灵枢·五癃津液别篇》又说:"五脏六腑之津液,尽上渗于目。"津液在目化为泪,则为目外润泽之水;化为神水,则为眼内充养之液。这些水液的分布和调节,就与肾主水的功能有密切关系。

(4) 眼与膀胱的关系　肾与膀胱脏腑相合,互为表里。在人体水液代谢的过程中,膀胱主要有贮藏津液,化气行水,排泄尿液的功能。膀胱的气化作用主要取决于肾气的盛衰,如肾气不足,或湿热蕴结,引起膀胱气化失常,水液潴留,可致水湿上泛于目。

此外,膀胱属足太阳经,太阳主一身之表,易遭外邪侵袭,亦常引起目病,故《银海指南》有"治目不可不细究膀胱"之说。

2.1.1.6　眼与三焦的关系　三焦为孤府,主通行元气与运化水谷、疏通水道的功能,故上输入目之精气津液无不通过三焦。若三焦功能失常,致水谷精微之消化、吸收和输布、排泄紊乱或发生障碍,则目失濡养。若三焦水道不利,致水液潴留,水邪上犯于目,则可引起眼部病变。

此外,《证治准绳·七窍门》还指出:目内所涵神水,是"由三焦而发源"。所以,三焦功能失常,可致神水失调而发生目病。

由上可知,眼与五脏六腑之间的关系各具特点,其关系的密切程度也不相同。但人体毕竟是一个有机整体,无论脏与脏、脏与腑,以及腑与腑之间,都有经络相互联系,它们在生理上相互协调,相互依存;在病理上相互影响,相互传变。因此,临证时不可单纯强调其中某些脏腑的作用,而应从实际出发,全面地进行观察和分析,才不致贻误病情。

2.1.2　五轮学说概要

古代中医眼科在眼部由外向内把胞睑、两眦、白睛、黑睛、瞳神五个部分,分别命名为肉轮、血轮、气轮、风轮、水轮,总称为五轮(轮,比喻眼珠圆转运动似车轮之意)。在我国现存医籍中,以《太平圣惠方》的记载为早。

《灵枢·大惑论》说:"五脏六腑之精气,皆上注于目而为之精。精之窠为眼,骨之精为瞳子,筋之精为黑眼,血之精为络,其窠气之精为白眼,肌肉之精为约束,裹撷筋骨血气之精,而与脉并为系,上属于脑,后出于项中。"大体指出了眼的各个部分与脏腑的关系。五轮学说就是后代医家在此论述基础上发展起来的。它将眼局部划分为五轮,明确地分属于五脏,借以说明眼的解剖、生理和病理,并用于临床,指导辨证。

2.1.2.1　五轮的解剖部位及五脏分属

(1) 肉轮　指胞睑。胞睑在眼珠前方,分上下两部分,能够开合,起着保护眼珠的作用。其位于上部者,称上胞或上睑;位于下部者,称下胞或下睑。上、下睑之间的裂缝称睑裂。围绕睑裂的上、下睑游离缘,称睑弦。生有排列整齐的睫毛。胞睑在脏属脾,脾主肌肉,故称肉轮。因脾与胃相表里,所以肉轮疾病常责之于脾和胃。

(2) 血轮 指两眦。上、下睑弦鼻侧联合处交角钝圆,称大眦,又名内眦;颞侧联合处交角锐小,称小眦,又名锐眦、外眦。眦部白睛血络分布稍多。大眦内尚有一红色肉状隆起,亦归于眦的范畴。此外,眼眶前部外上侧有泪泉,开窍于小眦内。以上络中之血及泌出之泪,皆具润养眼珠的作用。上、下睑弦近大眦处各有一小窍,称泪窍,为排泄泪液通道的起点。两眦在脏属心,心主血,故称血轮。因心与小肠相表里,所以血轮疾病常责之于心和小肠。

(3) 气轮 指白睛。为眼珠的外壁,质地致密而坚韧,具有保护眼珠内部组织的作用。白睛在脏属肺,肺主气,故称气轮。因肺与大肠相表里,所以气轮疾病常责之于肺和大肠。此外,白睛环绕黑睛周围,两者紧密相连,一有病变,容易相互影响。

(4) 风轮 指黑睛。位于眼珠前部的中央,质地透明而坚韧,为光线进入眼内的必由之路,并有保护瞳神及其他眼内组织的作用。黑睛在脏属肝,肝主风,故称风轮。因肝与胆相表里,所以风轮疾病常责之于肝和胆。此外,黑睛后方与黄仁相邻,两者之间充满透明之神水,黄仁中央的圆孔即瞳神,故黑睛疾病病邪深入时,容易影响黄仁、神水,并波及瞳神。

(5) 水轮 指瞳神。正常瞳神形圆,位于黄仁中央,能展能缩,清莹明澈,内含神水、晶珠、神膏,以及构成眼珠内壁的视衣等,是眼能明视万物的重要部分。五轮学说原主张瞳神在脏属肾,肾主水,故称水轮。因肾与膀胱相表里,所以水轮疾病常责之于肾和膀胱。但由于瞳神结构复杂,经古今不少医家的实践证明,其生理、病理不仅与肾和膀胱有关,而且与其他脏腑也有着相当密切的关系。

此外,尚需说明,黄仁位居黑睛后方,黑睛之"黑"乃由黄仁所陪衬,因此,古人在生理上常把黄仁划入风轮。然而,黄仁为眼内组织,瞳神直接由黄仁围成,黄仁是否正常,多关系到瞳神的功能。如果黄仁发病,则可引起瞳神的病变,故自古以来黄仁病变不属风轮,尽皆归于水轮。以上事实说明,黄仁无论在生理或病理上与瞳神的关系远较黑睛密切。因而,从实际出发,现将黄仁生理及其病变一并归入瞳神(即水轮)来讨论。

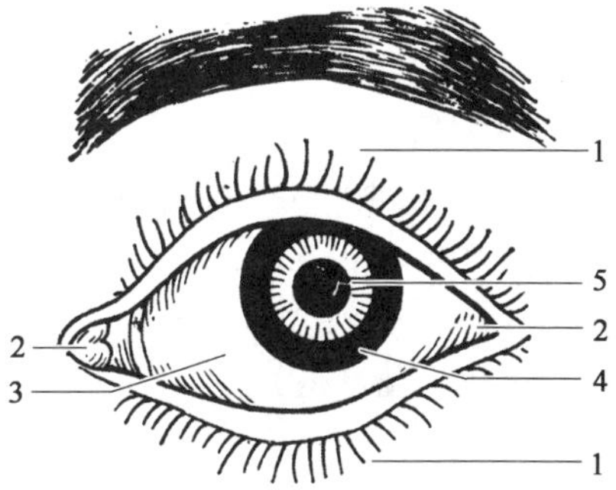

图 2-1 五轮部位与五脏分属

1. 肉轮(胞睑)——属脾 2. 血轮(两眦)——属心
3. 气轮(白睛)——属肺 4. 风轮(黑睛)——属肝
5. 水轮(瞳神)——属肾

2.1.2.2 五轮的临床应用 古人认为上述轮脏隶属关系中,轮属标,脏属本。轮之有病,多由脏腑功能失调所致。在临床上,运用五轮理论,通过观察各轮外显症状,去推断相应脏腑内蕴病变的方法,即眼科独特的五轮辨证。它实际上是一种从眼局部进行脏腑辨证的方法。但因五轮本身在辨证中仅有确定脏腑病位的作用,所以在临证时,尚需与八纲、病因、气血津液等若干辨证方法结合起来运用。例如,睑弦红赤湿烂者,病位在肉轮,内属于脾,而红赤湿烂系湿热为患,因而证属脾胃湿热。若病变出现于多轮,则应考虑为多个脏腑失调的表现,如胞睑肿硬,并见白睛红赤,应属脾肺实热。又若数轮先后发病,则可从相应脏腑之间的生克关系失常来认识病变的发生和发展变化,如先发白睛红赤,继而出现黑睛星翳,常属肺金乘肝木之证。

鉴于五轮学说对临床辨证确具一定指导意义,故由宋至今,眼科医家运用比较普遍。

《审视瑶函》还专门立论，强调五轮不可忽视，认为轮脏标本相应，既不知轮，则不知脏，是为标本不明。然而，五轮辨证也有其明显的局限性。如白睛发黄，病位虽在气轮，却非肺之为病，乃由脾胃湿热，交蒸肝胆，胆汁外溢所致。再如瞳神为水轮，但其病变不仅因于肾，还常与其他脏腑失调有关。由上可知，临证时既要详查眼之五轮，又不可拘泥于五轮，而应注意从整体出发，四诊合参，将局部辨证与全身辨证综合起来，全面分析，才能得出正确的诊断及治疗方案。

【附】 中西医眼部解剖名称对照表

中医名称	西医名称
胞睑（约束、眼胞、眼睑、睥）	眼睑
上胞（上睑、上睥）	上眼睑
下睑（下胞、下睥）	下眼睑
内睑（睑里、睥内）	睑结膜
睑弦（眼弦、睥沿）	睑缘
睫毛	睫毛
睑裂	睑裂
内眦（大眦）	内眦
外眦（锐眦、小眦）	外眦
泪泉	泪腺
泪窍（泪堂、泪孔）	狭义指泪点，广义指泪道
白睛（白眼、白仁、白珠）	包括球结膜及前部巩膜等
黑睛（黑眼、黑仁、黑珠、乌睛、乌珠、青睛）	角膜
黄仁（睛帘）	虹膜
神水	房水
瞳神（瞳子、瞳人、瞳仁、金井）	狭义指瞳孔，广义泛指瞳孔及其后之眼内组织
晶珠（睛珠、黄精）	晶状体
神膏	玻璃状体
视衣	包括脉络膜及视网膜
眼珠（目珠）	眼球
目系（眼系、目本）	包括视神经及球后血管等
眼带	眼外肌
眼眶（目眶）	眼眶

2.2 眼与经络的关系

经络运行全身气血，在人体起着沟通表里上下，联络脏腑器官的作用。《灵枢·口问》篇说："目者，宗脉之所聚也。"《灵枢·邪气脏腑病形》篇说："十二经脉，三百六十五络，其血气皆上于面而走空窍，其精阳气上走于目而为之睛。"这都说明了眼与脏腑之间，靠经络的连接贯通，保持着有机的联系，是经络不断地输送气血，才维持了眼的视觉功能。

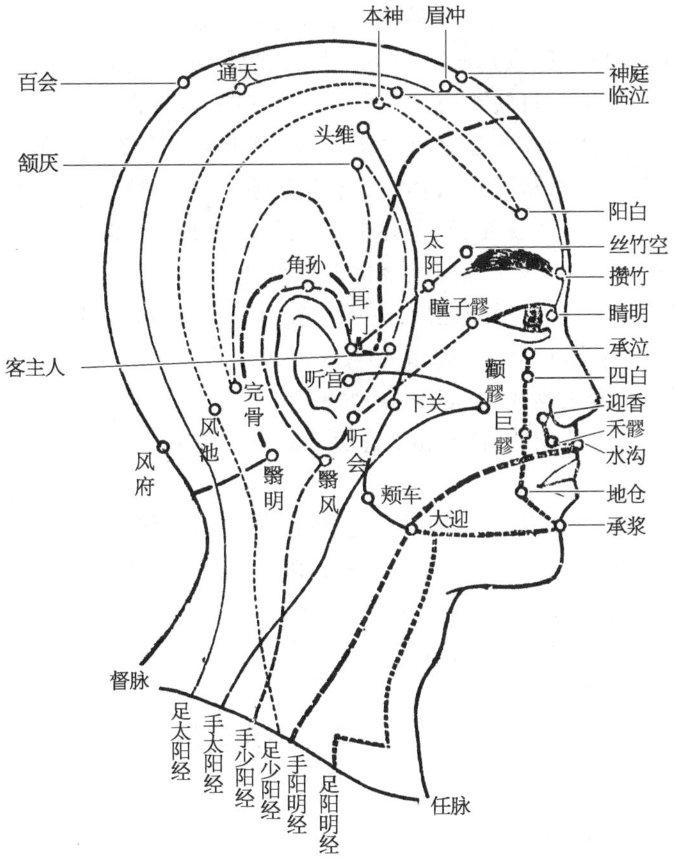

图 2－2 头部主要经络分布及常用穴位

2.2.1 眼与十二经脉的关系

十二经脉，三阴三阳表里相合，正经首尾相贯，旁支别络纵横交错，营血在经隧中运行全身，始于手太阴，终于足厥阴，周而复始，如环无端。故从经络循行的路径来看，可以说十二经脉都直接或间接地与眼发生着联系。

兹将十二经脉中循行于头面，与眼部发生联系的经脉分述如下：

(1) 手阳明大肠经 其支脉，上行头面，左右相交于人中之后，上挟鼻孔，循禾髎，终于眼下鼻旁之迎香穴，与足阳明胃经相接。

(2) 足阳明胃经 本经受手阳明之交，起于鼻旁之迎香穴，上行而左右相交于鼻根部，过内眦部睛明穴，与旁侧之足太阳经交会以后循鼻外侧下行，经承泣、四白、巨髎，入上齿中。此外，足阳明经别出而行的正经(足阳明之正)，亦上行至鼻根及眼眶下方，并系联于目系。

(3) 手少阴心经 其支脉，从心系上挟咽，系目系。其别出之大络名通里，亦属于目系。此外，尚有本经别出而行的正经(手少阴之正)上出于面，与手太阳经的支脉会合于目内眦之睛明穴。

(4) 手太阳小肠经 有一支脉循颈上颊，抵颧髎，上至目锐眦，过瞳子髎，转入耳中。另一支脉，从颊部别出，上走眼眶之下，抵于鼻旁，至目内眦睛明穴，与足太阳经相接。

(5) 足太阳膀胱经 本经受手太阳之交，起于目内眦之睛明穴，上额循攒竹，过神庭、通天，斜行交督脉于巅顶百会穴。其直行者，从巅入脑，连属目系。

(6) 手少阳三焦经　有一支脉从胸上项,沿耳后经翳风上行,出耳上角,至角孙,过阳白、睛明,再屈曲下行至面颊,直达眼眶之下。另一支脉,从耳后翳风穴入耳中,经耳门出走耳前,与前脉相交于颊部,至目锐眦与足少阳经交会于瞳子髎,再到丝竹空。

(7) 足少阳胆经　本经起于目锐眦之瞳子髎,由听会过上关,上抵额角之颔厌,下行耳后,经风池至颈。其一支脉,从耳后入耳中,出耳前,再行至目锐眦瞳子髎之后。另一支脉,又从瞳子髎下走大迎,会合手少阳经,到达眼眶之下。此外,由本经别出之正经(足少阳之正),亦上行头面,系目系,并与足少阳经会合于目锐眦。

(8) 足厥阴肝经　本经沿喉咙之后,上入颃颡,行大迎、地仓、四白、阳白之外,直接与目系相连,再上出前额,行临泣之里,与督脉相会于巅顶之百会。

归纳上述,足三阳经之本经均起于眼或眼附近,而手三阳经皆有 1~2 条支脉终止于眼或眼附近。此外,以本经或支脉,或别出之正经系连于目系者,有足厥阴肝经、手少阴心经以及足之三阳经。

由于经脉周密地分布在眼的周围,源源不断地输送气血,保证了眼与脏腑在物质上和功能上的密切联系,因此,一旦经脉失调,就会引起眼部病症。如《灵枢·经脉》篇说:手阳明大肠经,手少阴心经,手太阳小肠经和手厥阴心包络经等发病,均可引起目黄;足太阳膀胱经病,可致目似脱;足少阴肾经病,可致目䀮䀮如无所见;手少阳三焦经及足少阳胆经病,皆可致目锐眦痛。又如,《医宗金鉴·眼科心法要诀》说:"外邪乘虚而入,入项属太阳,入面属阳明,入颊属少阳,各随其经之系,上头入脑中,而为患于目焉。"这是从病理方面反映了眼与十二经脉的关系。

2.2.2　眼与奇经八脉的关系

奇经八脉与脏腑无直接络属关系,然而它们交叉贯串于十二经脉之间,具有加强经脉之间的联系,以调节正经气血的作用。正经气血充足流畅,也就能维持眼部的正常营养。至于奇经中起、止、循行路径与眼直接有关的,主要有督脉、任脉、阴蹻脉、阳蹻脉及阳维脉等。

(1) 督脉　督脉总督一身之阳经。起于少腹以下骨中央。有一支别络绕臀而上,与足太阳膀胱经交于目内眦。另一支脉则从少腹直上,入喉上颐,上系两目之下中央。

(2) 任脉　任脉总任一身之阴经。起于中极之下,沿着腹里上行,上颐循承浆,环绕口唇,分两支上行,系两目下之中央,至承泣而终。

(3) 阴蹻脉　阳蹻脉　阴阳蹻脉分别主一身左右之阴阳。阴蹻脉起于足跟内侧,上目内眦而入通于太阳、阳蹻。阳蹻脉起于足跟外侧,上目内眦而合于太阳、阴蹻。足太阳经自项入脑,别络于阴蹻、阳蹻,而阴阳蹻脉又相交于目内眦之睛明穴,其气并行回环,濡养眼目,且司眼睑之开合。通常卫气出于阳则张目,入于阴则闭目。若阳蹻气盛而阴气虚,则目张不合;阴蹻气盛而阳气虚,则目闭不张。外邪客于蹻脉,则可引起目赤痛或胬肉攀睛等。

(4) 阳维脉　阳维脉维系诸阳经。起于外踝下足太阳之金门穴,经肢体外后侧,上行至头颈,到前额,经眉上,再由额上顶,折向项后,与督脉会合。因为阳主外、主表,故阳维病可见头痛目赤,恶寒发热之类表证。

2.2.3　眼与经筋的关系

十二经筋隶属于十二经脉,是经脉之气结聚散络于筋肉关节的系统。其位表浅,有联缀百骸,维络周身,主司人体正常运动的作用。经筋分布于眼及眼周围者,有手足三阳之筋。

(1) 足太阳之筋　足太阳之支筋为目上网。张景岳解释说:"网,纲维也,所以约束目睫，司开合者也。”

（2）足阳明之筋　足阳明之筋，其直行者，上头面，从鼻旁上行，与足太阳经筋相合。太阳为目上网，而阳明为目下网。张景岳认为：足太阳的细筋散布于目上，故为目上网；足阳明的细筋散布于目下，故为目下网。两筋协同作用，则可统管胞睑运动。不过，在《黄帝内经太素》及《针灸甲乙经》中皆以“网”作“纲”。后世眼科专书一般也称之为“目上纲”和“目下纲”。

（3）足少阳之筋　足少阳之支筋结聚于目外眦，为目之外维。张景岳认为，凡眼能左右盼视者，正是此筋所为。

（4）手太阳之筋　手太阳之筋，其直行者，上行出耳上，会手少阳之筋，又前行而下，结聚于颔，与手阳明之筋相合，再向上行，联属于目外眦，与手足少阳之筋相合。

（5）手少阳之筋　手少阳之支筋上颊车，会足阳明之筋，循耳前上行，遂与手太阳、足少阳之筋交会，联属目外眦，然后上行，结聚于额角。

（6）手阳明之筋　其支筋上颊，上行结聚于颧部；其直行之筋，上出手太阳之前，左侧者行左耳前，上左额角，络头，以下右颔，而右侧此筋则上右额角，络头，下左颔，以会太阳、少阳之筋。

上述网维结聚于眼及其周围的经筋，共同作用，支配着胞睑的开合，眼珠的转动，以及头面其他筋肉的正常活动。此外，足厥阴肝之筋，虽未直接分布至眼，然而肝为罢极之本，一身之筋皆肝所生，为肝所主，足厥阴之筋联络诸筋，故与眼仍有着重要关系。

经筋如果发病，亦可引起眼部病症。《灵枢·经筋》篇说：“经筋之病，寒则反折筋急，热则筋弛纵不收。”并具体指出了，足少阳筋病，若从左侧向右侧维络之筋拘急时，则右目不能张开，反之则左目不能张开。足阳明筋病，因寒则拘急，胞睑不能闭合；因热则弛纵，胞睑不能张开。此外，还指出：足之阳明、手之太阳两筋拘急时，则会引起口眼㖞斜、眼角拘急、不能猝然视物等症。这些论述对眼科临床辨证都有实用意义。

3 病因病机

3.1 病因

病因是指导致人体发生疾病的原因。能够导致眼部发生疾病的原因,一般可为各种外来因素,亦可为人体内在机能失调,而外来因素往往是在人体内在机能失去平衡的条件下,才会引起发病,即《内经》所谓:"邪之所凑,其气必虚"。眼部常见的病因主要有六淫、疠气、七情、饮食不节、劳倦、外伤等类。在临床上,眼病发生的原因是比较复杂的。它可能为单一因素,也可以是几种致病因素并存,故必须以各种眼病的临床表现为依据,通过分析眼病的各种症状,找出致病的原因,即所谓"审证求因"。因此,掌握各种致病因素的性质和特点是非常重要的。现将常见的眼病病因分述如下。

3.1.1 六淫

风、寒、暑、湿、燥、火等六气,在反常而能致病的情况下则称为"六淫"。六淫之邪除可以乘人之虚,从肌表或口鼻而入以外,还可直接侵害眼部。它可单独为害,亦可兼挟致病,且具有明显的季节性。六淫为害虽然可致多种眼病,但一般以外障眼病为多见,其中又以风、火、湿对眼危害较大,尤当重视。

(1) 风　风为阳邪,易于犯上,又为百病之长,善行而数变,其他外邪常随其侵入人体而发病,故风邪常为外邪引起眼病之先导。其发病表现多为流泪羞明,目涩作痒,眼睑肿胀,黑睛起翳。如客于经络,则可致胞睑下垂,目偏视,或口眼㖞斜等。挟热则赤肿痛甚,眵多粘结;挟湿则痒甚湿烂,病势缠绵。

(2) 寒　寒为阴邪,其性凝滞,主收引。由于寒邪不但可以侵害体表,而且可以直中经络脏腑,因而既可造成外障眼病,也可导致经络脏腑功能失常而发为内障眼病。其表现可为经脉拘急,气血凝滞,赤脉紫暗,紧涩疼痛等。风寒犯目尚可涕泪交加。

(3) 暑　暑为阳邪,乃夏令之主气,故夏季之目赤、肿痛、视物昏朦等往往与之有关,且多与感受暑邪之全身症并见。

(4) 湿　湿为阴邪,其性重浊而粘腻,阳气易受其困阻而病势缠绵,病发多有定处。在一定的条件下可以化热,也可以化寒。常与风邪或热邪共同侵入人体而致病。临床表现多为眼睑糜烂,肿痛麻木,湿痒并作,眵泪胶粘,白睛黄浊等。

(5) 燥　燥性干涩,易伤津液。可单独为害,亦可与他邪相兼侵害人体。其致病表现为眼眵干结,目干涩,视物不爽,白睛红赤等。

(6) 火　火为阳邪,其性上炎,易于侵目,且因其他外邪常易化火,故火邪所致眼病比较多见。其致病多表现为眵多黄稠,红赤焮热,肿痛生疮,赤脉粗大,黑睛生翳,怕热畏光等,以及血热妄行之眼部出血症。

在辨证过程中,除应注意以上不同病邪造成的眼局部表现差异外,尚应结合患者的全身症状进行辨别。如风邪多兼头痛、恶风、脉浮,而火邪则多有口苦、尿赤、舌红、脉数等。

3.1.2 疠气

疠气是指来势急骤,能引起广泛流行,具有较强传染性的外来致病因素。所致眼病的表现与风火在白睛、黑睛等引起的眼症大体相似。一年四季都可发生,但以夏秋天气炎热时为多,如天行赤眼。

3.1.3 七情

七情作为病因,是指喜、怒、忧、思、悲、恐、惊七种情志的过度变化,属于精神致病因素。情绪的过度激动会影响脏腑的正常机能,如喜伤心、悲伤肺、怒伤肝、恐伤肾、忧思伤脾等。脏腑机能一旦有伤,导致气血不和,经络阻滞,则可诱发眼病。在七情中尤以忧郁、忿怒、悲哀对眼的危害为甚。例如,忿怒致使肝气上逆,常能引起暴盲、绿风内障等;长期忧虑,肝郁气滞,致脾失健运,或悲哀不解,心肺气耗,目失所养,则可致视瞻昏渺、视瞻有色、青风内障、圆翳内障等。

3.1.4 饮食不节

系指过食辛辣炙煿,膏粱厚味,或嗜好烟酒刺激之品,致使脾胃蕴积痰湿热毒,阻塞经络,郁遏气机升降失常;或由饥饱不匀,饮食偏嗜,冷热失调,导致脾胃运化失职,水谷精微不能上注于目等,可以引起眼病。常见眼病如针眼、胞生痰核、睑弦赤烂、疳积上目、云雾移睛等。

3.1.5 劳倦

系指体力、脑力或目力的过度疲劳,以及房室无节等所致气血耗伤、阴精亏损、心火上亢、心肾不交、肝肾不足等脏腑功能紊乱,皆能引起眼病。常见者如视瞻昏渺、暴盲、视瞻有色等。

3.1.6 眼外伤

系指眼部由外物引起的损伤。常见的眼外伤原因很多,如砂尘、小虫、金属碎屑等异物入目;跌仆或钝物撞击伤目;锐器刺入或爆炸等致真睛破损,以及电击、辐射、日照、高温和化学物质等伤目。

3.1.7 其他因素

本项包括由先天与衰老,以及因其他病等引起眼病者。其中先天禀赋不足而与生俱来的称为先天性眼病,如胎患内障、高风内障、色盲等。因身体衰老致使脏腑功能不足,气血虚损而发生的则属于老年性眼病,如老视、圆翳内障等。此外,某些全身性病变以及体内的痰湿、瘀血等病理产物,在一定条件下亦可造成眼病,详见病机节。

3.2 病机

病机是指疾病发生、发展与变化的机理。疾病之所以能够发生发展,主要取决于正邪两方面的斗争。所谓“正”,是指人体的功能活动及抗病能力;至于“邪”,乃指各种致病因素。邪气致病,一般要通过内因起作用。如果人体正气旺盛,邪气就不易入侵,此即“正气存内,邪不可干”。若外邪已经入侵,其正气较为充实,还有一定抵抗力者,即使发病,疾病的反映也比较轻浅,且病程短暂。若正气虚衰,抵抗力弱者,不仅邪气能够引起眼病,而且病势深重,容易传变,或者病程较长。

因正不胜邪而发生眼病,其病理变化概括起来不外阴阳失调,升降失常。在正常情况下,脏腑经络气血之间相互协调平衡,升降有序,维持着“阴平阳秘”的生理状态。当这种状态遭到邪气破坏,人体就发生了疾病。眼是整体不可分割的一部分,其发病也同样与上述原因有关。下面分别把脏腑经络气血功能失调与眼病有关的病机论述如下。

3.2.1　脏腑功能失调

（1）心和小肠　心主血脉，又主神明，目得血而能视，且内外两眦属心，故临床上失血过多或心神过耗，以致心阴亏损，虚火上炎者，每见两眦淡红，血络隐见，微痒不痛或视力缓缓下降等。由于恣嗜厚味炙煿之品，或七情内郁化火皆可致心火内盛，上炎于目则可表现为两眦红赤，胬肉壅肿，或睑眦生疮，痛痒并作及眼内出血等。

因心与小肠相表里，心经实火，除致眼部出现相应病变外，尚可因心移热于小肠，而出现小便短赤。

（2）肝和胆　肝主藏血，又主疏泄，为风木之脏，肝开窍于目，且黑睛属肝，足厥阴肝经连目系，故眼病与肝关系密切。临床所见，肝经病变有虚有实，亦有虚实兼杂者，所致症状亦各有不同。如肝阴不足，营血亏损，不能上荣于目，则可出现两目昏花，视力减退，或干涩不舒以及肝虚雀目等。如因肝气郁结，疏泄失职或久郁化火，气火上逆，则可发生青风内障、绿风内障以及目珠胀痛，视力骤降的眼病。如素体肝肾阴虚，不能制约肝阳，以致亢逆于上；或暴怒伤肝，肝火上冲，均可伤及营血，迫血妄行或致气机阻滞而出现暴盲。至于肝阴不足，阴不制阳，阳亢而风动者，属本虚而标实之证，可致绿风内障以及目睛上吊、口眼㖞斜等症。而后两者往往与全身性疾患有关。若肝火素盛，复感风、湿等邪，每易引起黑睛生翳，瞳神紧小等。

因肝胆互为表里，在生理上肝的余气聚于胆，胆的精汁涵养瞳神，因此，发病时每互相影响。如肝胆湿热上攻，可致黑睛生翳；湿热蒸迫，致胆汁外溢，则身目发黄等。如老年之人肝阴不足，胆乏所养，往往目亦失养，出现视远怯近或视物昏花等。故两经病变在临床上难以截然分开，用药时也常肝胆同治。

（3）脾和胃　脾胃为后天之本，饮食有节，胃纳脾输，则目得其养。由于胞睑属脾，饮食不节，过食辛辣肥甘酒醴，则湿热内蕴。若复感外邪，内热与外邪交炽，上壅胞睑，则可发生针眼、睑弦赤烂等。如饮食偏嗜，或饮食不洁和不节，损伤脾胃，以致目失所养，则可出现云雾移睛、视瞻昏渺，以及其他内障眼病。若脾虚肝热，则可发生疳积上目。又脾主运化，喜燥恶湿，若运化失司，津液不得敷布，则湿从内生，聚而成痰，痰湿流窜胞睑则胞生痰核；滞于眼内可致云雾移睛，或见眼底之渗出、增殖性改变。若痰火上逆，还可导致绿风内障。如久病失养或过用寒凉药物可致脾阳不振，由此而导致某些内障眼病如云雾移睛、视瞻昏渺等。

（4）肺和大肠　肺主气，具有宣发和肃降的功能。由于白睛属肺，若肺气不宣，肃降失职，则易影响白睛而发病。如肺经感受外邪，临床上往往会出现暴风客热、天行赤眼等。又肺火壅盛，火从内发，可致气滞血瘀而成火疳。若燥热亢盛，灼伤肺阴，导致虚火上炎或劳伤过度，久咳伤肺，病后元气未复等导致肺气亏虚，临床上可见金疳反复发作，白睛涩痛久治不愈等。

由于肺与大肠互为表里，肺气不利，肃降失职，往往造成大肠传导失常而产生便秘；反之，大肠实热而便秘，亦可导致肺气不得肃降，故治疗白睛疾患时应考虑肺与大肠的关系。

（5）肾和膀胱　肾为藏精之所，且瞳神属肾。眼之所以能视万物，与肾精不断上承有密切关系。如肾阴不足，目失所养，可致视瞻昏渺、圆翳内障；命门火衰，肾阳不足，阳不胜阴可致高风内障；阳虚不能温化水液，致水邪上泛可致视瞻有色、云雾移睛，或眼底水肿、渗出等。阴虚火旺，可致瞳神紧小、青风内障、圆翳内障、青盲等。若阴阳俱虚，瞳神失养，则更易发生内障。

肾与膀胱互为表里，膀胱贮藏和排泄水液的功能是否正常，与肾的气化功能有密切关系。故当肾气虚弱时，除眼部所见病变外，多伴有小便清长，夜尿增多或小便频数，甚至失禁等全身症状。

除上述者外，脏与脏、腑与腑之间尚有关联。如脏病及脏、脏病及腑等，其临床表现比较复杂。例如，常见之肝肾阴虚，脾肾阳虚，心脾两虚，肝火犯肺，肝病传脾等，均可造成眼病。白膜侵睛、疳积上目等就是病变在肺肝、脾肝之间传变而引起的。

3.2.2 气血功能失调

气和血是人体生命活动的物质基础，又是脏腑功能活动的产物，因而气血功能的正常与否，也能反映脏腑功能的情况。又，人体病理变化无不涉及气血，同样，眼部病变与气血功能失调亦至为密切。因此，有必要分析气血失调所致眼病的病机。

（1）气　气与眼的密切关系，正如《太平圣惠方·眼内障论》谓："眼通五脏，气贯五轮"。气的正常与否，常会直接或间接地由脏腑和眼部表现出来。一般可概括为虚实两类：

1）气虚气陷：多因劳伤过度或久病失养而耗伤元气，以致气机衰惫，不能敷布精微，充泽五脏，上荣于目，或卫外不固，统摄、温煦失职等。在眼表现为眼睑下垂，无力举抬，冷泪常流，黑睛陷翳久不平复，视力疲劳不能久视，眼内水肿、出血，晶珠混浊，青盲内障以及各种眼病反复不愈等。全身常可表现为少气、懒言、肢寒、怕冷、语言低微、自汗、心悸、怔忡、头晕、耳鸣、倦怠乏力、食少、小便清或频，舌淡而胖，脉弱无力。

2）气滞气逆：多为痰湿停聚，食滞不化，情志郁结，或感受外邪等所引起之脏腑经络气机阻滞，运行不畅，升降失常等，皆可导致眼病。如外邪犯肺，肺失宣降，甚至气逆于上；情志不舒，肝郁气滞或气火上逆；气滞不行，致血脉瘀滞，或气逆于上，血随气逆，溢于络外之类，常可引起胞生痰核、金疳、火疳、青风、绿风、云雾移睛、暴盲等症。

（2）血　《内经》指出："肝受血而能视。"《审视瑶函》又谓："夫目之有血，为养目之源，充和则有生发长养之功，而目不病，少有亏滞，目病生矣。"都说明了目得血的濡养才能明视万物；若血的功能失常，则可引起眼病。

血之所以能在脉中周流不息，濡养全身，除了与"心主血脉"的功能直接相关外，还与肝、脾的功能有密切关系。血证一般可分为血热、血虚、瘀血三种。现将其与眼有关者分述如下：

1）血热：有虚实之分。实证多由外感邪热或脏腑郁热侵入血分所致。血得热则血流涌急，在眼部可为焮赤肿痛，或赤脉增多而色红粗大；若血受热迫而妄行，溢于眼络之外，则为眼部出血。一般实火所致出血较急，量多色鲜红。全身症见心烦恶热，口渴喜冷饮，大便秘结，小便短赤，舌红苔黄，脉数有力等。虚证由肝肾阴亏，虚火上炎所致。虚火入于血分，亦可致目络红赤充盈或血热妄行，溢于络外，但赤脉不如实证多而粗大，出血多缓，一般血量不如实火多。全身症可见颧红潮热，心烦失眠，口燥咽干等。

2）血虚：主要是失血过多或化生不足所致。在眼表现为胞睑、白睛血络淡红不鲜，目睛干涩，不耐久视或视物不清，眉骨疲痛，目睛隐胀，目痒时作，眼内出血等。全身症见面色苍白，唇舌色淡，爪甲无华，头目眩晕，心悸怔忡，疲倦无力或手足发麻，脉细等。

3）血瘀：凡邪毒入营，或气滞不能行血、气虚无力行血、外伤以及瘀血未消等，均可成为引起血瘀的原因。眼部常表现为疼痛剧烈，持续不解，痛有定处，喜冷敷，或见血脉紫赤，虬蟠旋曲，胬肉红赤肥厚，鹘眼凝睛，癥积包块，以及眼内外的瘀血等。全身症见舌质紫暗，或见瘀斑，脉细涩等。

参考资料

《审视瑶函》："眼乃五脏六腑之精华，上注于目而为明。如屋之有天窗也，皆从肝胆发源，内有脉道孔窍，上通于目，而为光明。如地中泉脉流通，一有瘀塞，则水不通矣。夫目属肝，肝主怒，怒则火动痰生，痰火阻隔肝胆脉道，则通光之窍遂蔽，是以二目昏朦，如烟如雾。目一昏花，愈生郁闷，故云久病生郁，久郁生病。今之治者，不达此理，俱执一偏之论，惟言肝肾之虚，止以补肝补肾之剂投之，其肝胆脉道之邪气，一得其补，愈盛愈蔽，至目日昏，药之无效，良由通光脉道之瘀塞耳。余故譬之井泉，脉道塞而水不流，同一理也。如执定以为肝肾之虚，余思再无甚于劳瘵者，人虽将危，亦能辨察秋毫。由此推之，因知肝肾无邪，则目决不病。专是科者，必究其肝肾果无邪而虚耶，则以补剂投之；倘正气虚而邪气有余，必先驱其邪气，而后补其正气，斯无助邪害正之弊，则内障虽云难治，亦可以少尽病情矣。"

4 诊断概要

诊断眼病,必须贯彻整体观念。首先要应用四诊,全面收集病情,然后对各个症状及体征进行分析与归纳,找出其间的内在联系,以判断疾病的病因、病位及其病变性质等,抓住疾病的本质,得出正确的判断,为临床治疗提供可靠依据。这既要应用诊断的一般规律,又必须结合眼科的特殊情况来进行。本章主要介绍与眼科有关的诊法与辨证方法。

4.1 眼科诊法

眼科诊法,即望、闻、问、切等四诊方法在诊察眼病时的具体运用,而其中尤重望诊与问诊。问诊主要是询问与眼病有关的病史及自觉症状,它包括眼部与全身的临床症状。望诊的重点是望眼部,切诊亦以眼部触诊为主。结合现代科学仪器进行眼部检查,属于望诊与切诊在眼科的发展。在可能条件下,应做到系统而详细,使四诊的内容更加丰富、具体而确切。

4.1.1 问诊

问诊在眼科四诊中占有重要的位置,必须按辨证要求,有目的有次序地进行。首先应问有关眼病的病史,如发病时间、起病情况及治疗经过等;其次要问眼部的自觉症状,如目痛、眵泪、羞明及视觉情况等;再问全身的自觉症状,如头痛、饮食、二便、妇女经带胎产情况等。

(1) 问病史

1) 发病的时间与情况: 问发病已多久,单眼或双眼,初发或复发,是否有季节性,起病急骤或缓慢,病情发展快或慢;以目痛眵泪为主,或以视觉变化为主。由此可以初步辨别其为外障或内障,是新感或旧病等。

2) 可能引起发病的各种因素: 问发病前工作性质与环境,有无烈日暴晒或迎风疾走,有无工作紧张、过用目力或熬夜,有无情志波动;有否饮食不节及小儿喂养不当;有无发热及眼部外伤史、手术史;是否被虫咬过或点过什么眼药及戴过什么眼镜等。对目赤眵多者,要问是否接触过红眼病患者。目的是了解发病的原因,是属外感六淫、内伤七情、劳倦饮食,及外伤中的何种因素。如怀疑属遗传性眼病,则要问亲属的健康情况,是否有类似眼病。

3) 治疗经过: 问是否经过治疗,曾用过什么药物,反应如何,目前是否还在继续使用等等。详细了解以往治疗情况,可以作为今后用药的参考。

(2) 问眼部自觉症状

1) 目痛: 是碜痛、胀痛或灼痛,是眼前部痛、眼深部痛或眼珠转动时痛,是白昼痛甚或夜痛难忍,是隐隐胀痛或胀痛如突,目痛持续不减或时作时止,或阅读后痛,痛时喜按或拒按,目痛是否伴有躁闷不安、恶寒肢冷或恶心呕吐,是否伴有头痛、眉棱骨痛。由此可初步了解是属外障眼病,还是绿风内障,或其他内障眼病;其证属虚或属实。

2) 目痒: 发作是否与季节有关;是否遇暖加重,遇冷减轻;是否迎风痒极,无风则减;是痒如虫行或微痒不舒,或痛痒兼作;是起病即痒或病减时痒;目痒与饮食、睡眠是否有关。问此可以了解是否具有时复的特点,目痒属风、属火,还是属血虚。

3) 目眵: 问有否目眵,属骤起或常有;量多量少,满眼是眵或仅限于眦头;是稠而粘结、稀而不结，或呈丝状；色黄或色白，如脓或似浆。由此可以了解肺热之虚实，以及是否兼夹湿邪等。

4）目泪：是热泪如汤或冷泪长流，迎风泪出或无时泪下，胀痛泪下或目昏流泪。若情绪激动亦无眼泪溢出，问其是否伴有眼干、口干。了解这些，可初步考虑属外感眼病的症状之一，还是因肝虚不能敛泪或不能生泪所致。

5）视力：是外观端好而突然视力下降，或是逐渐目昏；是看远模糊，或是看近不清，还是视远近皆昏朦，或注视后才感不清；是白昼如常而入暮目暗，还是与此相反。结合是否伴黑睛生翳，是否戴过眼镜等情况，可了解此病属于外障或内障，近视或远视及是否为高风内障等，亦可作为辨虚证、实证之参考。

6）目妄见：问眼前有无暗影似蚊蝇飞舞，如烟雾缭绕，或如黑幕降落，阻挡视线；是否眼前正中某一方位有固定暗影；有无视一为二、视物变形、视物变色等情况。可结合内眼检查，四诊合参，测知病在何位，在气在血。

（3）问全身自觉症状

1）头痛：头痛原因甚多，眼病也常伴有头痛，必须仔细询问头痛的时间、部位与性质。是暴痛或久痛，是持续不减或时作时止；头痛部位是在额部、颞部、头顶或后部，是满头痛或偏头痛；是痛如锥、痛如裹或痛如劈，是胀痛或掣痛；是否伴有恶心呕吐等。结合检查，可初步了解是否为黑睛疾患、瞳神紧小症、绿风内障或其他内障眼病所引起，是属外感，或属内伤，是否兼有经络病变等等。

2）口干口渴与口味：问是否口渴欲饮，喜冷饮或热饮，或渴不喜饮，或夜间口干；是否兼有口苦、口腻等。借以了解其证属热、属湿，还是阴虚血少。

3）食欲与二便：问食欲是否正常，食量有无增减，有无食后饱闷或嘈杂易饥。小溲是否黄少或清长，大便干结或溏泻。由此可以了解脾胃的虚实，及是否有心经实热、阳明腑实、肾阳不足等。

4）妇女经带胎产情况：问月经提前或延后，量多或量少，色淡或紫暗，是否有瘀块；有否经前胸胀或经来腹痛。白带量多或量少，是否粘稠腥臭。是否在怀孕、哺乳，或为产后；分娩时是否出血过多。通过这些可以了解有无气滞血瘀、血虚血热，以及证虚证实等。

5）睡眠：是难以入寐，易惊易醒，或神倦多寐，可供辨别阴阳气血之盛衰。

4.1.2 眼功能检查法

4.1.2.1 视力检查法　视力可分中心视力与周边视力。

（1）中心视力检查法　中心视力通常简称视力，有远视力与近视力两种。注视 5 m 或 5 m 以外目标的视力曰远视力，阅读（距 30 cm）时的视力曰近视力。中心视力检查是测定黄斑中心窝视功能的主要方法，是眼科常规检查的重要项目之一。在问诊结束后即可进行。对患者事先要说明此项检查的重要意义，使其能够充分合作。

1）远视力检查：将国际标准视力表（图 4－1）挂在自然光线充足或有日光灯照明的墙壁上。视力表与被检者相距 5 m，表上第 10 行视标的高度与被检眼应在同一水平。检查时应遮盖一眼。一般先查右眼后左眼，自最大视标 0.1 顺序而下进行，直至被检眼能最后明确地指出字向的视标，即为该眼的视力。如该眼只能准确看清 1.0 视标各个字向，其视力即记为 1.0，另一眼只能看清 0.5 视标字向时，则另一眼的视力为 0.5，其余类推。正常视力为 1.0 以上。

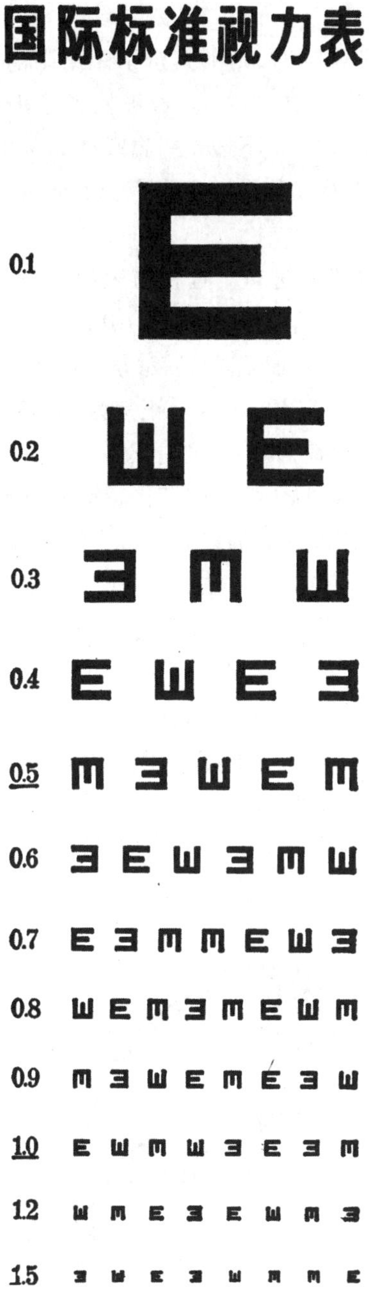

图 4－1　国际标准视力表

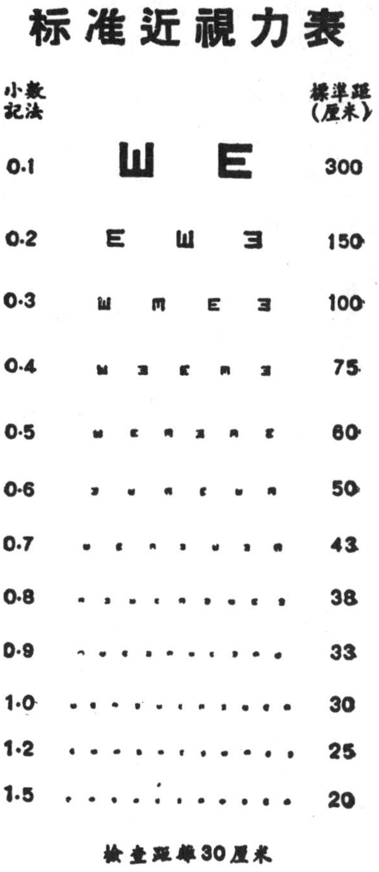

图 4－2　标准近视力表

若被检者在 5 m 处不能辨别最大视标字向，需嘱其逐渐向前行进，至辨清最大视标字向为止，测量其与视力表的距离，然后按照下列公式计算：

$$视力=\frac{被检者与视力表之距离}{5\ \text{m}}\times 0.1$$

如被检者在 4 m 处才能辨别 0.1 视标，则该眼视力为 $\frac{4}{5}\times 0.1=0.08$、3 m 为 0.06、2 m 为

0.04、1 m 为 0.02。

如被检者已前进至距视力表 1 m,仍未能辨别视标时,则嘱其辨别距离眼前若干厘米的指数或手动,并加以记录。例如右眼视力:指数或手动/30 cm。若被检者连手动都不能辨别,则应进入暗室,测其光感。检查时应严密遮盖另眼,使不透光。患眼如能辨别灯光(如电筒光)明灭,亦应记录距离,写为几米光感或眼前光感。如在暗室内完全不能辨认灯光,则该眼视力为无光感。

2) 近视力检查:检查须在充足自然光线或灯光下进行。近视力表(图 4-2)置于眼前 30 cm 处,两眼分别进行,由最大视标 0.1 开始,顺序向下。凡能辨明 1.0 以上视标字向者,该眼近视力正常。如不能在 30 cm 辨明 1.0,则将视力表向眼前或后移动,至能辨明最小视标字向的距离为止,然后分别记录。如 1.0/20 cm,或 0.5/30 cm 等。正常为 1.0/30 cm。

4.1.2.2　视野检查法　视野检查即周边视力检查,是对黄斑中心窝以外视网膜的视力检查。当眼球平直向前注视一固定点时,其所察觉到的全部空间范围,称为视野。视野检查对内障眼病的诊断有重要的参考价值。

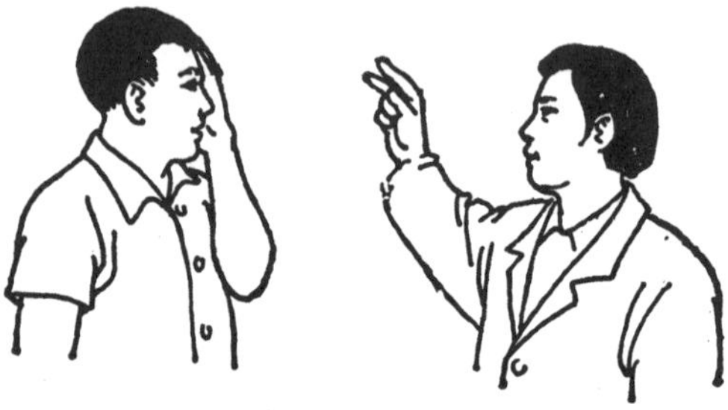

图 4-3　对比法

(1) 对比法(图 4-3)　医生与被检查者距离 1 m,相对而坐,双方的眼睛应在同一水平高度。如检查右眼,则遮盖被检者的左眼和医生的右眼,让被检者的右眼与医生的左眼相互注视,然后医生举起摇晃的手指,在两人之间于各个方位分别自外向内移动,至被检者能察觉手指的出现时,比较被检者视野与医生正常视野的差别。另一眼的检查方法相同。此法简便,有一定的可靠性,但不够精确,且无法作记录以供查考。

(2) 视野计检查法

1) 弧形视野计检查:弧形视野计(图 4-4)主要构造为一宽 75 cm 的半圆弧形金属板,底面为无光黑色或灰黑色,半径为 33 cm,中央固定,可以旋转,弧的中央为零度,两端为 90°。检查时令被检者的下颌放在支架上,遮盖一眼,使受检眼与零度在同一水平线上,并注视中央固定点不动,然后医生将视标沿弧板内面,由周边慢慢向中央移动。当被检者发现视标时,记下弧板外面的刻度。旋转弧板,至少在八个不同子午线作同样检查,并将所记录的各点用笔连接起来,即得出该眼的视野范围。

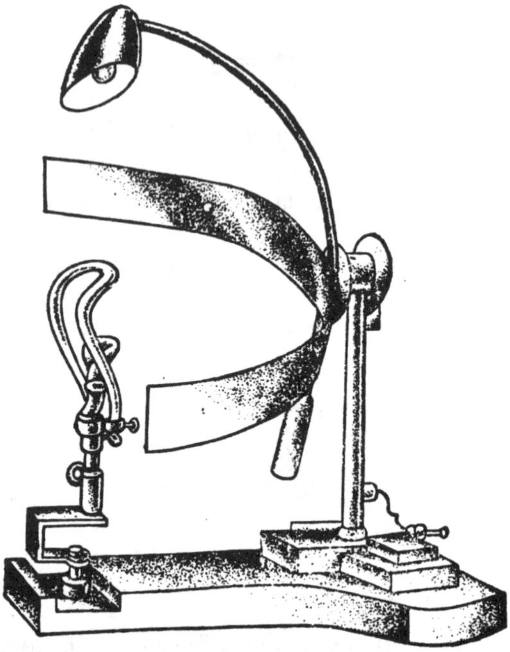

图 4-4　弧形视野计

视野的大小,可因视标的大小与颜色,检查的距离,光线的强弱,背景的不同以及被检者鼻梁的高低,瞳孔和睑裂的大小及其精神与健康状况而有所改变。通常用 3 mm 直径的视标。若视力很差，则可改用直径为 5 mm 或 10 mm 的。检查时只用白色视标有时不够，常须用有色视标作为补充。如视网膜疾病用蓝色或黄色，视神经疾病用红色或绿色等。

正常视野(白色)的平面范围，其颞侧为 90°，鼻侧为 60°，下侧 70°，上侧 55°(图 4-5)。因视网膜黄斑部对颜色的感觉最为敏锐，而向周边逐渐减弱，所以各种颜色视野较白色视野为小。由外而内，为白、黄、蓝、红、绿，依次递减 10°左右。

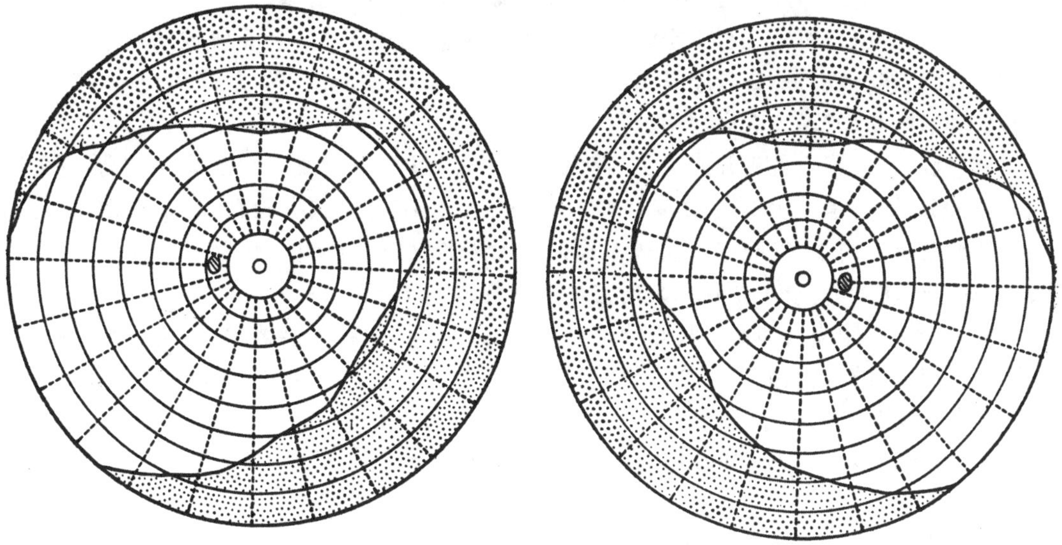

图 4-5 正常视野(白色)

2) 平面视野计检查：主要检查围绕固视点，30°以内视野范围的暗点。平面视野计(图 4-6)是用一块 1 m^2 黑色不反光的布做成的布屏。以布屏的中心为圆心，按视角每 5°划一同心圆，并在两侧 15°之水平线下 1.5°处标出其生理盲点的范围。检查时，被检者坐在布屏前 1 m 处，遮盖一眼，受检眼在屏中央的注视点正前方，并注视不动。然后检查者持视标由周边向中央在各子午线上缓慢移动，检查出来的暗点范围先用小黑头针标记，最后描记在记录表上。在此视野范围内，除生理盲点外所出现的任何暗点，皆为病理性暗点。

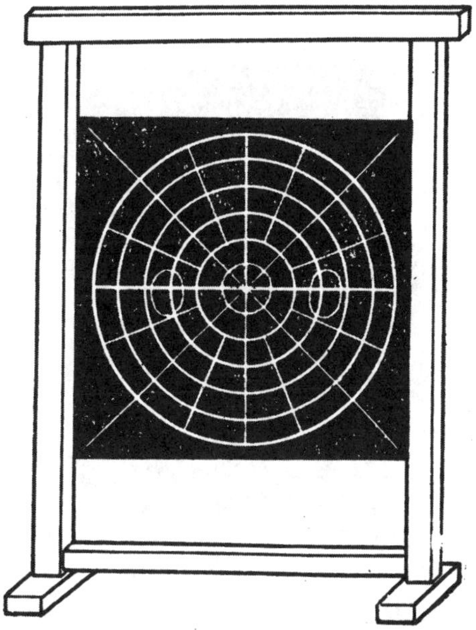

图 4-6 平面视野计

4.1.2.3 色觉检查法 视网膜辨别各种颜色的感觉，称为色觉。黄斑区中心窝的色觉敏度最高，离黄斑区越远则越低。先天性色觉障碍者通常分色盲与色弱两种。色盲为缺乏辨色能力，色弱为辨色力不足。检查色觉最常用的是假同色表。

检查应在晴天充足的自然光线下进行,不必两眼分别进行。方法是将假同色表放在距被检者眼前 50 cm 处,让其在 5 s 内读出表内数字和图案。如果辨认有困难,读错或不能读出,可按假同色表内所附说明书判定为何种色盲或色弱。

先天性色觉障碍中,红绿色盲(包括红绿色弱)者多,蓝色盲(包括蓝色弱)比较少见,全色盲则更少见。色盲发病率男性高于女性。

4.1.3 眼前部检查法

常规是先右后左,有时还要两眼对比。如一眼赤痛,则先查健眼。

被检者面对窗户而坐。利用自然光线,或用手电筒光。检查应有系统地按顺序进行,以免遗漏重要症状。眼的检查顺序是由前向后,先外后内,先察胞睑、两眦,次看白睛、黑睛、神水、黄仁、瞳神、晶珠,现按次序介绍如下:

(1) 胞睑 望胞睑是否开闭自如,有无目闭不开,目开不闭或上胞下垂;望皮肤有无肿起,是红肿如桃,还是肿而不红,虚起如球;有无硬结,硬结与皮肤有无粘连,是否拒按,有无脓头;望睑弦有无内收、外倾、赤烂,睫毛根部有无鳞屑、脓疮与痂皮,睫毛有无乱生、倒入或脱落。如有外伤史,则望皮肤有无裂伤与皮下青紫,有无瘢痕。

翻转胞睑,望胞睑内面血脉是否清楚分明或模糊不清,表面是否光滑,有否红肿与脓点,有无椒疮、粟疮、结石、瘢痕及异物嵌顿等。

【附】 翻转眼睑法

(1) 下眼睑翻转法 被检者眼向上看,医生用左手拇指将下睑轻轻往下拉,即可暴露下睑和下穹窿部结膜(图 4-7)。

(2) 上眼睑翻转法 嘱被检者眼向下看,医生用左手大拇指放在被检眼上睑中央部近睑弦处,食指放在上睑中央相当眉弓下凹陷处,两指同时挟住相应部位皮肤向前下方轻拉(图 4-8),然后用食指轻压睑板上缘,拇指同时将眼皮向上捻转(图 4-9),上睑即可翻转。此时,用拇指将上睑弦部皮肤固定于眶缘处(图 4-10),并嘱被检者尽量向下看,用右手食指放在下睑弦中央下方,将眼珠向后上方轻压,便能暴露上穹窿部结膜。

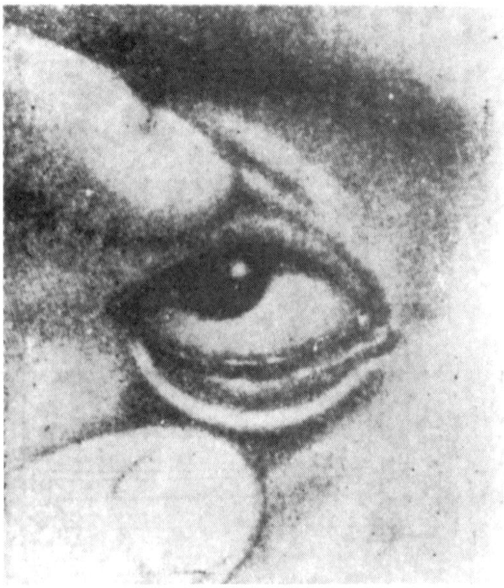

图 4-7 下眼睑翻转法

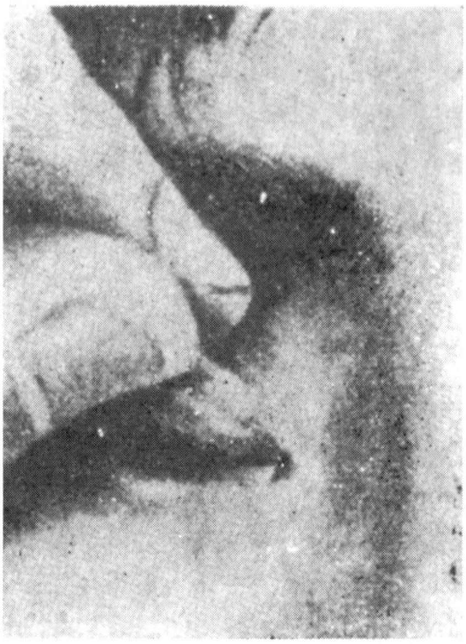

图 4-8 上眼睑翻转步骤之一

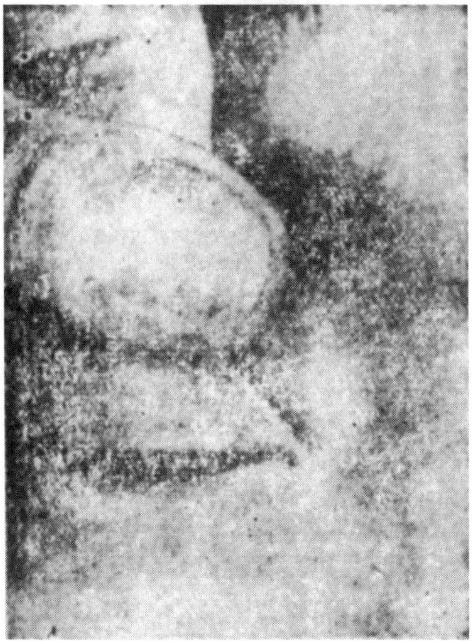

图 4-9 上眼睑翻转步骤之二

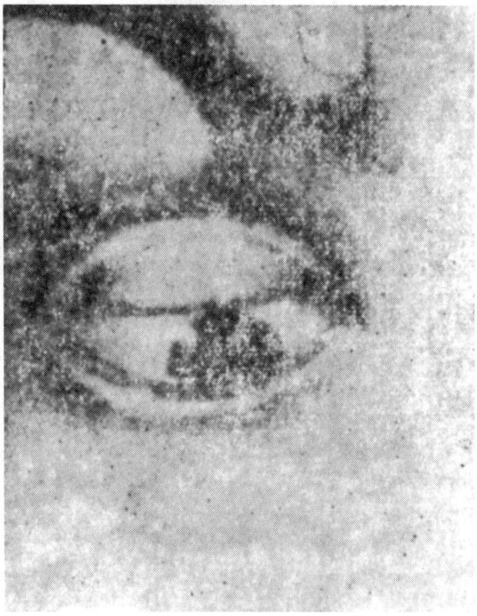

图 4-10 上眼睑翻转步骤之三

（3）婴幼儿眼睑翻转及眼珠检查法　医生与家长对坐，患儿平卧在家长两膝上，家长用两肘夹住患儿两腿，双手按住患儿两手，医生用两膝固定患儿头部不使乱动（图 4-11），然后用两手拇指轻轻拉开其上下睑，并稍加挤压，眼睑即可翻转（图 4-12）。但如有黑睛疾患或外伤时，应禁止使用本法，以免引起眼珠穿孔。若须检查眼珠时，则应改用眼睑拉钩轻轻牵开上下睑进行检查（图 4-13）。

（2）两眦　望两眦有无红肿、干裂或糜烂；大眦内红肉是否肿起；泪窍是否存在，并紧贴眼珠，有无外倾或内卷；睛明穴下方有无红肿，是否摸到肿块，有无压痛，压之有无粘水或脓液自泪窍溢出。诉有流泪者可用泪道冲洗法（见 5.2 外治法）或用 2% 荧光素钠液滴眼，待 2~5 min 后，观察鼻液是否染成绿色，以此辨别泪道是否有狭窄或阻塞。

（3）白睛　望白睛是否红赤，是赤丝漫布还是局限于一处，是红赤显著还是隐隐淡红，

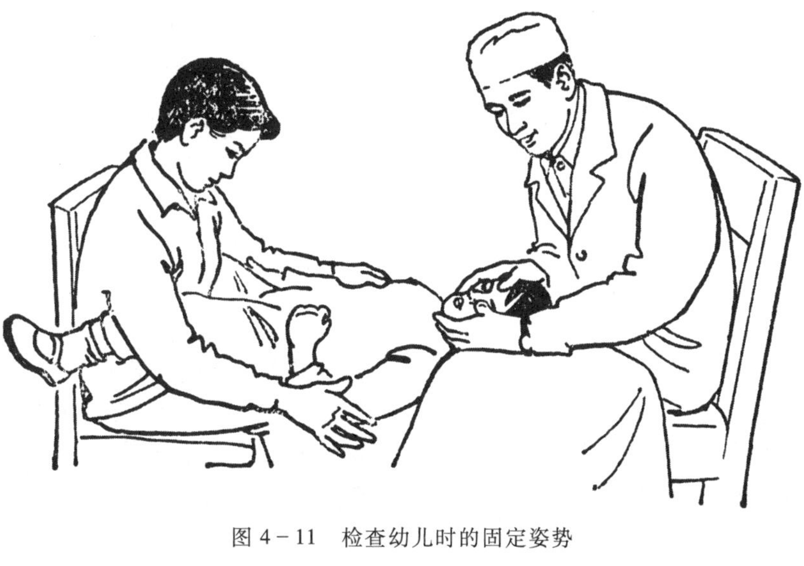

图 4-11 检查幼儿时的固定姿势

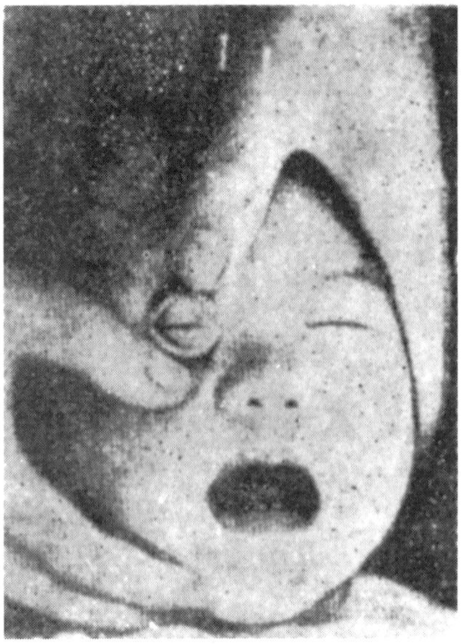

图 4－12　翻转幼儿上下睑

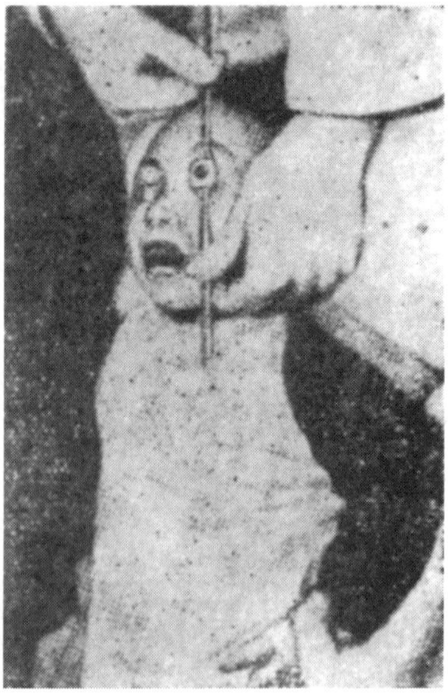

图 4－13　用眼睑拉钩暴露幼儿眼珠

红赤远离黑睛还是围绕黑睛作抱轮状；白睛有无肿胀、结节隆起或小泡疹，是否拒按；白睛有无发黄，有无青蓝色斑或红色出血斑；白睛与胞睑有无粘连。如有外伤史，则要细心查看，白睛外层有无撕裂，内层有无穿通伤，是否有异物或眼内容物嵌顿等。

（4）黑睛　望黑睛的大小是否正常，有无光泽，是否透明。如有白色混浊，应察看其位置是在正中或偏旁，其形态是点状、片状、树枝状或地图状，混浊的大小及深浅如何等，皆可画图表示。同时还要注意混浊的表面是否光滑，境界是否清楚，是否伴有赤痛，有无血丝伸入。如发现混浊表面粗糙或有凹陷，可用2%荧光素钠液染色，若上皮脱落或溃陷，则可染成绿色。要注意混浊溃陷中间有无黄仁突出。

黑睛上如有膜状物，应察看其为白为红，厚薄如何，是自上方垂下，或自侧方伸入，或从四围而来。

如有外伤史，须望黑睛上有无异物嵌顿，有无穿通伤的痕迹。若要观察黑睛上的细微病变，应在暗室内用裂隙灯显微镜检查。

（5）神水　注意神水是否混浊，有无闪光现象，有无积血或积脓。

（6）黄仁　望黄仁颜色是否正常，纹理是否清楚，有无颜色变淡或肿胀，黄仁有无萎缩、缺损、膨隆、新生血管与结节等。当眼珠转动时，黄仁有无震颤现象。黄仁前与黑睛、后与晶珠有无粘着，与黑睛的距离有无改变。

（7）瞳神　望瞳神的大小、形态、位置与对光反应，要两侧对比。如瞳神是否为圆形、梨形、菊花形或其他不规则形状；位置在正中或偏斜于一方；两侧是否等大，有无瞳神散大或紧小现象；对光是否有缩小的反应或反应迟钝。

（8）晶珠　要细察瞳神内，晶珠的前面有无色素沉着，晶珠是否有混浊。若有混浊，要注意形态与部位，看其形如点状、片状或楔状，是广泛散在性混浊或局限于某处，位于中央或周边部等等。此外，要注意晶珠有无脱位现象。如黑睛与黄仁距离增大，黄仁震颤，可能是晶珠全脱位或摘除后所引起；如黑睛与黄仁间距离不等，可由晶珠不全脱位所致，有时还可于瞳神部位看到新月形的边缘，用检眼镜能看到两个眼底像。

（9）眼珠　望眼珠的大小是否正常，有无突出或内陷，位置是否偏斜。令患者向上下左右各个方向注视，以诊眼珠是否转动自如或某个方位受限，观察眼珠有无忽左忽右或忽上忽下颤动不停的现象。

4.1.4　内眼检查法

做完眼前部检查后，再查内眼。内眼检查须用检眼镜在暗室内进行。一般在瞳神正常大小情况下检查，必要时在排除绿风内障后，用1%新福林扩瞳，作比较详细的检查。

首先，利用检眼镜检查一下屈光间质是否有混浊，医生先将直接检眼镜之轮盘转至+8~+12屈光度处（图4－14）。令被检者双眼直视远方，然后将检眼镜放在距被检眼20~30 cm处，使光线射到被检眼的瞳神区，检查者从检眼镜小孔窥视各透明体情况。正常瞳神区呈弥漫性橘红色反光。如该区出现点状、线状或团状黑影时，嘱被检者向各个方向转动眼球后向前方注视。若混浊随眼珠移动，则混浊在黑睛或晶珠上；若眼珠停止转动后，混浊仍在浮动，则表示混浊在玻璃体内。

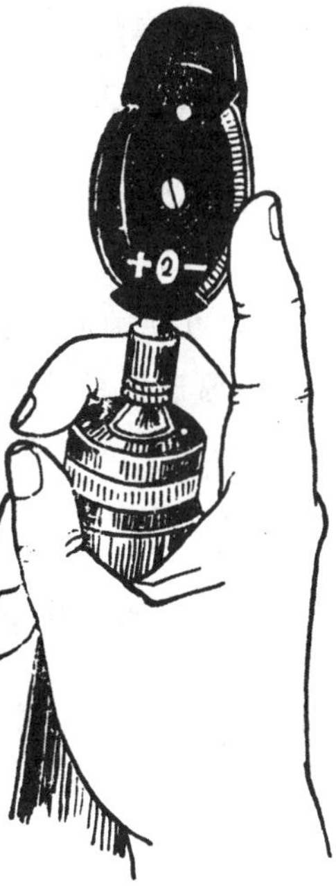

图4－14　持直接检眼镜法

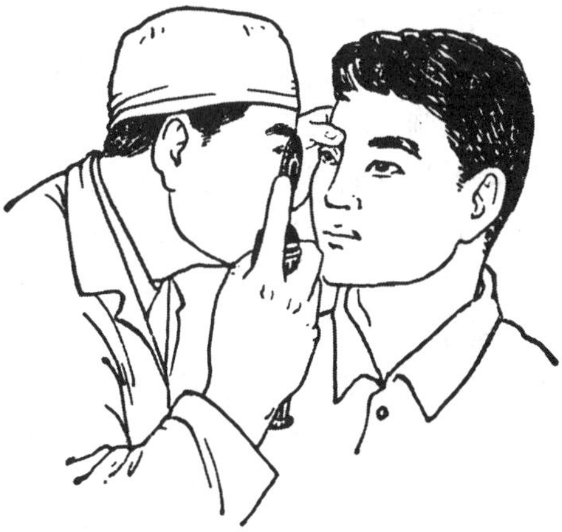

图4－15　直接检眼镜检查法

接着将检眼镜转到“0”屈光度，准备检查眼底各部。若检查右眼，医生应站在病人右侧，用右手持检眼镜，以右眼观察；检查左眼时，则要站在左侧，用左手持镜，用左眼观察（图4－15）。同时将检眼镜移至被检眼前约2~3 cm处。若被检眼或医生有屈光不正，应调整轮盘度数至能看清视神经乳头形态为止。

眼底检查顺序及注意点：

（1）视神经乳头　正常视神经乳头呈圆形或稍呈椭圆形，直径约1.5 mm，边缘清楚，颜色淡红。中央偏颞侧颜色较浅而稍凹陷，称生理凹陷。凹陷之大小各人虽不一致，但绝不达到视神经乳头边缘。生理凹陷底部，隐约可见一些暗灰色小点，该处即为筛板。视网膜中央血管由视神经乳头中央进入眼底，视神经乳头上的静脉有时可见搏动。

检查时，注意视神经乳头的大小、形态，边缘是否清楚，颜色是否变红或褪色；有无水肿、出血、渗出；生理凹陷有无扩大、加深；视神经乳头上的血管是否偏鼻侧，以及有无屈膝样改变，动脉有无搏动；有无新生血管或赘生物。

(2) 视网膜中央血管　视网膜中央血管进入眼底分为颞上、颞下、鼻上、鼻下四支，然后又分为很多小支，支配视网膜各部。动脉色鲜红较细，静脉色暗红而较粗，正常时动脉与静脉第1、2分支的管径之比约为2∶3。通过血管壁可以看到血柱。

检查时，注意血管的粗细及其弯曲度，动静脉管径的比例，血管壁反光情况，动静脉有无交叉压迫征，有无白鞘伴行，有无血管闭塞及侧支循环等。

(3) 黄斑区　位于视网膜后极，视神经乳头的颞侧略偏下方，距视神经乳头为3~4 mm，范围约略大于一个视乳头大小，颜色较其他部视网膜为深，无血管，其中央可见一针头大反光点，为中心窝光反射。

检查时，注意黄斑区中心光反射是否存在，黄斑区有无水肿、出血、渗出物、色素紊乱、萎缩斑或裂孔等。

(4) 视网膜　正常感觉部视网膜是透明的，因脉络膜及色素上皮层的关系，使眼底呈均匀的橘红色(彩图1)。也有因脉络膜色素较多并充实于血管之间，使红色脉络膜血管透露出来呈豹纹状眼底的。

检查时，应沿血管分布区域进行。注意眼底视网膜有无水肿、渗出、出血、萎缩斑、新生血管或色素沉着，有无肿物、视网膜脱离或裂孔等。

眼底检查结果须绘成简图并作记录。描述眼底病变时，通常以视神经乳头、视网膜血管、黄斑部为标志，注明病变的位置，如颞上、颞下、鼻上、鼻下，距离视神经乳头边缘有多少个视神经乳头直径等。病变的大小，也以若干视神经乳头直径表示。病灶如有隆起或凹陷，则以若干屈光度表示。每3屈光度约相当于1 mm。

4.1.5　眼压检查法

眼球内容物对眼球壁所施的压力，叫眼内压。眼压是眼内压的简称。常用的眼压检查法有指压法与眼压计测量法两种。

(1) 指压法　令被检者双眼自然向下注视，医生用双手的中指、无名指和小指固定于被检者的额部，然后以双手的食指尖放在被检眼的上睑中央，隔着上睑，轻轻交替触压眼球(图4-16)，凭借指尖触知的抵抗力，估计眼压的高低。通常用“T”代表眼压，如眼压正常，记录为“T_n”；若偏高，则根据其程度不同分别记录为“T_{+1}”、“T_{+2}”、“T_{+3}”；若偏低，则分别记录为“T_{-1}”、“T_{-2}”、“T_{-3}”。

指测眼压，虽然比较粗糙，但方法简便，通过不断实践，有了一定的体验后，也可对眼压的高低作出一个比较正确的估计，故常为眼科医生所喜用。

(2) 眼压计测量法　目前国内最常用的为压陷式的修兹氏眼压计(图4-17)，测定时以砝码(有5.5 g、7.5 g、10 g与15 g四种)重量及压陷深度来推算眼压的高低。测量前先用0.5%~1%地卡因液滴眼二次作表面麻醉，将眼压计竖立在小圆板上试一下，指针恰恰指向零度是为准确，否则要加以调整，并将眼压计底盘用75%酒精擦洗消毒，待干备用。嘱被检者低枕平卧床上，双眼自然睁开，注视上方目标，使双眼角膜保持在水平正中位置，医生用左手拇指与食指轻轻分开上下眼睑，并固定在上下眶缘上，以免压迫眼球。用右手持眼压计把手并竖直，在没有任何压力的情况下，将眼压计底盘轻轻放在角膜中央，迅速观察眼压计指

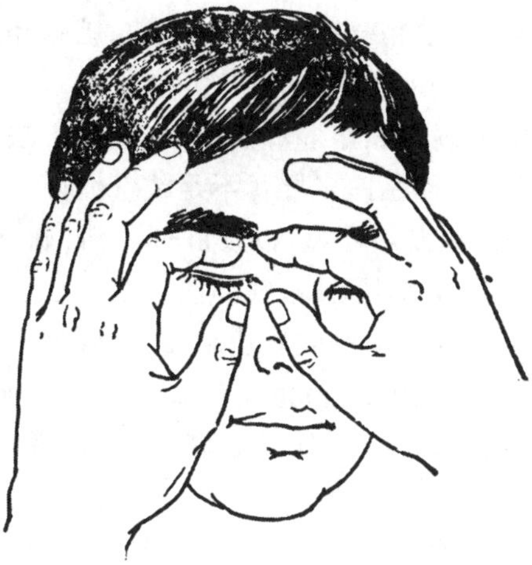

图 4-16 指测眼压法

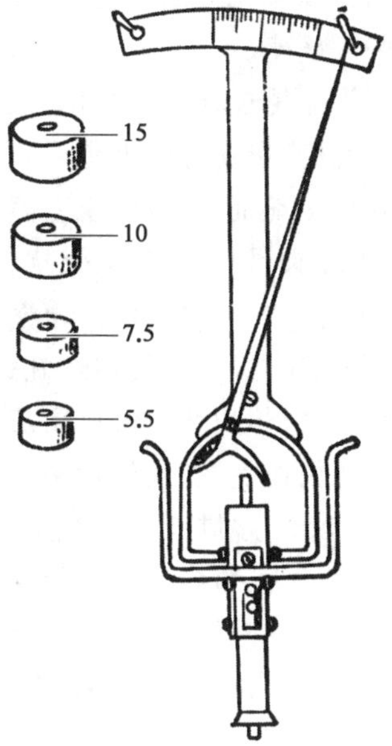

图 4-17 修兹氏眼压计

针所指的刻度。如读数小于 3,则更换较重的砝码,重行测量。用分数式记录所用的砝码重量与测得的读数,再查换算表,即得出眼压的实际毫米汞柱数,如 5.5/5 = 17.30 mmHg (2.31 kPa)测量完毕后,用抗生素溶液滴眼。眼压越高,所需砝码的重量越大。我国人正常眼压为 10~21 mmHg(1.33~2.8 kPa)。眼压在 24 h 内可稍有波动,但正常的波动幅度一般不超过 5 mmHg(0.67 kPa)。

4.2 眼科常用辨证法

眼科辨证方法与内科相似,通过四诊收集客观资料后,再以八纲、脏腑、病因等辨证方法进行分析归纳。但眼科辨证也有其独特之处,现分别介绍如下:

4.2.1 辨外障与内障

"障"是遮蔽之意,外障是从外而遮,内障是从内而蔽。眼科病症虽多,但按其部位来分,则可归纳为外障与内障两大类。现分述于下:

(1) 外障 外障是肉轮、血轮、气轮与风轮等部位病变的总称。多为六淫外袭或遭受外伤所致,亦可由食滞、湿毒或痰火等引起。其特点多突然起病,发展较快,外症比较明显,如胞肿如桃或睑肤湿烂,白睛红赤,眵多粘结,热泪如汤,翳膜遮睛等;眼部自觉症状较突出,如目痒目痛,羞明怕日,不能睁眼等。一般来说,外障眼病多属有余之证,但亦有因内虚所致者。如肉轮红肿,多脾胃积热;睑弦赤烂,多脾经湿热;皮下硬结,多痰湿结滞;上胞下垂,多脾虚气陷;胞内椒疮、粟疮累累,多湿热蕴结;胞内色淡,多脾虚血少。血轮大眦内红肉肿起或两眦赤痛,多心火上炎;大眦溢脓,多心脾郁热。气轮红赤,多肺经风热;红赤如火,多肺经实热;隐隐淡红,多肺经虚火。风轮星翳初起浮嫩,多肝经风热;翳色黄白或有溃陷,赤痛难忍,多为肝火炽盛;翳久不敛,时隐时现,多肝阴不足等。

(2) 内障 内障有广义与狭义之分。狭义内障专指瞳神中生翳障者,其主要病变在晶珠;而广义的内障则泛指水轮疾病,即包括发生于瞳神及其后一切眼内组织的病变。对于眼外观端好而只有视觉方面改变的内障眼病，用检眼镜检查，常可发现眼内组织有充血、出血、渗出或水肿等病变。

内障多为七情过伤，过用目力及劳累过度等，导致精气耗损，血脉阻滞，脏腑经络或气血功能失调引起，亦可由外伤所致。

内障眼病有虚证与实证，也有虚中夹实证。如瞳神紧小多肝热上攻，瞳神干缺多阴虚火旺；瞳神散大多头风攻之，痰火上扰，或外伤所致；瞳神色白多肝肾不足或气血两亏。视神经乳头色红、水肿、渗出，多因湿热熏蒸或肝郁化火，致血热壅盛，以及肝郁气滞，脉络瘀阻，或脾肾阳虚，水湿积滞所致；视神经乳头色泽淡白，多气血不足，精气不能上荣于目所致。视网膜血管扩张，多火热炽盛或气血瘀滞；血管细小，多气血两亏或痰浊阻滞；血管阻塞为气血瘀阻。视网膜有出血者，如色红量多，多由火热实邪，迫血妄行；色淡量少或反复出血，多阴虚火旺；视网膜渗出、水肿、脱离等，有属血热壅盛，阴虚火旺，气滞血瘀，痰湿积聚，或脾肾阳虚，水气上泛之别。眼内组织退行性病变，多脏腑精气不足所致。

总之，外障、内障主要是从部位而分，所见症状有一定的特点，但属虚属实，必须以局部症状与全身表现相结合，按八纲、脏腑、病因等辨证方法，进行分析归纳，不能拘泥于外障为实、内障为虚之说。

4.2.2 辨翳与膜

古代眼科医籍中，眼病以翳命名者甚多。狭义的翳，专指黑睛上的混浊，而广义则包括瞳神内晶珠的混浊。本节仅就较为常见，且易于混淆的黑睛上的翳与膜加以分辨。

（1）翳　起于黑睛上的混浊称为翳，可呈点状、树枝状、地图状或虫蚀状等。根据混浊的形态、色泽、深浅程度不同，翳的名称亦甚繁多，但首先要区别是新翳还是宿翳，然后再结合其他症状进行辨证。

1）新翳：凡黑睛混浊，呈灰白色，表面粗糙，边界模糊，具有发展趋势，伴有不同程度的目赤疼痛、畏光流泪等症者，统属新翳范畴。如聚星障、花翳白陷及凝脂翳等，即属此类。

黑睛新翳，多因外感，亦易传变。一般来说，外感早期，星翳初起，稀疏色淡，浮于风轮，抱轮微赤者，属聚星障，轻者其邪可从表而解；邪盛正实，尤其是内热素盛者，外邪易入里化热，可致星翳连辍成片，翳色黄白，多见溃陷，白睛混赤，此属花翳白陷，治之及时，其邪可从气分而解，但须防止病变继续扩大，或向纵深发展；如感受邪毒，发展迅速，翳满风轮，状如凝脂者，属凝脂翳，如不及时抢救，极易穿孔。如翳生日久，不见进退者，为正虚邪衰之象，聚星障、花翳白陷皆可出现此候。因此，临床上对于新翳，必须辨别表里虚实，严密观察其发展变化，而不能掉以轻心。

黑睛之翳还可由他轮病变影响而生，且常波及黄仁与瞳神，其中的因果关系，亦须辨清。

新翳愈后，轻者可消散，重者则转为宿翳。

2）宿翳：凡黑睛混浊，表面光滑，边缘清晰，无发展趋势，不伴赤痛流泪等症状者，统属宿翳范畴。如冰瑕翳、云翳、厚翳与斑脂翳等，即属此类。

近代临床常以宿翳的厚薄程度，分为以下三种：翳薄如浮云、淡烟，仔细查看或用电筒光斜照，才隐隐可见者，称云翳；翳厚色白如瓷，一望即知者，称白斑；介于两者之间者，称斑翳。

宿翳为新翳愈后或外伤之后遗留的瘢痕。如在新翳宿翳交替期间，抓紧治疗，尚能使翳部分消退，甚至可以大部去除；若日久邪气已定，则药物难以奏效。此时，翳对视力影响的程度如何，主要看翳的部位而定，大小厚薄则在其次。翳遮瞳神，视力可明显减退；翳在黑睛边缘，虽略大而厚，对视力也无多大影响。

（2）膜 自白睛或黑白际起障一片，或白或赤，渐渐向黑睛中央方向蔓延者，称之为膜。若兼赤丝密集者，称为赤膜；赤丝稀疏，外观不显者，称为白膜。凡膜薄色淡，尚未掩及瞳神者为轻；膜厚色赤，掩及瞳神者较重；膜生阔大，赤厚如血积肉堆，掩没整个黑睛者，最为严重。

4.2.3 辨常见症

（1）辨视觉 视物不清，白睛红赤或翳膜遮睛，属外感风热或肝胆火炽；视物渐昏而外眼端好，多为血少神劳、肝肾两亏、阴虚火旺或肝郁气滞；目无赤痛而视力骤降，如临黑夜，多属头风痰火、血热妄行或气不摄血，血灌瞳神；内障日久，视物不见或只见三光，多属气血两亏；入暮目暗或视野缩小，多属肝肾精亏或肾阳不足；能近怯远阳气衰，能远怯近阴精亏；眼前黑花飞舞、云雾移睛，多属浊气上泛、阴虚火动或肝肾不足；坐起生花，多属精亏血少。此外，还可外无见症而出现视一为二、视大为小、视物变形、视瞻有色等视觉改变，皆需作视力及内眼检查，结合整体情况进行辨证。

（2）辨痛痒 眼痛为眼科最常见的症状之一，内外障皆可有之。外障引起的眼痛常为涩痛、碜痛，或痛如针刺、如鸡啄，多属阳；内障引起的眼痛常为胀痛、牵拽痛或眼珠深部疼痛，多属阴。

目赤碜痛，眵多粘结，多外感风热；胞睑赤痛肿硬，大便燥结，多阳明实火；白睛微红微痛，干涩不舒，多水亏血虚；目珠胀痛如突，多气火上逆，气血郁闭；隐隐胀痛，多阴精不足，阳亢于上；稍加注视，即感眼胀，多脾肾不足，精不上承或阳亢之象；眼珠深部疼痛，多肝郁气滞或阴虚火旺。

一般来说，暴痛属实，久痛属虚；持续疼痛属实，时发时止属虚；肿痛属实，微痛不肿属虚；赤痛难忍为火邪实，隐隐作痛为精气虚；痛而躁闷为肝气实，痛而恶寒为阳气虚；痛而喜冷属热，痛而喜温属寒；痛而拒按为邪实，痛而喜按为正虚。痛连巅顶后项属太阳经受邪；痛连颞颥，为少阳经受邪；痛连前额鼻齿，属阳明经受邪。

目痒虽有因风、因火、因湿与因血虚等不同，但临床上以风邪引起居多。目赤目痒，迎风尤甚，多外感风热；睑弦赤烂，眵泪交加，瘙痒不已，或胞内颗粒肥大，痒如虫行，多脾胃湿热，或兼风邪；痛痒兼作，多邪毒炽盛；痒涩不舒，时作时止，多血虚生风。另外，尚有虚火入络，邪气行动之痒，及邪退火息，气血得行，脉络通畅而痒者。

（3）辨红肿 红肿为外障眼病的常见症状，其部位多在胞睑与白睛。

胞睑红肿如桃，灼热疼痛，或兼有硬结、脓头而拒按，多脾胃热毒蕴积，兼有瘀滞；胞睑肿胀骤起，微赤多泪，多外感风邪；胞睑肿起若球，皮色光亮，不伴赤痛，多脾肾阳虚，水气上泛；胞睑赤烂渗水，多湿热熏蒸；胞睑青紫肿胀，为气血瘀滞。

暴发白睛微赤，泪多清稀，多外感风寒；白睛红赤，眵泪并作，多外感风热；白睛红赤如火，为肺经实热或三焦热盛；红赤隐隐，多肺经虚热；赤紫肿胀，多热毒壅结；抱轮红赤，羞明流泪多肝胆实热；抱轮微红，目昏泪出，多阴虚火旺。

（4）辨眵泪 眼眵为外障眼病的一个常见的伴发症状，多属热。眵多硬结为肺经实热，眵稀不结为肺经虚热，眵多黄稠似脓为热毒炽盛，目眵胶粘多为湿热。

泪热如汤多肝经风热，冷泪长流多肝肾不足，或排泪窍道阻塞所致。

5 治疗概要

根据眼与脏腑经络的关系，以及眼的位置、结构与功能上的特点，对眼病的治疗，既用内治，也用外治。大多内障眼病是以内治为主，外障眼病则多配合外治。此外，如针灸、推拿、按摩等疗法，眼科亦常应用，故眼病的治疗方法是相当丰富的。

5.1 内治法

眼是整体的一个组成部分，它与脏腑经络有着密切的关系。不论外感或内伤眼病，皆可根据眼部表现，结合全身情况进行辨证，用内治法来调整脏腑功能或攻逐病邪，即使某些外伤眼病，内治法同样具有重要的治疗意义。眼科的内治法基本原则类似内科，但也有它某些特殊的内容。现将常用的内治法介绍如下：

5.1.1 疏风清热法

本法主要是由具有辛凉解表作用的药物组成的方剂，通过疏风散热，解除风热所致眼症的治法。主要用于外感风热眼病。如病起突然，胞睑浮肿，白睛红赤或黑睛起翳，伴有眼痒眼痛、眵泪并作、羞明怕日、眼闭不开等，间或伴有恶寒、发热、头痛、脉浮数等全身症。

在外感眼病中，以外感风热最为多见，故眼科疏风清热法应用范围较广。如风重于热，流泪症状较重，或星翳浮起，多配伍适量的辛温解表药使用，以加强祛风止痛，祛风止泪，祛风退翳之功。间有风邪不挟热而挟寒、挟湿的，证虽少见，但不可不注意辨证而灵活变化。

5.1.2 泻火解毒法

本法是用性质寒凉的方药，通过泻火解毒，清除邪毒的治法。主要适用于外感火热之邪，或脏腑积热上攻之眼病。如胞肿如桃、疮疡疖肿、白睛混赤、黑睛溃陷、黄液上冲、瞳神紧小等。常伴有疼痛拒按、羞明怕热、热泪如汤，或眵多粘结等眼症及口渴、便秘、舌红、苔黄等全身症。

眼病热证较多，故眼科泻火解毒法为常用之治法。在具体应用时，必须根据脏腑辨证，灵活掌握。如邪传阳明，眼胞焮肿赤痛，口渴喜饮，大便燥结之腑实证，则用泻火通腑法；抱轮红赤，黑睛生翳，目珠疼痛，苔黄脉弦之肝火上攻证，则用清泻肝火法等。

本法为寒凉直折之法，容易损伤脾胃阳气，故不能久用，并要根据病情轻重和体质强弱，慎重选药。又因药性寒凉，久用可致气血凝滞，翳障难退，故对黑睛疾患，应用本法必须掌握尺度，以免流弊。属虚火者，则禁用此法。

5.1.3 滋阴降火法

本法是用滋养阴液、清降虚火的方药，解除阴虚火旺的证候，而达到明目效果的治法。主要适用于阴虚火旺的眼病。临床表现多有起病较缓，症状时轻时重，病程长而易反复发作的特点。如目珠干涩、白睛隐隐微赤、黑睛星翳乍隐乍现、瞳神干缺、视瞻昏渺等。常伴有头晕、潮热盗汗、口干、颧红、心烦失眠、手足心热、舌质红、苔少、脉细数等全身症。

本法在具体应用时，尚须进一步辨证，如黑睛生翳，抱轮微赤，烦躁易怒，属肝经虚火；两眦血脉稀疏，心烦失眠，属心经虚火；白睛淡红，鼻干咽燥，属肺经虚火；瞳神干缺，眼底少量出血，耳鸣腰痠，五心烦热，属肾经虚火等。宜结合脏腑所属，选方用药。

由于滋阴降火药物性多滋腻，故外感诸邪，脾胃虚弱或痰湿内蕴者忌用。

5.1.4 祛湿法

本法是用具有祛湿作用的方药，通过祛除湿邪，以治疗眼病的方法。适用于湿邪外侵或湿浊内蕴所引起的一切眼病。如胞睑水肿、睑弦湿烂、胞内粟疮、白睛污黄、翳如虫蚀、混睛障、云雾移睛、视瞻昏渺等，常兼有头痛如裹、口不渴或渴不欲饮、胸闷食少、腹胀便溏、四肢乏力，或咳吐痰涎等，皆可用本法治疗。

湿邪侵袭的部位和兼邪各有不同，故所用具体治法也有区别。如风湿犯眼，胞睑湿痒，则用祛风胜湿法；湿热上攻，黑睛溃烂，则用清热祛湿法；痰湿阻络，胞生肿核，则用化湿祛痰法；湿浊上泛，视网膜水肿，则用利水渗湿法等。

湿证眼病比较顽固，祛湿法久用又易耗阴伤津，故要根据病情轻重与患者脏腑阴阳气血津液的情况而慎重选药。阴虚血少与津液亏损者，尤宜注意。

5.1.5 止血法

本法是运用具有止血作用的方药，以中止眼部出血的治法。适用于各种出血症的早期。诸如白睛溢血、血灌瞳神、视网膜出血、脉络膜出血等。

根据不同的出血原因，止血的具体治法也有所不同。如血热妄行者，宜清热凉血止血；虚火伤络者，宜滋阴凉血止血；气不摄血者，宜益气摄血；眼外伤者，宜祛瘀止血等。

本法属急则治标之法，仅用于出血阶段，若出血已止，而无再出血的趋向，当逐渐转向活血化瘀治法，以促进瘀血的吸收。

5.1.6 活血化瘀法

本法是用具有活血祛瘀作用的方药，改善血行，消散瘀滞，促进眼部瘀血吸收的方法。主要适用于有血流不畅，或瘀血停聚的眼病及眼外伤。如胞睑青紫肿硬、白睛溢血、白睛紫胀肿起、眼内各个部位的瘀血、视网膜血管血流瘀滞或阻塞、眼部固定性疼痛及舌有瘀斑等。

气为血帅，气行则血行，故临床上在应用时，常配伍行气导滞药物，以提高疗效。

本法不宜久用，以免耗伤正气，对眼部既有瘀滞，又见气虚证候者，用活血祛瘀力量峻猛的方药应该慎重，必要时可配伍补气药物同用。孕妇忌用本法。

5.1.7 疏肝理气法

本法是用具有疏肝解郁、调理气机作用的方药，以改善肝气郁滞的病理情况，而达到明目作用的治法。广泛适用于因肝气郁结而致气机不调的一切内外障眼病。肝开窍于目，由于郁怒伤肝，疏泄失职，肝气郁结则眼部气机失调，导致目疾者，颇为常见。其中尤以青风内障、绿风内障、视瞻昏渺等内障眼病为多。故无论内外障眼病，兼有胁胀、胸闷、嗳气、咽部似有物阻、急躁易怒、脉弦等症者，皆可用疏肝理气法治之。

郁久化火者，宜酌加清火之品，以清肝解郁；肝郁兼有血虚与脾气虚弱者，宜与养血健脾药同用。

由于理气药物多辛燥，故对阴亏之人须慎用或注意配伍。

5.1.8 益气养血法

本法是用具有补养气血作用的方药，以消除气血虚弱的证候，而达到明目作用的治法。主要适用于各种原因造成的气血不足的眼病。多为慢性内外障眼病，而兼有气血不足的全身症者。如眼胞重坠、久视眼胀、黑睛陷翳日久不愈;或外观端好,目无神采,视物渐昏等。

因气血相依,关系密切,故益气与养血往往同用,但根据气血偏虚程度上的不同,又有所侧重。如眼睁乏力,常欲闭垂,舌淡脉弱者,偏于气虚,应以益气为主;若因失血或久病,头昏眼花,不耐久视,心悸失眠,多梦易醒,舌淡脉细者,偏于血虚,应以养血为先。由于脾胃为后天之本,气血生化之源,故补气养血时,常要兼顾脾胃。如属虚实夹杂,则可攻补兼施或先攻后补,先补后攻。

邪气亢盛而无虚候者,忌用本法。

5.1.9　补益肝肾法

本法是用具有补益肝肾作用的方药,以消除肝肾亏虚证候而达到明目作用的治法。适用于肝肾不足的眼病,以成年人居多。凡见眼干涩不舒,哭而无泪或冷泪长流,白睛微赤,黑睛边缘陷翳或星点云翳时隐时显,外眼端好而视物昏朦或夜视不见,而兼有头晕耳鸣、健忘、腰膝痠软、夜间口干、男子遗精、女子月经不调、舌红少苔、脉细无力等,皆可用本法治疗。至于肾阳偏虚,腰膝痠冷,夜间多尿,畏冷脉沉者,则当着重温补肾阳。

凡实证忌用本法,湿邪未尽者不宜早用。

5.1.10　软坚散结法

本法是用有祛痰软坚、消癥散结作用的方药,来治疗眼病的方法。主要适用于各种眼科疾病出现之痰湿互结,气血凝滞的证候。如胞睑肿核、白睛结节隆起、眼内陈旧渗出及机化物形成等,可用本法消散之。

如为气血凝聚者,必须与理气活血药物同用;为痰湿结成者,则应加强祛湿化痰药作用。

5.1.11　退翳明目法

本法是用具有退翳作用的方药,以消退黑睛翳障,而达到明目作用的眼科独特治法。仅适用于黑睛生翳者。

退翳之法,须有层次,如病初起,星翳点点,红赤流泪,风热正盛,当以疏风清热为主,配伍少量退翳药;若风热渐减,则应逐渐过渡至退翳明目为主。病至后期,邪气已退,遗留翳障而正气已虚者,则须兼顾扶正,结合全身症情,酌加益气养血或补养肝肾之品。

黑睛属肝,不少清肝、平肝、舒肝药物,亦有退翳作用,故可配伍应用。

黑睛生翳后期,以退翳为主,用药不可过于寒凉,以免邪气冰伏,气血凝滞,翳不易退。若白翳光滑如磁,为气血已定,用药难以消散,故退翳必须及时。

5.2　外治法

外治法是运用具有祛风、清热、除湿、活血通络、祛瘀散结及退翳明目等各种不同作用的药物和手法,从外部直接施治的方法。在临床应用甚为广泛。常与内治法密切配合,尤其是外障眼病,更是如此。

外治法种类很多,除用药物点滴、熏洗、敷、熨外,也重视钩、割、烙、针等手术方法。现代中医眼科不仅继承了传统的外治法,而且积极改进,有所发展。

现将常用的外治法介绍如下:

5.2.1　一般外治法的操作及注意事项

(1) 点眼药法　本法是将药物直接点入眼部,多用以消红肿、去眵泪、止痛痒、除翳膜。适用于外障眼病及部分内障眼病。常用的有眼药水、眼药粉与眼药膏三种。

1）滴眼药水：将药物配成水剂应用。如患者为坐位，令头部稍微仰起，先在其下眼睑下方放置一棉球；如患者为卧位，则令其头微偏向患眼侧，先置棉球于小眦外侧。令患者双目上视，医生用左手轻轻向下拉开下睑，右手持滴管或滴瓶，将药水滴入大眦角或白睛下方1~2滴（图5-1）。然后轻轻将上睑提起，并同时放松下睑，使药液充分均匀地分布于眼内，轻轻闭目数分钟即可。一般每日3~4次。遇急重眼病，次数可增加。

注意滴药前要细心查对眼药瓶上的药名标签与所滴的眼别，滴管头部慎勿触及胞睑的皮肤与睫毛，以免污染滴管与药液；如滴入毒性药物，则滴后须用手指压住睛明穴下方1~2 min，以防药液通过泪窍流入鼻腔，引起中毒。

2）点眼药粉：将药物制成极为细腻的粉末后应用。用时以小玻璃棒头部沾湿生理盐水，再蘸药粉约半粒到一粒芝麻大小，医生用手指轻轻分开胞睑，一般将药物轻轻放置于大眦角处，令患者闭目，以有清凉感为度。点毕，患者以手按鱼尾穴数次，以助气血流行，闭目数分钟后，渐渐放开即可。每日三次。

注意一次用药不可太多。否则容易引起刺激而带来不适，甚至可致红肿刺痛等反应。同时注意玻璃棒头部要光滑，点时不能触及黑睛，尤其是黑睛生翳者，更要慎重。

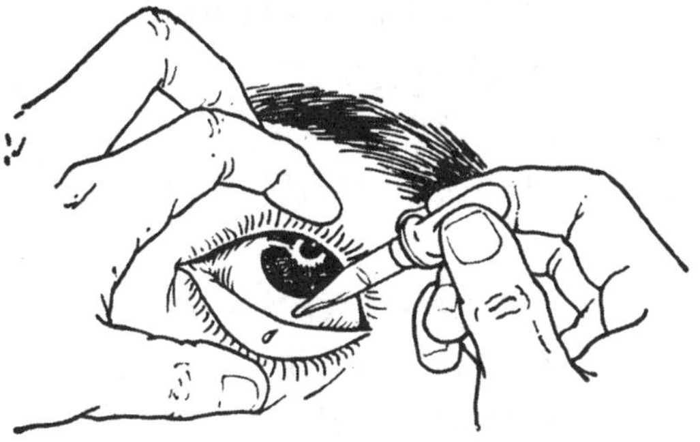

图5-1 滴眼药水法

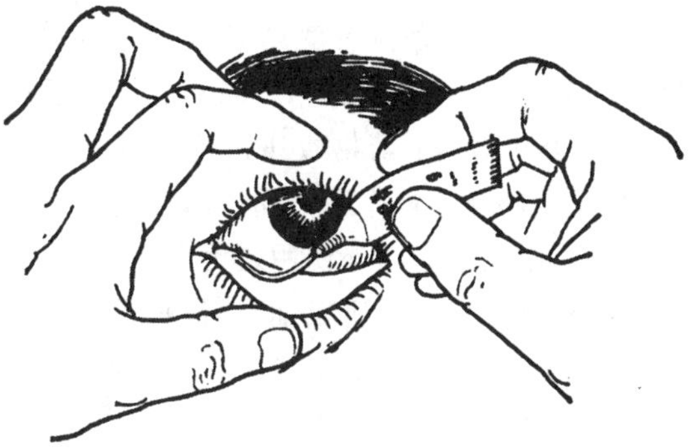

图5-2 涂眼药膏法

3）涂眼药膏：将药物配成膏剂应用。现一般皆用软管药膏，用时将药膏挤出少许，置于胞睑皮肤患处或眼内白睛下方（图5-2），轻轻拉提下睑后，令患者闭眼，用棉球轻轻按揉胞睑2~3 min即可。如用玻璃棒取药，则当患者闭眼时，将玻璃棒横向徐徐自眦角方向抽出。每日3次或临睡前用1次。当抽出玻璃棒时，切勿于黑睛表面擦过，以防擦伤黑睛。

（2）熏洗法 熏法是利用药液煮沸后的热气蒸腾上熏眼部；洗法是将煎剂滤清后淋洗患眼。一般多是先熏后洗，合称熏洗法。这种方法除由于药液的温热作用，使眼部气血流畅，能疏邪导滞外，尚可通过不同的药物，直接作用于眼部，达到疏通经络、退红消肿、收泪止痒等效果。它适用于胞睑红肿，羞明涩痛，眵泪较多的外障眼病。

临床上可根据不同病情选择适当的药物煎成药汁，也可将内服药渣再度煎水作成熏洗剂。使用前，在煎药锅或盛药液的器皿上作一盖板（硬纸板或薄木板均可）。盖上开一个洞，洞口大小与眼眶范围大小一样，双眼熏时可开两个相同的洞。药物煎成，用盖板覆盖在药锅或盛药的器皿口上，将患眼置于洞口熏之。如属胞睑疾患，闭目即可；如属眼珠上的疾患，则要频频瞬目，使药力达于病所。

洗眼时，可用消毒纱布或棉球渍水，不断淋洗眼部；亦可用消毒眼杯盛药液半杯，先俯首，使眼杯与眼窝缘紧紧靠贴。然后仰首，并频频瞬目，进行眼浴。每日 2～3 次，每次 20 min。

熏眼煎剂蒸气温度不宜过高，以免烫伤，但也不宜过冷而失却治疗作用；洗剂必须过滤，以免药渣入眼。同时，一切器皿、纱布、棉球及手指必须消毒，尤其是黑睛有陷翳者，用洗法时更须慎重。

眼部有新鲜出血或患有恶疮者，忌用本法。

（3）敷法　敷法分热敷、冷敷与药物敷三种。

1）热敷：热敷能疏通经络，宣通气血，有散瘀消肿止痛之功。适用于外障眼病伴有目赤肿痛者，亦可用于眼外伤 24 h 后的胞睑赤紫肿痛及较陈旧的白睛溢血、血灌瞳神者。一般分湿热敷和干热敷两种。

湿热敷法　先用凡士林或抗生素眼膏涂于胞睑皮肤面上，呈薄薄一层，然后用消毒毛巾或纱布数层，放于沸水内浸湿，取出后拧干，候温度适中时，即置于胞睑上，时时更换以保持温热。每次 20 min，每日 3 次。注意不可太热，以免烫伤皮肤。

干热敷法　用热水袋或玻璃瓶装以热水，外裹薄毛巾，置于胞睑上即可。

脓成已局限的病灶和新出血的眼病，忌用此法。

2）冷敷：冷敷具有散热凉血，止血定痛之功。适用于胞睑外伤后 24 h 以内的皮下出血肿胀，亦可用于眼部之焮赤肿痛甚者。一般用冷水毛巾或冰块橡皮袋敷之。

3）药物敷法：药物敷法是选用具有清热凉血、舒筋活络、散瘀定痛、化痰软坚、收敛除湿、祛风止痒等各种作用不同的药物，直接敷于胞睑及其附近皮肤上的方法。适用于各种外障眼病。胞睑疾患与外伤用之为多。

敷药时先将药物研成细末，根据需要，选用水或茶水、蜜、人乳、姜汁、醋、胆汁、麻油、鸡蛋清、蛋黄油等，将药末调成糊状，敷于胞睑之上，或敷于太阳穴、额部等处。如为新鲜带汁的药物，则洗净后捣烂，用纱布包后敷之，亦有用药物煎剂或盐水作湿热敷者。

如用干药粉调成糊状敷眼，则干了就再涂，以保持局部湿润为度。如为新鲜药物，则以做到清洁无变质、无刺激性、无毒性为要。药物敷眼还必须注意防止药物进入眼内，以免损伤眼珠。

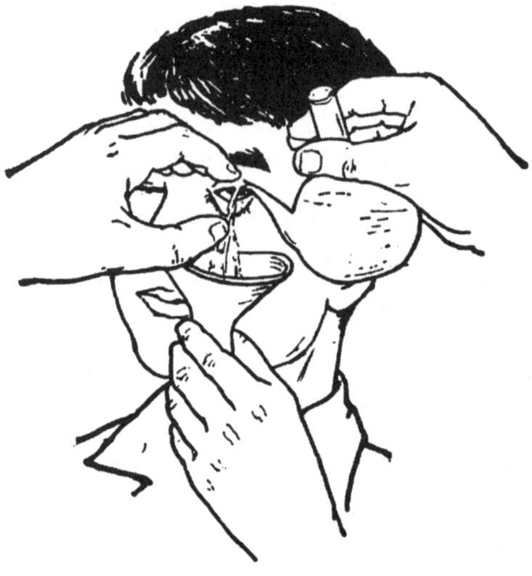
图 5－3　洗眼法

（4）冲洗法

1）结膜囊冲洗法：是用水或药液直接冲洗眼部的方法。冲洗的目的是除去结膜囊内的眼眵、异物和化学性物质等，适用于眵泪较多的白睛疾患、结膜囊异物、手术前准备及眼化学伤的急救措施等。

方法：一般是利用盛以生理盐水或药液的洗眼壶或吊瓶的胶管来冲洗。冲洗时，如患者取坐位，则令头稍向后仰，将受水器紧贴颊部；如患者取卧位，则令头稍偏向患眼侧，将受水器紧贴耳前皮肤，然后轻轻拉开胞睑，冲洗液渐渐由下睑皮肤移到眼内，并令患者睁眼及转动眼珠，以扩大冲洗范围。眼眵较多或结膜囊异物多者,应翻转上下胞睑,暴露上胞内面及上穹窿部结膜,彻底冲洗之(图 5-3)。冲洗毕,用消毒纱布揩干眼外部,然后除去受水器。

冲洗时应注意,如为卧位冲洗,受水器一定要紧贴耳前皮肤,以免水液流入耳内,或预先于耳内塞一个小棉球亦可。如一眼为传染性眼病,应先冲洗健眼,后冲洗患眼,并注意防止污染之冲洗液溅入健眼。

2) 泪道冲洗法: 是用水液冲洗泪道的方法。它多用来探测泪道是否通畅及清除泪囊中积存的分泌物,适用于冷泪症及漏睛症患者,或作为眼内手术前的常规准备。

方法: 用 0.5%~1%的卡因溶液点眼 2 次,或用蘸有的卡因溶液的短棉签,夹在大眦头上下泪点之间。2~3 min 后,令患者头向后仰,冲洗者以左手食指将下睑往下拉,固定于眶缘部,暴露下泪点。若泪点过小,可先用泪点扩张器扩张之。继而右手持装有 5~10 ml 生理盐水的注射器,将磨成钝头并弯曲成近直角的 6 号针头垂直插入下泪点约 1~2 mm 深,然后向内转 90°,成水平位,沿泪小管缓慢向鼻侧推进,待进针 3~5 mm 时,缓缓注入冲洗液。若遇阻力,不可用力强行通过。

如泪道通畅者,冲洗液从泪道流入鼻内,从同侧鼻孔流出〔图 5-4(1)〕;如鼻泪管狭窄,冲洗时有一定阻力,大部分冲洗液从上泪点返流,仅少量冲洗液通过,鼻孔流出水液呈滴状〔图 5-4(2)〕;如鼻泪管阻塞,则冲洗时阻力很大,鼻咽部无水,冲洗液主要从上泪点返流〔图 5-4(3)〕;若从泪小点返流出粘液脓性分泌物,则为漏睛症〔图 5-4(4)〕;如鼻咽部无水,冲洗液自原泪点或上泪点射出,或觉有坚韧的抵抗感,进水阻力很大,则可能为泪小管阻塞〔图 5-4(5)、(6)〕。

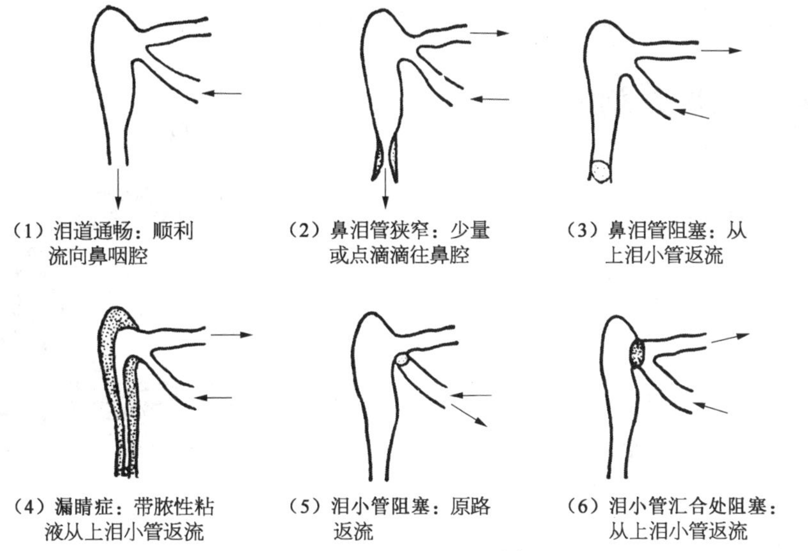

图 5-4 泪道冲洗结果分析

【附】 球结膜下注射法

本法是将药物注射入结膜下的方法。它多用来治疗黑睛深层病变及其他眼内病变,起到滴剂较难达到目的的治疗作用。此外,还常用于手术前的麻醉。

方法: 用 0.5%~1%的卡因溶液作表面麻醉。注射时,患者的头应固定不动,注射者用一手的拇指或食指牵开下睑,另一手持盛有药液的注射器,嘱患者向上注视,充分暴露下方的球结膜,然后将注射针头(常

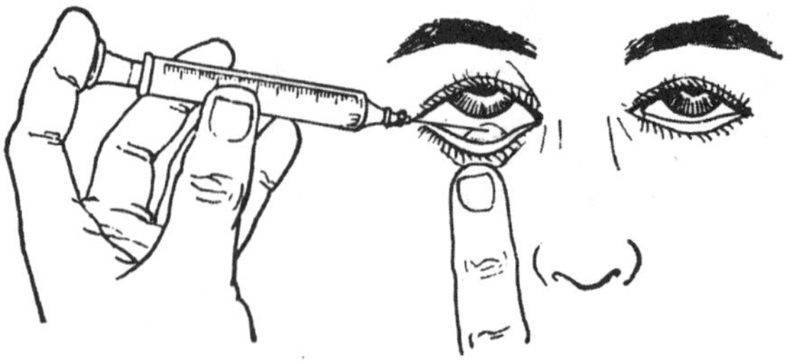

图 5－5　球结膜下注射法

用皮内针头）针孔向上，在角膜缘与穹窿部之间，使针体与角膜缘平行，避开血管，约呈 45°角，刺入球结膜下，勿刺伤巩膜（若为散大瞳孔药物，应尽量靠近角膜缘进针），缓缓注入药液（图 5－5），一般用量为 0.2～0.5 ml。如需在上方球结膜下注射者，则嘱患者向下注视，并牵拉上睑，方法同上。注射后闭目 2～3 min，再涂入抗生素眼膏，加眼垫包眼。

球结膜下注射可多次反复进行，但注射部位须经常更换，以免造成粘连。对患眼有较多眼眵者，不可用此法。

球后注射法

本法是将药物注入眼球后部的方法。多用来治疗眼底病变，或用于内眼手术的麻醉。

方法：常规消毒患眼下睑及近下睑的眶缘皮肤。嘱患者眼球尽量向内上方注视，在眶下缘外、中 1/3 交界处，将盛有药液的注射器，用齿科 5 号针头（长 35～40 mm）垂直刺入皮肤（亦可从外下方穹窿部进针）10～15 mm 深，然后将针尖倾斜向鼻上方，指向眶尖部，缓缓推进，深达 25～30 mm，针尖恰好在肌锥内睫状神经节与球壁之间（当针进入肌锥时，有轻微抵触感），抽吸无回血后，即可缓缓注入药液（图 5－6），一般注射量为 1.5～2.5 ml。出针后稍压针孔，并轻轻按摩眼球，促使药液迅速扩散。若出现眼球突出，转动受限，则为球后出血现象，应迅速以绷带加压包扎 1～2 d，并给用止血药。

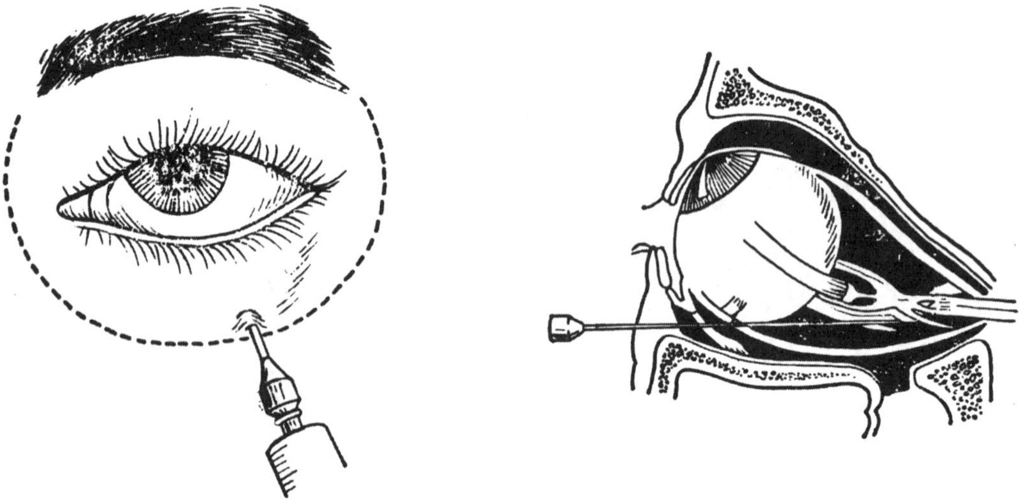

（1）　　（2）

图 5－6　球后注射法

5.2.2　常用手术法

手术治疗是中医眼科外治法的内容之一。常用的有钩、割、劆、烙、针等法。主要适用于药物治疗难以奏效的眼疾，如目疡脓成、倒睫拳毛、眼生赘疣、胬肉攀睛、圆翳内障老定。现代中医眼科在继承整理古代手术治疗的基础上，吸收了现代医学的消毒、麻醉技术和一些眼

科手术的长处,对某些传统手术进行了积极的改进,而且有所发展。现简要介绍如下:

(1) 钩割法 本法是以钩针挽起病变组织,用刀或铍针割除的治法。主要用于切除胬肉及其他眼部赘生物。如以钩割胬肉攀睛为例,据《太平圣惠方》及《审视瑶函》所载:手术时,首先用锋利之针穿入肉中,将胬肉挽起,方用锄刀逐步向黑睛和白睛分离,动作要轻,分离要干净,然后用刀割除,割毕以火烙,预防复发。就其主要操作方法,与近代手术大体相似。经逐步改进之后,中西手术方法已趋向一致(详见各论 2.4 节)。

钩割时须避免损伤正常组织,尤其不能损伤黑睛。清晨空腹及过劳时不宜手术,以防晕倒。

(2) 劆洗法 本法是以锋针或表面粗糙之器物轻刺或轻刮患部然后用水冲洗的治法。具有祛瘀消滞,散邪泄毒,疏通气血的作用,非针灸及药物之功所能及。适用于睑内有瘀积或粗糙颗粒的疾患,如椒疮、粟疮等。操作方法是先滴 1%的卡因液作表面麻醉,然后翻转胞睑,以消毒后之锋针或特制的海螵蛸棒之类器物轻刺或轻刮睑内的瘀积或粗大颗粒。每次可刺刮 3~5 遍,以微出血为度。劆毕冲洗,滴抗生素眼药水,隔 2~3 d 可施行一次。

(3) 熨烙法 本法是以特制之烙器或火针熨烙患部的治法。常于钩割后继用火烙,其目的在于预防病变复发,且有止血的作用。烙后需涂抗生素眼膏。此外,睑弦赤烂,日久难愈者亦可应用熨法。

熨烙胞睑病变时,应用隔热之消毒器物保护健康组织及眼珠,尤应防止熨伤黑睛。熨烙温度不宜过高,以免灼伤深部组织。

(4) 针法

1) 三棱针法:三棱针用于开导,刺穴位出血;用于劆法,刺刮患部瘀滞颗粒。此二用法皆有开郁祛邪,逐瘀消滞之功。主要适用于赤热肿痛之实证外障眼病。

2) 铍针法:铍针尖如剑锋,两面有刃,可刺亦可切割。适用于切除胬肉及其他眼部赘生物;穿刺或切开脓成之疮疡;拨除嵌于白睛或黑睛上之异物。

3) 金针拨内障法:年老体弱人患圆翳内障,翳定障老时宜用本法。此为中医眼科治疗圆翳内障的重要手术方法(详见各论 5.3 节)。现代医家在它的基础上,吸收西医同类手术的优点,建立了中西医结合的白内障针拨套出术。

此外,古代对胞生痰核亦有手术治疗,但现代多采用霰粒肿切开刮除术(详见各论 1.2 节)。

5.3 眼科常用药物

5.3.1 内服药

(1) 祛风药 眼位至高,极易受风邪侵袭,而祛风药有祛风解表、消肿止痛、制痒收泪及退翳作用,故在眼科运用甚为广泛,尤其是外障眼病的初期。由于祛风药性多辛散,易劫伤津液,故凡阳盛火升,内热壅盛者勿用。阴虚血少或表虚多汗者,宜慎用之。

眼科常用的祛风药有辛凉解表药与辛温解表药两类。

1) 辛凉解表药:常用的有桑叶、菊花、柴胡、薄荷、蔓荆子、葛根、蝉蜕等。此类药有疏散风热、清利头目、消肿退赤、止痒止痛的作用,主治风热眼病。桑叶、菊花能疏散风热,还有清肝明目的作用,二者常常配伍应用于肝经风热眼病;柴胡有解热、舒肝、退翳与升提等多种作用,故可以通过不同的配伍,广泛应用于风热或肝热所致的黑睛翳障,或中气不足所致的上胞下垂、青盲内障及肝郁气滞所致的多种内外障眼病等;薄荷为治疗风热眼病的常用要药,蔓荆子还有消翳止泪作用;葛根入阳明经,能清阳明经风热,故常用于风热眼病兼有前额头痛者;蝉蜕发散风热,尤擅长退翳,又止目痒,故常用于黑睛翳障,及睑弦赤烂、椒疮、粟疮等有明显目痒症状者。

2) 辛温解表药:常用的有荆芥、防风、羌活、白芷、细辛、藁本等,此类药有发散风寒、消肿止痛、止痒退翳的作用,主治风寒眼病。荆芥、防风、羌活的祛风止痛与止痒消翳力量较强,三药常配伍应用于外感风寒所引起的目赤生翳、眼痛头痛、目痒难忍,羌活更擅长于风湿眼痛,也可与独活配伍应用;细辛止痛作用尤强,故风寒眼病,眼痛头痛比较剧烈者,常用于祛风止痛,但不宜久用;白芷入阳明经,有镇痛止泪作用,主要用于外感风寒而头痛多泪者,肝虚冷泪亦可配伍补肝药应用;藁本发散风寒,善达头顶,故外感风寒眼病兼有头顶痛者,常配伍其他祛风药应用。

(2) 清热药　火性炎上,故眼病热证甚为常见。清热药性寒凉,具有退红解毒、消肿、止痛作用,故适用于热毒火邪引起的各种热证眼病。但寒凉之性,易伤胃气,故凡目病脾胃虚弱者当慎用。

常用的清热药可分为清热解毒药,清热泻火药,泄热攻下药,清热凉血药与清热明目药等。

1) 清热解毒药:常用者有金银花、野菊花、连翘、大青叶、板蓝根、蒲公英、紫花地丁等。用于一切热毒引起的实热证眼病。

2) 清热泻火药:常用者有龙胆草、黄连、黄芩、黄柏、石膏、知母、栀子、桑白皮等。用于邪热炽盛的眼病。其中龙胆草泻肝胆实火,故常用于因肝火上炎所致的黑睛疾患;黄连泻心火,清心除烦,可用于眦帷红赤;黄芩、桑白皮泻肺火,多用于白睛红赤;黄柏泻肾火,可用于退虚火,又可与黄连、黄芩配伍治湿热眼病,石膏、知母泻胃火,可用于胞睑红肿与黄液上冲;栀子能泻三焦之火,它可配伍其他清热药,广泛用于各种实热眼病,又因它能入血分,故亦配伍凉血药用于血热病眼。

3) 通腑泻热药:常用者有大黄、芒硝等,用于阳明腑实,里热上攻引起的目赤肿痛、眵泪胶粘。尤其是黑睛生翳,高厚前突者,可用大黄配伍其他平肝清热药同用。

4) 清热凉血药:常用者有犀角、玄参、生地黄、丹皮、赤芍、紫草等。主要用于热入营血的证候,尤其是血热妄行,视力骤降者。犀角、紫草偏于凉血解毒;丹皮、赤芍有清热凉血、活血行瘀之功;地黄,玄参能清热凉血、养阴生津。

5) 清热明目药:常用的有夏枯草、决明子、青葙子、密蒙花、木贼草等。夏枯草善泻肝胆郁火,故除用于肝火所致目赤肿痛、眼底出血外,可配伍香附治肝郁目痛;决明子、青葙子清肝明目,二者往往同用;密蒙花祛风热,养肝润燥,不论虚实眼证皆可用,肝肾阴亏有热者更为适宜;木贼草能疏风热,退翳明目。

(3) 补益药　眼病之虚证,多属气血或肝肾不足。故补益药中以益气养血及补益肝肾药较为常用。至于其他补益药,可参考《中药学》。

1) 益气养血药:

益气药　常用者有黄芪、人参、党参、白术、淮山药、甘草等。适用于气虚所致之胞睑无力,常欲闭垂及陷翳不愈、青盲内障等症。

养血药　常用者有熟地黄、当归、白芍、何首乌、阿胶、桑葚子等。适用于血虚所致眼干涩昏花、夜盲、青盲等。

2）补益肝肾药：常用者如熟地黄、枸杞子、女贞子、覆盆子、沙苑蒺藜、菟丝子、楮实子等。地黄滋阴力强，故阴虚内障眼病常用之；枸杞子有滋补肝肾、益精明目作用，故广泛用于属肝肾不足之内外障眼病，常与菊花、地黄配伍应用；女贞子滋养肝肾之阴，善治阴虚内热，与旱莲草配伍，滋阴凉血止血，常用于眼内出血的早期；覆盆子补肝肾，固精明目；沙苑蒺藜、菟丝子皆能补肾益精明目；楮实子平补肝肾，养肝明目。

此外，肾阳不足者，常用巴戟天、补骨脂、仙茅、仙灵脾等药温补肾阳。

地黄虽为滋阴要药，但较滋腻，脾胃虚弱者宜慎用。

(4) 祛湿药　眼病因湿所致者较为多见。祛湿药能敛疮收湿，退肿去翳明目，故在眼科应用也甚广泛，但对阴虚血少或津液已伤者宜慎用。

常用的祛湿药有芳香化湿与利水渗湿两类。

1）芳香化湿药：如藿香、佩兰、苍术、砂仁、白豆蔻、石菖蒲等，有醒脾化湿，辟浊行滞之功，可用于湿浊内阻所致的眼病。藿香、佩兰发表祛湿，和中化浊，两药往往同用；苍术尚可治肝虚雀目；石菖蒲芳香化浊，开窍明目。

2）利水渗湿药：如车前子、茯苓、猪苓、泽泻、滑石、苡仁、赤小豆、木通等，有利水渗湿、通淋、消肿之功，适用于水湿上泛或湿热熏蒸所致眼病。其中车前子还能清热明目，故凡肝热所致红肿翳膜，亦可用车前子配伍其他清肝药同用。

(5) 理血药　凡因血溢、血瘀、血热、血虚等所致的眼病，均须应用理血药治疗。血溢者宜止血，血瘀者宜活血化瘀，血热者宜凉血，血虚者宜补血。后两者在清热药及补益药中已有叙述，这里仅介绍止血药与活血化瘀药。

1）止血药：适用于出血性眼病。眼科常用的止血药，其作用有凉血止血、收敛止血和祛瘀止血的不同，故临症时当根据出血的原因、性质和症状选择使用。

凉血止血药　用于血热妄行的出血证。常用者有大蓟、小蓟、地榆、侧柏叶、白茅根、槐花等。

收敛止血药　用于制止各种眼病之新出血及外伤出血。常用者有仙鹤草、白及、血余炭、藕节等。

化瘀止血药　用于瘀血阻滞而出血者。常用者有三七、蒲黄、花蕊石、茜草等。

2）活血化瘀药：适用于气血瘀滞所致的眼病。多与行气药同用。常用者有桃仁、红花、泽兰、川芎、丹参、刘寄奴、王不留行、赤芍、丹皮、牛膝、乳香、没药、五灵脂、虻虫、苏木、穿山甲、鸡血藤、血竭等。

(6) 理气药　凡气机失调所致眼病，均须用理气药治疗。但理气药多辛温发散，易耗气伤阴，故兼阴虚者慎用。

常用的理气药分疏肝理气药与行气导滞药两种。

1）疏肝理气药　用于肝气郁结之眼病。常用者有柴胡、香附、青皮、佛手、川楝子、郁金等。

2）行气导滞药　用于脾胃气滞眼病。常用者有枳实、陈皮、厚朴、广木香、槟榔、乌药、沉香等。

(7) 软坚散结药　软坚散结药具有祛痰软坚或消瘸散结的作用。凡在眼病过程中，出现气血凝滞，痰郁互结的肿块、结节及瘢痕等，均可配伍软坚散结药以攻逐之。常用者有昆布、海藻、贝母、瓦楞子、夏枯草、牡蛎、鳖甲、三棱、莪术、海浮石、海蛤壳等。

（8）退翳明目药　退翳药一般兼有疏散风热或清肝平肝的作用。常用的有蝉蜕、秦皮、谷精草、木贼草、密蒙花、石决明、珠珍母、白蒺藜、青葙子、蛇蜕、乌贼骨等。

蝉蜕、秦皮、谷精草、木贼草、密蒙花，宜用于风热翳障；石决明、珍珠母、白蒺藜、青葙子宜用于肝热翳障。退翳药大多性较和平，通过配伍，可以广泛用于各种新老翳障。如配伍疏风清热药或清肝药治新翳；配伍补益气血或补益肝肾药治宿翳；配伍绿豆衣、望月砂之类解毒明目药，治热毒攻目之翳膜等。

5.3.2　外用药及其药剂配制法

眼科外用药多有退赤消肿、除眵收泪、止痒定痛或退翳明目等作用。大多适用于外障眼病有红肿热痛、眵泪粘结或翳膜遮睛等候者。其药剂可由单味药或多味药配制而成，有水、散、膏、锭、膜等剂型，用来点、洗、敷眼，与内服药配合应用，则可收到内外合治的效果。

（1）常用的外用药

1）矿物类药：雄黄、朱砂、炉甘石、硼砂、硇砂、玛瑙等。

2）动物类药：熊胆、麝香、牛黄、乌贼骨、蝉蜕、石决明、珍珠、猪胆、羊胆、鲭胆等。

3）植物类药：黄连、黄芩、黄柏、栀子、大黄、银花、秦皮、蒲公英、芙蓉叶、青黛、龙胆草、紫草、生地、菊花、薄荷、木贼草、密蒙花、荆芥、防风、蔓荆子、荸荠、甘草、三七、乳香、没药、冰片等。

（2）外用药剂配制法通则　眼科外用药剂方面，常用的有水剂、散剂、膏剂、锭剂、膜剂等。由于眼的结构特殊，要求施于眼部的制剂必须无刺激性、无菌。因此，眼用制剂除与一般制剂相似外，在固体颗粒的粒径上、基质与成品的灭菌、酸碱度（pH）与渗透压等方面，均有特殊的要求，现结合各剂型简述如下：

1）眼用水剂：分滴眼剂与洗眼剂两种。工业生产以滴眼剂为主，洗眼剂多由药房配制。滴眼剂的质量要求类似注射剂，应灭菌、澄明、稳定 pH 必须在 5～9 的范围（pH 最好是 6～8），渗透压应相当于浓度为 0.6%～1.5%的氯化钠溶液。

配制法：多用水煮醇沉法。即将药材加工煎煮两次，过滤，取滤液加乙醇使杂质沉淀除去，滤液回收乙醇后，适当浓缩至需要浓度，调 pH 与渗透压，再精滤即成。如千里光眼药水。

此外还有用溶解法、浸渍法者，如黄连西瓜霜眼药水、化铁丹眼药水。

2）眼用散剂：系指供眼用的粉末状药物。中国药典规定：眼用散剂必须能通过 200 目筛，以减少刺激性。配制的用品、药品及成品都要求经灭菌处理。

配制法：先将药物分别粉碎。有用干法粉碎法，如冰片、牛黄等；有用水飞法，如炉甘石、朱砂、雄黄等。粉碎成极细粉末后，混匀，过筛即成。如八宝眼药。

3）眼用膏剂：系指供眼用的药物软膏。配制眼用软膏的器械、容器均应灭菌，盛装眼膏的锡管内壁可用紫外线灯照射 30～40 min。

配制法：软膏的组成包括基质与药物两个方面。基质必须纯净而细腻，稠度适宜，常用的基质由黄凡士林、羊毛脂、液状石蜡组成，其比例为 8∶1∶1，配制前经 150℃ 干热灭菌至少 1 h，也有用蜂蜜、麻油、蛋黄油为基质的；药物多经提取、精制、浓缩成稠膏状。如为不溶性药物，应先研成极细粉末，最后用研和法或热熔法，将药物与基质混合均匀即可。如五胆膏。

4) 眼用锭剂：系指可供眼用的以药物粉末制成的固体制剂。多用于眼睑疾病。其配制法是将药物粉末加适量的糯米糊或具有粘性的药物作粘合剂，揉成湿润块状，再经过一定的模型压制成型，晾干或低温烘干即成。如紫金锭。

5) 眼用膜剂：又称薄膜剂，是一种新的剂型。系将药物溶解（或混悬）在合成（或天然）的成膜材料中，经涂膜、干燥，分剂量而制成的一种含药薄片。眼用药膜可放在结膜囊内，逐步释放药物，以较长期地发挥局部治疗作用。如槟榔硷眼用药膜。

5.4 眼科针灸疗法

眼为宗脉之所聚，脏腑精气通过经络上滋于目而视物精明。眼科针灸疗法，是在辨明眼病的寒热虚实，验明经络的部位之后，选取适当的穴位，利用针刺与艾灸，或补或泻，使经络通畅，气血调和，正复邪除，以退赤消肿，收泪止痛，退翳明目，从而达到治疗眼病的目的。

历代眼科书籍对针灸治疗眼病屡有记载，有效穴位较多。近几年，又发现了一些新的穴位，效果甚好。对眼周围的穴位，一般禁灸，同时在针刺时要特别小心，因眼眶组织疏松，血管较多，且上通于脑，不慎可刺伤眼珠或致出血及其他意外。

现将眼科常用穴位及其主治疾病介绍如下：

5.4.1 眼周围穴位

(1) 睛明　主治迎风流泪，针眼，上胞下垂，风牵偏视，暴风客热，天行赤眼，火疳，黑睛翳障，圆翳内障及多种瞳神疾患。

(2) 攒竹　主治同睛明穴。

(3) 丝竹空　主治针眼，胞轮振跳，上胞下垂，风牵偏视，暴风客热，天行赤眼，聚星障，火疳，瞳神紧小等。

(4) 瞳子髎　主治针眼，上胞下垂，风牵偏视，青风与绿风内障，瞳神紧小，暴盲等。

(5) 阳白　主治针眼，风牵偏视，黑睛翳障，圆翳内障，青风内障，绿风内障等。

(6) 鱼腰　主治针眼，上胞下垂等。

(7) 四白　主治针眼，胞轮振跳，风牵偏视，近视，远视，聚星障，青风内障，绿风内障等。

(8) 承泣　主治针眼，流泪症，胞轮振跳，风牵偏视，黑睛翳障，暴盲，近视，远视。

(9) 球后　主治圆翳内障，视瞻昏渺，暴盲，青盲，近视，远视。

(10) 上明　主治青盲。

此外，太阳、风池、翳明、头临泣、头维等头部穴位也常作配穴应用。

5.4.2 远端穴位

常与眼周围穴位配用。常用的有尺泽、列缺、内关、神门、合谷、曲池、臂臑、外关、养老、肩中俞、三阴交、行间、太冲、足三里、光明、肝俞、脾俞、肾俞、昆仑、气海、四缝等。

5.4.3 耳部穴位

耳尖、目$_1$、目$_2$、眼穴。主治天行赤眼，暴风客热，瞳神紧小，青风内障，绿风内障等。

此外，还有梅花针与头针，简要介绍如下：

(1) 梅花针　用梅花针叩打眼眶周围的一些穴位，如睛明、攒竹、鱼腰、四白、丝竹空、太阳等穴。主治近视，胞轮振跳。

(2) 头针

常用部位：视区。在枕外粗隆突水平线上，旁开枕外粗隆 1 cm，向上引平行于前后正中线之 4 cm 长直线即是此区。

操作方法：取坐位、平卧位或侧卧位均可，选好刺激区，常规消毒，用 2.5～3 寸的 26～28 号针沿头皮捻转进针，斜刺入头皮下，勿刺在皮内或骨膜，达到该深度后，加快捻转，捻转频率为每分钟 240 次左右。不能提插，达到麻胀针感后，留针 5～10 min，再行针 2 次，留针 2 次，即可起针。起针后应以棉球稍加揉压针眼，以防出血。

主治：青盲。

6 眼病的护理与预防

眼病的护理与预防，在古代的眼科专著和一些其他医籍中均有散在记述。护理方面，在《太平圣惠方》、《秘传眼科龙木论》中，记载了煎药、服药方法及饮食注意等护理知识。特别在针拨内障术方面，提出术前调理身体，术后头枕要安稳，进食宜粥饭，便时勿用力，避免呕逆咳嗽等，至今仍有临床意义。预防方面，两千多年前的《内经》就提出了“圣人不治已病治未病”的预防思想。《千金要方》列举了生食五辛，接热饮食，热飡面食，饮酒不已，房室无节……等多项损目原因，告诫人们注意避免之。《审视瑶函》指出了“目之害者起于微，睛之损者由于渐，欲无其患，防制其微”的早期治疗思想。随着时代的发展，实践经验的积累，眼病的护理与预防知识也日趋完善，现分别叙述如下。

6.1 护理

正确的护理，可以缩短病程，提高疗效。因此，护理工作是医疗工作中不可忽视的环节。医护人员具有高尚的医德，急病人之所急，想病人之所想，是搞好护理工作的思想基础。眼病患者除一般护理外，尚须注意以下几方面：

（1）医护合作，辨证施护　医护既要分工，更要密切合作。病房要有健全的护理制度，门诊要结合宣传护理常识。对于眼病，应该辨证施护。凡传染性眼病，患眼的眵泪不要玷污他人，用过的毛巾、手帕要煮沸消毒；医生检查后要用消毒液洗手，然后再检查他人。如一眼先患者，不要交叉擦眼，卧位宜取患侧，以免眵泪流至对侧，引起健眼发病。同时，眼部禁止封盖，以免加重病情。局部用药时，要将用药方法、用药次数、用药的反应等，一一向病人交待清楚。用时须查对药物，查对眼别，药瓶不要接触睫毛，动作要轻巧敏捷。特别是对于黑睛疾病，更须遵循《秘传眼科龙木论》中“不用强看将手擘，恐因手重出青涎”的告诫。外敷药物时，勿将药末掉入眼内。对于眼外伤病人，尤其是真睛破损者，除注意伤眼情况外，还应注意健眼情况。对于手术病人，术前需作细致工作，消除思想顾虑，取得患者合作，并做好一切术前准备工作。术后遵医嘱处理。如发现病情有变化，需及时报告医生，以便及时处理（手术的具体护理，详见有关手术）。

（2）根据病情，合理休养　休养包括目力、体力、精神等方面的休养。凡眼病患者，一般要少用目力，特别在急性期，不要作阅读、抄写等增加目力负担的工作，即使较轻的慢性眼病，只宜适当阅读书报，避免用目力过度而加重眼病。如为黑睛等部位的疾病，可戴有色眼镜，室内窗户可置帘幔，灯光适当遮挡，以免光线过强，刺激患眼。如有绿风内障等，不宜在暗室和晚间使用目力工作，即使电影、电视等文娱生活也应注意避免。对于眼内出血等所致的暴盲，必须减少体力活动，或卧床休息。对于难以速愈或预后较差的眼病，要注意了解病人思想情况，劝其心情开朗，保持七情和畅，切勿焦虑忧郁，正确对待疾病。医务人员要贯彻保护性医疗制度，举止言行，要温和体贴，对病人多加安慰鼓励，减少其思想负担。病人居处，不宜接近高温炉灶，更须避免烟熏，室内要整洁，空气要流通，环境要安静，让病人安逸舒适，以利病情痊愈。

（3）饮食宜忌，视证酌定　讲究正确的饮食宜忌，可以减轻疾病，辅助药效，促使疾病早愈，前人非常重视。如《世医得效方》在眼病禁忌中谓："眼乃一身之主，不能忌口，药亦无功，自陷此身也"。眼病的饮食宜忌，总的原则以食物多样，又富营养，且易消化之品为宜。一般说来，凡属实热性质的眼病，忌食五辛、煎炒炙煿及腥发之物，以免助热生火，加重病情。若属虚寒性质的眼病，宜戒食寒凉凝滞之物，以免损伤脾胃，致运化失司，而妨碍康复。若年老体胖者，以食清淡之品为宜，少食或不食肥甘厚味，以免助湿生痰，变生他症。年幼体虚者，宜多食动物肝、瘦肉、蛋类、青菜等，以综合饮食为妥，不可偏嗜，否则营养缺乏，生化不足，目失濡养。嗜烟对身体有害无益，应为戒忌。至于酒类，对于眼病患者，亦以不饮为宜。

（4）煎服药物，注意方法　合理地煎煮药物，注意服用方法，可以节省药材，提高疗效。凡辛散轻扬类药物，以武火急煎为宜；味厚滋补类药物，以文火久煎为妥。介类、矿石类药物，可另包先煎；芳香挥发性药物，应该后下。易溶于水的药物，可溶化冲服；贵重、难煎药物，可用磨调，亦可研末兑服。总之，根据不同性质，采用不同方法。

至于服药时间，古代虽分食前服、食后服、晨服、临卧服等，但大部分是食后服。前人认为，病在上者，可借食物之热力，载药上升，直达病所。当今实践，以食后休息片刻为宜，否则食咽方罢，药即入口，使食气与药气相搏，反而不能取效。急病重病，以汤剂为主，且可日进一二剂，以便使药力相续；慢性眼病，可用膏丹丸散，逐渐调理。至于汤剂用热服或冷服，宜根据病情而定，一般以温服居多。

6.2　预防

预防即防患于未然。"预防为主"是我们党的卫生工作方针，眼病的预防须注意以下几个方面：

（1）饮食有节，起居有常　饮食有规律，起居有常度，可以增强体质，提高机体抵抗力，预防眼病的发生，切不可暴饮暴食或偏嗜，以免损伤脾胃。平素少食炙煿及膏粱厚味，以免酿成脾胃湿热。已病后饮食之宜忌，需根据病情而定，不可乱开忌口谱。

生活起居，工作学习，文体活动都应适当安排，要有规律。不正常的活动，不适当的用眼，可使身心视觉受到损害。如久视可伤血，久卧可伤气，久坐可伤肉，久立可伤骨，久行可伤筋，生活规律失常，房室不节，可耗血伤精，甚至造成内障，故当慎之。

（2）避免时邪，调和七情　时邪七情为害，属眼病常见的病因。从预防出发，为避免时邪，需顺应四时，适其寒温，锻炼身体，结合气功，以增强体质。如时邪广泛流行，一家之内，邻里之中，男女老幼迅速相染者，尽快隔离病人，避免接触，是预防的有效措施。对于工矿、机关、学校、幼儿园、托儿所等集体单位，还可选用适当的预防性药物，及早预防，避免造成流行。

调和七情，即勿喜怒过度，悲哀太甚。因为七情刺激，哭泣悲伤，思虑过度，忿怒暴悖，均可引起眼病。必须七情和畅，愉快乐观，使百脉通调，脏腑安和，方能不病或少病。

（3）讲究卫生，保护视力　加强卫生宣传教育，开展爱国卫生运动，是预防和减少疾病的有效措施。个人要养成良好的卫生习惯，如勤剪指甲、勤洗手，不用脏手脏帕擦眼，也不要用别人的手帕、毛巾擦眼。与传染性眼病患者接触后，要用肥皂水将手洗净。公共场所（如理发店、浴池、旅馆等）要有严格的卫生管理制度，所用的脸盆、面巾、浴巾等要经常消毒。传染性眼病流行时，游泳池应停止开放。医护的检查器械、药品、敷料尤须严格消毒，以免互相传染。

保护视力是眼科保健的主要方面。青少年从小要养成良好的用眼习惯,如读书姿势要端正,距离读物要保持一市尺远,乘车及卧床时勿看书,照明要适中(过强则刺目,过暗则劳目),阅读 1 h 左右可闭目或远眺片刻。此外,每日配合按摩眼周穴位,以疏通经络气血,消除疲劳。如有眼疲劳症状,应及时去医院诊治,切勿乱戴别人的眼镜。

(4) 注意安全,防止外伤 眼外伤可以造成视力严重障碍,甚至完全失明。因此,注意安全,防止外伤,也是保护视力的关键性措施,平时要作好预防眼外伤的宣传教育工作,使广大群众了解眼外伤的基本预防知识。各厂矿单位,要注意改进生产设备和增加防护措施。根据不同工种,建立和健全各种保证安全生产的规章制度,并定期检查落实情况。农民也要注意预防农业性眼外伤。学校的教师和家长要对小孩进行安全教育。一旦发生外伤,须及时去医院诊治。

【附】 眼保健操

眼保健操是通过按摩推拿眼周围的穴位,以达到消除眼疲劳、保护眼的健康和预防近视的目的。共有四节,其操作方法摘录于下:

第一节 揉天应穴(攒竹下三分):以左右大拇指罗纹面分别按左右眉头下面的上眶角处。其他四指散开弯曲如弓状,支撑在前额上,按揉面不要大。节拍 8×8。

第二节 挤按睛明穴:以左手或右手大拇指与食指挤按鼻根,先向下按,然后向上挤,一按一挤共一拍。节拍 8×8。

第三节 按揉四白穴:先以左右食指与中指并拢,放在紧靠鼻翼两侧,大拇指支撑在下颌骨凹陷处,然后放下中指,用食指在面颊中央部按揉。节拍 8×8。

第四节 按太阳穴及轮刮眼眶:拳起四指,以左右大拇指罗纹面按住左右太阳穴,以左右食指第二节内侧面轮刮眼眶上下一圈,先上后下。上侧从眉头开始到眉梢为止,下侧从内眼角起至外眼角止,轮刮上下一圈计四拍。节拍 8×8。

注意,操作时要闭眼,指甲要剪短,手要洗净,按揉要轻缓,以感到痠胀为度。如面部有疮疖等,可以暂停操练,待愈后再做。

下篇　各论

1　胞睑疾病

胞睑在《内经》中称约束，又名眼胞、眼睑和脾。位于眼珠前方，分上睑和下睑，司眼之开合，有保护眼珠的功能。在五轮中胞睑属肉轮，内应于脾，脾与胃相表里，故胞睑疾病，首当责之于脾胃。

胞睑疾病属于外障范围，且为常见、多发的一类眼病。虽然一般较易治疗，但若失治或误治，也可变生他症，故临证时不容忽视。

胞睑发病，内因多由脾胃功能失调引起，外因常为六淫侵袭，及受物理或化学性损伤所致。此外，亦可受邻近组织病变之波及。故临床辨证时应局部结合整体，辨明外感内伤，脾胃虚实等，然后论治。如属风热外袭所致者，治以祛风清热为主；属脾胃热毒上攻者，治以泻火解毒为主；属湿热上攻者，治以清热利湿为主；属风湿热合邪上攻者，治以祛风清热利湿为主等。

对某些有传染性的胞睑病，如椒疮、粟疮等，除积极治疗外，还应重视预防，以免传播。

1.1　针眼

本病是指胞睑生小疖肿，形似麦粒，易于溃脓之眼病。《诸病源候论》称之为针眼。又名偷针、土疳、土疡。它类似于西医学之麦粒肿。

本病为常见多发病。患者以青少年较多见。素体虚弱，或有近视、远视及不良卫生习惯者，常易罹患。

【病因病机】

1. 风邪外袭，客于胞睑而化热，风热煎灼津液，变生疮疖。
2. 过食辛辣炙煿，脾胃积热，循经上攻胞睑，致营卫失调，气血凝滞，局部酿脓。
3. 余邪未清，热毒蕴伏，或素体虚弱，卫外不固而易感风邪者，常反复发作。

【临床表现】　初起，胞睑微痒微痛，近睑弦部皮肤微红微肿，继之形成限局性硬结，并有压痛。若病变发生于近眦部者，红肿焮痛较剧，并可引起眦部白睛赤肿。部分患者可于耳前或颌下触及肿核，并有压痛，甚至伴有恶寒发热、头痛等全身症。本病轻者数日内可自行消散；重者经 3~5 日后，于睑缘睫毛根部出现黄白色脓点，形如麦粒（彩图 2）。待溃后脓出肿消始愈。其发于睑内者，可在睑内溃破出脓。若久不溃破而遗留肿核者，可按为胞生痰核处理（参见下节）。

【辨证论治】　对本病的治疗，原则上对未成脓者，应退赤消肿，促其消散；已成脓者，当促其溃脓或切开排脓，使其早愈。本病酿脓之后，切忌压挤，以免脓毒扩散，变生他症。平素应注意眼部卫生，增强体质，预防发病，或避免反复发作。

1. 内治

（1）风热外袭

［症状］ 病初起，局部微有红肿痒痛，并伴有头痛、发热、全身不适等症，舌苔薄白，脉浮数。

［证候分析］ 风与热邪皆能作痒，风胜、热胜亦皆致肿。今风热之邪客于胞睑，故胞睑红肿而痒。所见全身症，均为风热袭表之征。

［治法］ 疏风清热。

［方药］ 银翘散[139]加减。本方以薄荷、豆豉、荆芥、桔梗、牛蒡子疏风解表；银花、连翘清热解毒；配竹叶、芦根、甘草以助清热。证偏热重者，可去荆芥、豆豉，加黄连、黄芩以助清热解毒。

（2）热毒上攻

［症状］ 胞睑局部红肿，硬结较大，灼热疼痛，伴有口渴喜饮，便秘溲赤，苔黄脉数等。

［证候分析］ 脾胃蕴热，上攻胞睑，阻滞脉络，营卫失调，故疖肿红赤焮痛。内蕴热毒，以致口渴喜饮，便秘溲赤，苔黄脉数等症。

［治法］ 清热泻火解毒。

［方药］ 泻黄散[84]合清胃散[131]加减。方中石膏、黄连泻火解毒；栀子清热；防风助散伏火；生地、丹皮凉血清热；藿香理气，当归和血，二药调和营卫；升麻清热解毒，引药入于阳明。共奏清热泻火解毒之功。若便秘甚，可加大黄、芒硝泻火通腑；口渴引饮者，可加天花粉清热生津，且有助于消肿排脓。

（3）脾胃伏热或脾胃虚弱

［症状］ 针眼反复发作，但诸症不重。

［证候分析］ 原患针眼，余邪未清，脾胃伏热，不时上攻胞睑，阻滞脉络；或脾胃虚弱，气血不足，正气不固，时感外邪，以致本病反复发作。由于正气虚，邪气不盛，故诸症不重。

［治法］ 清解脾胃伏热，或扶正祛邪。

［方药］ 属脾胃伏热者，宜选清脾散[133]加减。方中以石膏、栀子、黄芩清脾胃积热，为主药；防风、薄荷、升麻助主药发散郁伏之火；赤芍凉血，散血分瘀热；枳壳、藿香、陈皮、甘草理气和中，振复脾胃气机。诸药合用，共收泻脾胃伏火，调理脾胃气机的作用。

属脾胃虚弱者，宜选四君子汤[31]为基础，酌加当归、白芍、山楂、神曲、麦芽等，健脾益气，和血消滞，配伍解毒排脓之品，使其标本兼顾，以收扶正祛邪之功。

2. 外治

（1）未酿脓者，局部可用湿热敷以助消散，或用紫金锭磨汁，频涂患部皮肤，消肿止痛。

（2）已成脓者，当切开排脓。若脓头在眼睑皮肤面者，切口应与睑缘平行；脓头位于睑内面者，切口应与睑缘垂直。

3. 针法

（1）针刺法 常用穴：攒竹、睛明、丝竹空、瞳子髎、阳白、鱼腰、四白、承泣、合谷、列缺、外关等，但需注意，眼部取穴应在小疖红肿区以外。手法用中刺激或重刺激。

（2）针挑法 在肺俞或膏肓穴附近皮肤面，找出红点一个或数个，消毒后，用毫针挑破，挤出粘液或血水。

参考资料

《证治准绳·七窍门》:"土疳症谓睥上生毒,俗呼偷针眼是也。有一目生又一目者,有止生一目者,有邪微不出脓血而愈者,有犯触辛热燥腻、风沙烟火,为漏、为吊败者,有窍未实,因风乘虚而入,头脑俱肿,目亦赤痛者。其病不一,当随宜治之……世传眼眦初生小疱,视其背上即细红点如疮,以针刺破,眼时即瘥,故名偷针。实解太阳经结热也。"

1.2 胞生痰核

本病是指胞睑内生核状硬结,而又不红不痛的眼病。《龙树菩萨眼论》对本病的诊治早有记载。《证治准绳·七窍门》称睥生痰核。又名疣病、胞睑肿核等。本病属常见病,儿童与成年人均可罹患。相当于西医学之霰粒肿。

【病因病机】

1. 脾失健运,湿痰内聚,上阻胞睑脉络,与气血混结而成本病。

2. 恣食炙煿厚味,脾胃蕴积湿热,灼湿生痰,痰热相结,阻滞脉络,以致气血与痰热混结于睑内,隐隐起核,发为本病。

【临床表现】 初起,自觉症状不明显。检查可触及胞睑内有如米粒或绿豆大的核状硬结。按之不痛,与皮肤不粘连。少数核小者,可自行消散。若渐长,可至黄豆大。睑皮肤面见肿核隆起(彩图3),睑里面可呈限局性紫红色或灰蓝色。自觉胞睑有重坠感。日久,也有硬结变软,自行溃破,排出胶样内容物者,并在睑内生肉芽。自觉有磨擦感或异物感。若复感外邪,硬结亦可化脓。

本病可单发或多发。若系老年人,术后复发,迅速增大者,须注意排除肿瘤。

临床上,本病应与针眼相鉴别(表1-1)。

表1-1 胞生痰核与针眼的区别

病名	针眼	胞生痰核
发病部位	靠睑弦	睑深部
主证	局限性红肿,焮痛,疖肿中心硬,与睑皮肤粘连,化脓后脓头小,溃破后自愈	睑皮肤正常,可扪到核状硬结,与皮肤不粘连,存在日久或渐长,若无感染者不化脓,睑里呈限局性紫色或灰蓝色
病程	急	缓
对白睛影响	发病近眦部者可致眦部白睛水肿	无影响

【辨证论治】 本病肿核小者,一般无须治疗,可任其自消;大者或已溃破者,宜予手术治疗。至于非手术疗法,内服中药主要在于清热化痰散结。

1. 内治

(1) 痰湿阻结

[症状] 胞睑内生硬结,皮色如常,按之不痛,与睑皮肤不粘连。若大者,硬结隆起,胞睑有重坠感。

[证候分析] 痰湿阻滞胞睑脉络,致使气血不行,瘀阻混结于睑内,逐渐隐起硬结。阻滞日久,硬结越大,有碍胞睑开合,故自觉胞睑重坠。

［治法］ 化痰散结。

［方药］ 化坚二陈丸[18]加减。方中陈皮、半夏、白茯苓、甘草为二陈汤，重在燥湿化痰；白僵蚕化痰散结；黄连、荷叶清热兼祛湿。诸药共奏化痰散结之功。

(2) 痰热阻结

［症状］ 胞睑硬结处，皮色微红，睑里相应部位色呈紫红。

［证候分析］ 痰热相结，阻滞胞睑脉络，郁久热甚，故局部皮色微红，睑里相应处色呈紫红。

［治法］ 清热散结。

［方药］ 清胃汤[130]加减。方中栀子、生石膏、黄连、连翘、黄芩、甘草清热；荆芥穗、防风疏风邪，助散郁火；枳壳、苏子、陈皮行气祛痰散结；归尾活血通络消滞。诸药组方，具有清热祛痰，消滞散结的作用。

2. 外治

(1) 初起可局部按摩或湿热敷，促其消散。

(2) 生南星磨醋，加冰片少许，调匀涂患处皮肤。

(3) 痰核大者，宜手术治疗。现代多作霰粒肿切开刮除术。

霰粒肿切开刮除术

手术方法：术眼按常规消毒，作表面麻醉及局部浸润麻醉后，用霰粒肿夹夹住肿核部位，翻转眼睑，露出睑结膜。取与睑缘相垂直的方向，用尖刀在肿核中央切开〔图 1－1(1)〕，再用小刮匙将肿核囊内容物刮净〔图 1－1(2)〕。如囊壁较厚，则可剪除部分囊壁〔图 1－1(3)〕。术毕除去霰粒肿夹，压迫止血后，涂消炎眼膏，加眼垫包扎术眼，翌日换药即可除去眼垫。

若肿核自行溃破，且有肉芽形成者，先剪除之，后用刮匙刮尽囊腔。术后处理同上。

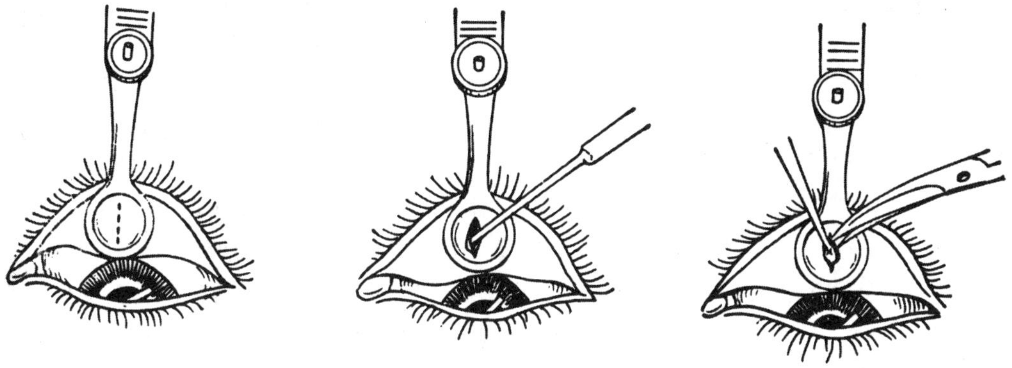

(1) 切开　　(2) 刮除内容物　　(3) 剪除囊壁

图 1－1 霰粒肿切开刮除术

参考资料

《审视瑶函》谓睥生痰核症："乃睥外皮内，生颗如豆，坚而不疼。火重于痰者，其色红紫，乃痰因火滞而结。此生于上睥者多，屡有不治自愈。有恣辛辣热毒，酒色斲丧之人，久而变为瘘漏重疾者，治亦不同。若初起知劫治之法，则顷刻而平复矣。"

1.3 椒疮

本病因睑内面颗粒累累,色红而坚,状若花椒而得名。见于《证治准绳·七窍门》。古籍文献中关于本病的认识,是从并发症开始的。如《外台秘要》记载的"倒睫眼",《秘传眼科龙木论》记载的"赤膜下垂"等。直到《证治准绳·七窍门》才以"椒疮"为名记述了本病的证治。本病有传染性,类似西医学的沙眼。

【病因病机】 多因外感风热邪毒,内有脾胃积热,内热与邪毒相结,上壅胞睑,脉络阻滞,气血失和所致。

【临床表现】 初起无明显异常感觉,或微觉痒涩,翻转胞睑,可见睑内近眦处红赤且有少量细小颗粒,色红而硬(彩图4-1),或夹有粟粒状颗粒,色黄而软。如反复感受邪毒,症情继续发展,睑内红赤加重,颗粒增多,可布满睑内(彩图4-2),致胞睑肿硬,重坠难开,黑睛上方有赤脉伸入。症重者,伴见白睛红赤,黑睛上有明显的赤膜下垂,或生星点翳膜等,危害视力。最后在睑内面形成瘢痕,先是条状、网状,随之颗粒逐渐消失,完全代之以瘢痕,使睑内面变为白色光滑面。自觉有不同程度的沙涩羞明,多眵流泪等症状。如伴见倒睫拳毛,或星点翳膜变生花翳白陷等,则症情更为严重。

椒疮重症的并发症与后遗症较多,现概述如下:

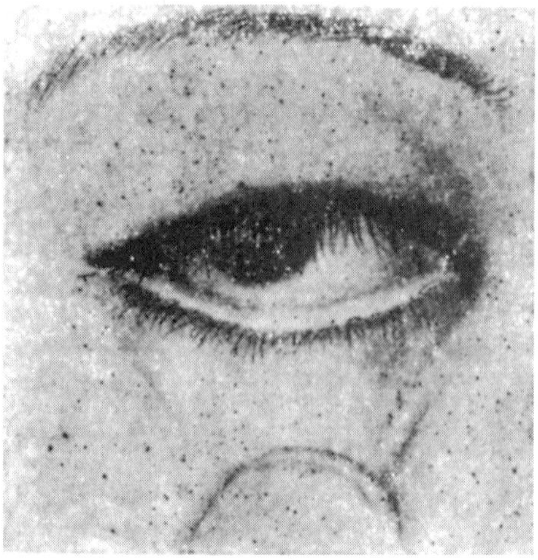

图1-2 倒睫拳毛

1. 倒睫拳毛　椒疮后期,睑内结瘢,瘢痕牵扯,内急外弛,睑弦内翻,拳毛触刺眼珠(图1-2),羞明流泪,沙涩疼痛,甚至白睛红赤,黑睛生翳,视物昏朦。

2. 血翳包睛　邪毒侵及黑睛,轻者赤脉如帘,由上垂下;重者由黑睛四周侵入,致黑睛混赤,成为血翳包睛。患眼涩痛,羞明流泪,视物昏朦。

3. 黑睛星翳　赤脉下垂者,在赤丝尽头出现星点云翳。重者可变生花翳白陷或凝脂翳。

4. 脾肉粘轮　毒邪损及胞睑内面与白睛表层,致使睑内面与白睛粘着。牵引胞睑时,可见睑内与白睛相连。重者阻碍眼珠转动。

5. 流泪症与漏睛症　邪毒侵及泪窍,使窍道受阻,泪液不得下渗则可溢于睑外。若排泪窍道受邪毒煎熬,日久又可腐败成脓,变生漏睛。

6. 眼珠干燥　邪毒久郁,阴液耗损,目失濡养,白睛少津故眼干涩不舒,频频眨目。严重者,可干燥变厚似皮肤。黑睛干燥生翳,视物昏朦,甚至盲不见物。

7. 上胞下垂　邪毒壅盛,脉络瘀阻,胞睑肿硬变厚,致上胞重坠难举,或病变累及提睑筋肉而无力提举。

【辨证论治】 本病的治疗,当内外兼施。轻症可以局部点药为主,重症则宜配合内治,必要时还须手术治疗。

1. 内治

(1) 风热客睑

[症状] 眼痒涩不适,羞明流泪,睑内微红,有少量红赤颗粒。

［证候分析］ 眼痒涩不适，羞明流泪为风邪所致，睑内之红赤颗粒为风热壅滞睑络而发。因风热客睑尚轻，故睑内微红，所生颗粒较少，自觉症状亦轻。

［治法］ 疏风清热。

［方药］ 银翘散[139]加减。原方疏散风热之邪。酌加赤芍可通络消滞退赤。

（2）脾胃热盛

［症状］ 眼涩痒痛，眵泪胶粘，睑内红赤，颗粒较多。

［证候分析］ 脾胃内热，复感风邪，内外合邪，上攻胞睑。风盛则痒，热盛则红赤而痛，则眵泪胶粘，颗粒较多。

［治法］ 清脾胃，散风邪。

［方药］ 除风清脾饮[98]加减。方中黄连、黄芩、连翘、玄参、知母清脾胃，泻热毒；元明粉、大黄通腑，泻脾胃积热；荆芥、防风疏散风邪；桔梗、陈皮理气；生地配合大黄凉血，活血消滞。诸药合用，具有泻热清脾，疏风散邪之效。若兼湿邪者，可加苦参、地肤子、苍术等清热燥湿止痒。

（3）血热壅滞

［症状］ 胞睑厚硬，睑内颗粒累累，疙瘩不平，红赤显著，眼睑重坠难开，眼内刺痛灼热，沙涩羞明，生眵流泪，黑睛赤膜下垂。

［证候分析］ 脾胃热盛，热入血分，循经上攻，壅滞胞睑，则睑内红赤，颗粒累累，疙瘩不平，且胞睑厚硬而致重坠难开。热盛则灼热刺痛羞明。热瘀血分，侵犯黑睛，故见赤膜下垂，且涩痛、羞明、流泪等症加重。

［治法］ 凉血散瘀。

［方药］ 归芍红花散[35]。方中当归、赤芍、红花、大黄凉血散瘀；连翘、栀子、黄芩、甘草清热解毒；防风、白芷疏风散邪。全方共奏凉血散瘀之功。

2. 外治

（1）黄连西瓜霜眼药水[125]或化铁丹眼药水[19]、犀黄散[143]等点眼。亦可用10%～30%磺胺醋酰钠、1%利福平眼药水或抗生素眼膏点眼。眼珠干燥者，还可点人工泪液或生理盐水等。

（2）椒疮颗粒累累者，可用海螵蛸棒磨擦法治疗。

海螵蛸棒摩擦法

手术方法：将海螵蛸磨制成1.5 cm×3.5 cm左右棒状，棒端呈鸭嘴形。用黄连水煮沸消毒，取出待干备用（若用灯芯草，先剪成小段，制法同上，术时用镊子夹持操作）。对术眼表面麻醉，并清洁结膜囊后，以左手翻开上睑，充分暴露穹窿部，右手持海螵蛸棒，以轻快手法左右来回多次摩擦睑内面颗粒密集处，以引起点状渗血为度。摩擦后即用生理盐水冲洗，并涂眼膏。相隔5 d一次，根据病情，可多次重复进行。

操作时应注意消毒。摩擦时手法不可过重，切不可损伤黑睛。病变严重而且广泛时，可分期分段进行摩擦。

【预防】

1. 大力开展卫生宣传教育，把本病的危害性、传染途径、诊断与治疗方法，向群众宣传，进行群众性的普查与防治。

2. 改善环境与个人卫生。提倡一人一巾与流水洗脸。患者的洗脸用具要与健康人分开使用,尤其是服务性行业的洗脸用具,必须严格消毒后使用,以免交叉感染。

【附】　沙眼的病因、诊断要点与分期

1. 病因　由沙眼衣原体的感染所致。

2. 诊断要点

(1) 上睑结膜及上穹窿部有滤泡、乳头增生与血管模糊。

(2) 在放大镜或裂隙灯下可检查到早期角膜血管翳,特别在角膜缘上同时见有因一度滤泡生长而遗留下来的瘢痕小凹。

(3) 上穹窿部和上睑结膜出现条状或网状瘢痕。

(4) 结膜上皮细胞刮片发现包涵体,或鸡胚或组织培养分离出衣原体。

凡在上述第一项的基础上,兼有其他三项中之任何一项者,均可诊断为沙眼。

3. 沙眼的临床分期(表 1－2)。

表 1－2　沙眼的临床分期

分期	依　　据	分　　级	活动性病变占上睑结膜之面积
Ⅰ(进行期)	上穹窿部和上睑结膜有活动性病变(血管模糊、乳头增生、滤泡形成)	轻(+) 中(++) 重(+++)	<1/3 1/3~2/3 >2/3
Ⅱ(退行期)	有活动性病变,同时出现瘢痕	轻(+) 中(++) 重(+++)	<1/3 1/3~2/3 >2/3
Ⅲ(完全结瘢期)	仅有瘢痕而无活动性病变		

参考资料

《审视瑶函》谓椒疮症:“生于睥内,红而坚者是。有则沙擦难开,多泪而痛……俗皆以龙须、灯心等物,出血取效。殊不知目以血为荣,血损而光华有衰弱之患。轻者只宜善治,至于瘰瘰连片,疙瘩高低不平,及血瘀滞者,不得已而导之,中病即止,不可太过。”

1.4　粟疮

本病因胞睑内面颗粒累累,色黄而软,状如粟粒,故名粟疮。见于《证治准绳 · 七窍门》。睑内粟样颗粒也可与椒疮并生,而本病指单独发病者。多见于儿童或青少年。类似于西医学中的结膜滤泡症与滤泡性结膜炎。

【病因病机】　脾胃湿热,复受风邪,风邪与湿热相搏,壅阻于胞睑而发病。

本病虽由风湿热三邪为患,但以脾经湿热为主。

【临床表现】　本病有急性发作者,亦有呈慢性过程者。主要见下睑内(亦有兼见于上睑内者)有形如粟粒,大小均匀,色黄白,半透明,境界清楚的颗粒。不伴有黑睛赤膜,愈后也无瘢痕。如为急性发作者,胞睑水肿,白睛红赤多眵,自觉有痒涩疼痛,羞明流泪等。若无明显红赤者,其自觉症状也不明显。

粟疮与椒疮两病不同,临床当作鉴别(表 1－3)。

表 1－3 粟疮与椒疮的鉴别

病 名	自觉症状	眼部检查		
		眵 泪	睑内病变	黑睛病变
椒 疮	眼痒沙涩羞明	流泪多眵	多见于上睑及上穹窿部,睑内血丝模糊,细小红赤颗粒累累,粟粒样小泡参布其间,小泡内容混浊,大小不等,排列不齐,或彼此融合,愈后睑内结成白色瘢痕	有赤膜下垂,或生星翳
粟 疮	眼无不适或痒涩羞明	可有流泪生眵	多见于下睑及下穹窿部,睑内血丝正常,粟粒样小泡较小,内容透明,大小均匀,排列整齐,境界清楚,或见睑内红赤,愈后睑内面不结瘢	无

【辨证论治】 本病一般系风、湿、热邪为患,故内治多用祛风、除湿、清热等法。

1. 内治

(1) 湿邪阻络

[症状] 自觉症状不明显,或微有痒涩感。下睑内颗粒累累,色黄略透明,经年累月方消。

[证候分析] 脾胃虚弱,运化不力,水湿停滞,上泛睑内,阻滞脉络,隐起颗粒累累。病情不重,故睑内不红赤,自觉症状不明显。湿性缠绵,因而病程冗长。

[治法] 健脾除湿。

[方药] 五皮散[15]加减。方中桑白皮、茯苓皮、大腹皮、陈皮、生姜皮五味,共奏健脾理气除湿之功。若兼风热,睑内微红,微有痒涩不适者,可去生姜皮,加蔓荆子、薄荷、蝉蜕等祛风热。

(2) 湿热壅阻

[症状] 睑内红赤颗粒累累,色黄而软,羞明流泪,沙涩不适。

[证候分析] 湿郁化热,湿热壅阻于睑内脉络,气血不能畅行,故睑内红赤而颗粒累累,沙涩不适,羞明流泪。

[治法] 清热利湿。

[方药] 甘露消毒丹[25]加减。方中藿香、蔻仁、石菖蒲芳香化浊,开泄气机;黄芩、连翘清热解毒燥湿;滑石、木通、茵陈清利湿热;贝母、射干清热化痰;薄荷疏风散邪。全方具有清热解毒,化浊利湿的作用。

(3) 湿热兼风

[症状] 白睛及睑内红赤,睑内黄白色颗粒累累,胞肿,眵泪胶粘,痒痛难开。

[证候分析] 风盛而肿,热盛而赤痛,风湿热相搏,壅阻睑内脉络,隐起累累颗粒,且眵泪胶粘。

[治法] 祛风清热除湿。

[方药] 除风清脾饮[98]加减。原方泄热清脾,疏风散邪之力较强(方解详见椒疮),用于湿热较重者,宜去生地、玄参、大黄、玄明粉,选加苦参、地肤子、木通、赤芍等清热除湿通络。

2. 外治 黄连西瓜霜眼药水[125]或犀黄散[143]点眼。

参考资料

《审视瑶函》:"脾经多湿热,气滞血行迟,粟疮胞内起,粒粒似金珠,似脓脓不出,沙擦痛无时,脾急开张涩,须防病变之。"

《医宗金鉴·眼科心法要诀》:“粟疮如粟,其形黄软,属脾经风热而成。”并指出:“宜劆洗出血,服除风清脾饮……倍荆芥、防风。”

1.5 睑弦赤烂

本病以睑弦红赤、溃烂、刺痒为特征,故名。《银海精微》称为睑弦赤烂。又名目赤烂眦、风弦赤烂、迎风赤烂,俗名烂弦风。其发于婴儿患者,则名胎风赤烂;而赤烂限于眦部者,又称眦赤烂、眦帷赤烂。本病病程冗长,顽固难愈,相当于西医学之睑缘炎。其中眦帷赤烂则与眦部睑缘炎相似。

素有近视、远视或营养不良,睡眠不足,以及卫生习惯不良者,易罹本病。

【病因病机】

1. 脾胃蕴热,复受风邪,风热合邪结于睑弦,伤津化燥。

2. 脾胃湿热,外受风邪,风、湿、热邪相搏,上攻睑弦。

3. 外感风邪,心火内盛,风火上炎,灼伤睑眦。

【临床表现】 本病的基本症状是睑弦赤烂,灼热刺痒。但在临床上依主症与部位之不同,又有不同的类型。如有睑弦潮红刺痒,睫毛根部有糠皮样白屑,频喜揉擦者;有睑弦溃烂,生脓结痂,睫毛乱生或脱落(彩图 5),痛痒并作,羞明流泪,眵泪胶粘者,有红赤糜烂限于两眦,且灼热奇痒者。

【辨证论治】

1. 内治

(1) 风热偏重

[症状] 睑弦红赤,睫毛根部有糠皮样脱屑,自觉灼热刺痒,干涩不适。

[证候分析] 风盛则痒,风热客于睑弦不散,则灼热刺痒。风热耗伤津液,故睑弦红赤干燥而起皮屑。

[治法] 祛风止痒,凉血清热。

[方药] 银翘散[139]加减。银翘散方疏风清热为主,可加赤芍清热凉血;加蝉蜕、蕤仁、乌梢蛇等祛风止痒;加天花粉生津润燥,共成疏风止痒,凉血清热之剂。

(2) 湿热偏重

[症状] 睑弦红赤溃烂,痛痒并作,眵泪胶粘,睫毛成束,或倒睫,睫毛脱落。

[证候分析] 风湿热邪上攻睑弦,内热盛则红赤痒痛。湿热盛则赤痛溃烂,眵泪胶粘。眵泪粘睫则睫毛成束。睑弦溃烂,睑皮损伤,故倒睫或秃睫。

[治法] 祛风清热除湿。

[方药] 除湿汤[98]加减。方中用荆芥、防风祛风邪;滑石、车前子、木通、茯苓除湿清热;黄芩、黄连、连翘、甘草清热解毒;枳壳、陈皮调理脾胃气机,以助化湿。

(3) 心火上炎

[症状] 眦部睑弦红赤糜烂,灼热刺痒,甚者眦部睑弦破裂出血。

[证候分析] 心火素盛,复受风邪引动,风火上炎,灼伤睑眦,故眦部红赤,灼热糜烂。若风火炽盛,津液受灼,还可致眦部皮肤破裂出血。

[治法] 清心泻火。

[方药] 导赤散[56]合黄连解毒汤[127]加减。用导赤散以清心导热下行,用黄连解毒汤

以泻火解毒,合为清心泻火解毒之剂。

2. 外治

(1) 药水洗眼　偏风重者,可用二圣散[2];偏湿重者,可用疏风散湿汤[140];偏热重者,可用万金膏[11]等,煎水去滓外洗。

(2) 可用鸡蛋黄油膏[73]或铜绿膏[137]外擦。

参考资料

《诸病源候论》:"目赤烂眦候,此由冒触风日,风热之气伤于目,而眦睑皆赤烂,见风弥甚,世亦云风眼。"

《审视瑶函》:"眦帷赤烂,人皆有之。火土燥湿,病有轻重。重则眦帷裂而血出,轻则弦赤烂而难舒。"

《眼科纂要》:"烂弦风,脾胃湿热冲,赤烂沿弦红镇日,万金膏洗擦绿铜,法制要精工;除湿汤,翘滑车前同,枳壳芩连通粉甘,陈皮白茯荆防风,除湿此方雄。"

1.6 风赤疮痍

本病指胞睑皮肤红赤如涂朱,并见起泡,甚至局部溃烂的眼病。见载于《秘传眼科龙木论》。又名风赤疮疾。一般认为与西医学之眼睑皮肤炎、眼睑湿疹等相似。

【病因病机】

1. 脾经蕴热,外感风邪,内挟心火,上攻胞睑所致。

2. 脾胃湿热,复感风邪,风湿热邪循经上冲胞睑而发。

【临床表现】　初起胞睑皮肤灼痒红肿,继之可红赤如涂朱砂,起水泡,渗出粘液,甚或为脓泡,破后则糜烂,胶粘结痂。若日久失治,可侵及黑睛,形成星点翳障。

【辨证论治】　本病虽由风邪引动,然病发之后,风邪化热化火,故治疗不以祛风为主,而以清热泻火为主。

1. 内治

(1) 脾经风热

[症状]　胞睑灼痒肿痛,皮色红赤,起泡,渗出粘液。

[证候分析]　脾经郁热,复受风邪,风热上攻胞睑,风邪为患,则发肿痒,脾经郁热则胞睑皮肤红赤起泡。风热煎灼津液则为粘液而外渗。

[治法]　清脾热,除风邪。

[方药]　除风清脾饮[98]加减。方中大黄、玄明粉、知母、黄芩、黄连连翘清脾胃,泻热毒;大黄配玄参、生地清热凉血散瘀;荆芥穗、防风疏风散邪;桔梗开宣上焦,陈皮理气调中,护胃气。共奏清脾除风之效。若无便秘者,可去大黄、玄明粉,加赤芍以凉血散瘀。

(2) 风火上攻

[症状]　胞睑红赤如涂朱,焮痛难忍,局部溃烂。

[证候分析]　风邪引动心火,风火上攻,搏结于胞睑,病较急重,风胜而肿,火盛而红赤焮痛,风火燔土而胞睑溃烂。

[治法]　清热解毒,疏风散邪。

[方药]　普济消毒饮[144]加减。方中重用黄连、黄芩为清热泻火解毒之主药;配玄参、连翘、马勃、板蓝根、甘草清热解毒消肿;牛蒡子、升麻、薄荷、僵蚕、柴胡疏散风邪;陈皮理气疏通中焦;桔梗开泄上焦,载药上行。共奏清热解毒,疏风散邪之效。若加赤芍、丹皮凉血活血,可增退赤止痛的作用。

（3）风热湿毒壅盛

［症状］　胞肿红赤焮痛，水泡簇生或生脓泡，甚至溃破糜烂，渗出粘液。

［证候分析］　胞肿红赤焮痛为风热上灼所致。水泡、脓泡破溃糜烂、渗液等属湿热邪毒蒸腾引起。

［治法］　祛风除湿，泻火解毒。

［方药］　除湿汤[98]加减。方中若加土茯苓、银花、蒲公英、紫花地丁等，则更增清热解毒之力。

2. 外治

（1）擦药方[152]外擦局部以清热解毒，消肿止痛。

（2）湿重者，局部敷布滑石粉或精制炉甘石粉以除湿清热。

3. 其他治法　可用维生素 B_1 穴位注射（第四颈椎旁开 5 分处）。

参考资料

《医宗金鉴·眼科心法要诀》风赤疮痍歌："风赤疮痍眦睑生，黑睛端好睑烂红，脾经风热宜急治，久生翳膜遮瞳睛，加减四物汤生地，苦参牛蒡薄荷风，当归赤芍天花粉，连翘荆芥穗川芎。"

《沈氏尊生书·杂病源流犀烛》谓风赤疮疾："由脾脏风热蕴结，两睑似朱涂而生疮，黑睛端然无染，不治，便生翳膜。"

1.7　胞肿如桃

本病胞睑高肿难睁，皮色红赤，如成熟之肥桃状，故名。早在《银海精微》中就有记载。又名肿胀如杯、覆杯。本病与西医学之眼睑炎性水肿类似。

【病因病机】

1. 肝火炽盛，乘脾土，肝火与脾湿搏结于胞睑而发病。

2. 心经实热，血分热毒炽盛，上壅胞睑而发病。

总之，本病皆由火邪上攻所致。若火毒炽盛，不仅胞睑红肿，且易溃脓，此即《内经》所谓："大热不止，热甚则肉腐，肉腐则为脓。"

【临床表现】　起病较急，胞睑焮热红赤，高肿疼痛，睑闭不开（彩图 6）。多伴恶寒发热，头痛及全身不适等症。继之，睑内酿脓，扪之有波动感，后必溃破，排出脓液后，诸症消退，局部常留瘢痕。

【辨证论治】　本病病情急重，应争取早期退赤消肿，避免溃脓。若已成脓，则宜抓紧时机切开排脓。

1. 内治

（1）肝火湿热上攻

［症状］　胞睑高肿，睑闭不开，皮色红赤，伴有眼胀头痛。

［证候分析］　木火乘土，脾土不能运化水湿，湿热上蒸而致胞睑红赤肿胀。火邪上炎，故眼胀头痛。

［治法］　泻肝清热利湿。

［方药］　龙胆泻肝汤[46]加减。方中龙胆草、黄芩、栀子性皆苦寒，泻肝经实火；木通、车前子、泽泻清利湿热；柴胡条达肝气，兼清肝热；甘草和中解毒；生地、当归养肝，使邪去而不伤正。若再加银花、连翘、紫花地丁等，更可加强清热解毒之力。

(2) 热入营血

[症状] 胞睑漫肿,皮色暗红,灼热焮痛,兼发热头目胀痛,心烦不寐等症。

[证候分析] 心经实热,热入血分,血热上壅,则胞睑漫肿,皮色暗红而灼热焮痛。火邪上冲,故头目胀痛。火邪内盛,热扰心神,故心烦不寐。

[治法] 清营凉血,泻火解毒。

[方药] 清营汤[132]加减。方中犀角、生地、丹参清营血之热兼解毒;玄参、麦冬养阴清热;竹叶、黄连、银花、连翘清热解毒。若加丹皮、赤芍,可增强清营凉血散瘀之力;加蒲公英、紫花地丁、败酱草,更增强解毒清热的作用。

2. 外治

(1) 紫金锭[145]磨汁,频频外涂胞睑以解毒消肿。

(2) 四生散[30]、一绿散[1]等敷贴胞睑表面,以清热解毒消肿。

(3) 五黄膏[17],贴太阳穴以清热解毒,消肿止痛。

(4) 切开排脓 若脓已酿成,按之有波动感,溃脓处皮肤变软而薄者,可在脓肿之中心部,作与睑弦平行之横切口排脓。切口宜大,若脓多不尽,可填塞橡皮条引流,以利排脓。

参考资料

《银海精微》:"胞睑壅肿如桃者……此乃脾肺之壅热,邪客于腠里,致上下胞肿如桃,痛涩泪出,不绝之注。"

《证治准绳·七窍门》:"谓目赤痛,睥胀如杯覆也,是邪在木火之有余。盖木克土,火生土,今肝邪实而传睥土,土受木克而火不能生,火邪反乘虚而为炎燥之病。"

1.8 胞虚如球

本病胞睑肿胀,虚软如球,皮色如常,故名。《证治准绳·七窍门》称睥虚如球,至《眼科临证笔记》称胞虚如球。又名悬球。本病类似于西医学之眼睑非炎性水肿。

【病因病机】

1. 脾肺气虚,脾不行湿,肺不能通调水道,致湿邪上泛。

2. 脾肾阳虚,水不化气,湿邪上泛。

3. 心脾两虚,无力化湿,水湿上泛。

总之,本病多与脾虚有关,但肺虚气机不畅,不能通调水道时,或肾阳虚不能温阳化气时,或心阳虚不能助脾阳时,皆可使水湿加重。

【临床表现】 主要表现为胞睑肿胀,虚软如球(图1-3),按之不痛,多见于双睑,且无溃脓现象。

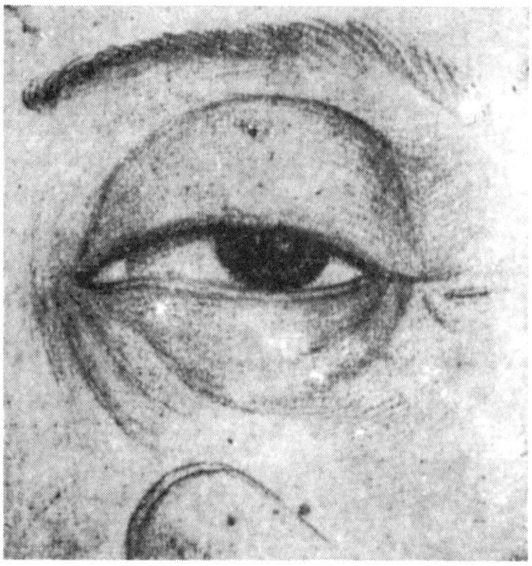

图1-3 胞虚如球

本病当与胞肿如桃相鉴别。后者胞睑高肿红硬,疼痛拒按,且易溃脓。

【辨证论治】 眼科临床上,主要治疗由眼局部病变而肿者。若由心、肾等全身病引起者,当由内科治疗其原发病。

1. 脾肺气虚

［症状］　胞肿虚软如球，皮色如常，喜按，喜热熨，时发时止。全身症见神疲乏力，咳嗽气短，食少便溏，舌淡苔白，脉弱等。

［证候分析］　脾主运湿，肺主通调水道，以利水湿。脾肺气虚，水湿停滞而上泛致胞肿。气虚无热，故皮色不红赤，且喜按、喜热熨。气机通调时肿消，气虚甚则肿胀加重，故时发时止。全身所见皆脾肺气虚之征。

［治法］　补肺健脾渗湿。

［方药］　参苓白术散[90]加减。方中以补脾胃气虚的四君子汤（人参、白术、茯苓、甘草）为主，配伍补脾之山药、扁豆、莲子肉及和胃气之砂仁，健脾渗湿的苡仁，载药上行的桔梗等，共为健脾渗湿之剂。临证若加黄芪、防己，则更增补益脾肺，利水消肿之功。

2. 脾肾阳虚

［症状］　胞虚如球，皮色皖白，或兼面肿，腰膝痠痛，倦怠乏力，小便不利等。

［证候分析］　脾阳虚不能运化水湿，肾阳虚水气不化，故水湿内停，上渍头面而胞肿、面肿，皮色皖白。肾主骨，腰为肾之府，肾虚则腰膝痠软而痛。脾阳虚不能温养肌肉，则倦怠乏力。阳虚水液内停，故小便不利。

［治法］　温补脾肾。

［方药］　肾气丸[75]加减。方中六味地黄丸壮水之主，入肉桂、附子温补脾肾阳气，补水中之火，用于本症之阳虚水肿，可再加牛膝、车前子以增温阳利水之功。

3. 心脾两虚

［症状］　胞肿虚软如球，全身可见神气困顿，食少失眠，怔忡健忘等症。

［证候分析］　脾虚失运，湿邪循经上犯胞睑，故胞睑肿胀而软。脾虚化源不足，心失所养，心脾两虚，则致神气困顿，食少失眠，怔忡健忘。

［治法］　健脾养心。

［方药］　归脾汤[37]加减。方中参、芪、术、草补脾益气；茯神、远志、枣仁、龙眼肉、当归养血补心安神；木香理气醒脾，使其补而不滞。共奏健脾养心之功。

参考资料

《审视瑶函》谓脾虚如球症："目脾浮肿如球而虚起也。目上无别病，久则有赤丝乱脉之患。火甚重，皮或红，目不痛。湿痰与火夹搏者，则有泪。有赤烂之疾，乃火在气分之虚症，不可误认为肿胀如榅血分之实病。"

《目经大成》谓悬球："目不赤痛，但上睑虚起若球，久则始有失睑或红，或内生赤脉。湿痰与火夹缚者，则有泪而眦烂，乃脾肺阳衰自病。不可误认为覆杯、蚌合之实邪。"

1.9　上胞下垂

本病指上胞不能自行提起，掩盖部分或全部瞳神而影响视物者。在《诸病源候论》中称睢目。又名侵风、目睑垂缓。症重者，《目经大成》称为睑废。有先天与后天之分，可单眼或双眼发病。本病相当于西医学之上睑下垂。

【病因病机】

1. 先天禀赋不足，命门火衰，致脾阳不足。

2. 脾虚中气不足，筋肉失养，睑肌无力。

3. 肝虚血少，风邪客于胞睑，阻滞经络，气血运行不畅，筋肉失养而上睑下垂。

【临床表现】 本病属先天性者，患者自幼双眼上胞下垂，终日不能提举，视物时需仰首皱额，甚至以手提起上胞方能视物。日久则额皮皱起，眉毛高耸（图1－4）。

属后天性者，发作有慢性与急性之分。起病缓慢者，双眼上胞下垂，时轻时重，休息后减轻，劳累后加重。重者伴有视一为二，倦怠无力，吞咽困难等症。发病急者，除常见单眼上胞下垂外，多伴眼珠外斜，视一为二等症。

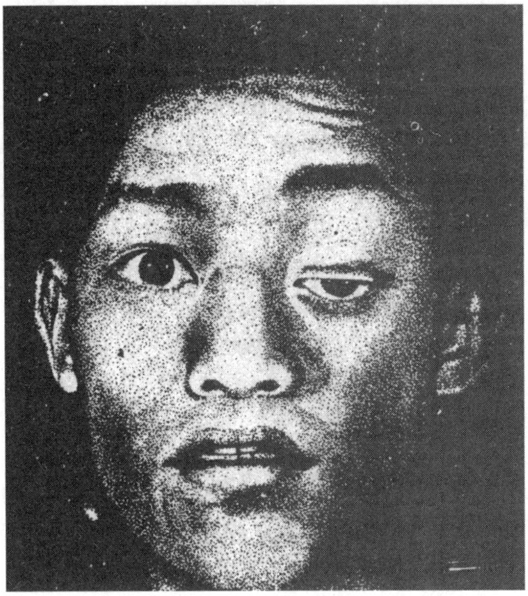
图1－4 上胞下垂

【辨证论治】 对本病的治疗，属先天命门火衰，脾阳不足者，当以温补脾肾为主。后天性者，属脾虚中气不足，当以升阳益气为主。属肝虚血少而受风者，因与上睑下垂同时，常出现目珠偏斜，视一为二等症，故纳入风牵偏视论治（详见7.3节）。本病除内服药物外，亦常用针灸疗法。其中对先天性重症，还可考虑手术治疗。

1. 内治

（1）命门火衰，脾阳不足

［症状］ 自幼双眼上胞下垂，无力抬举，视物时仰首举额张口，或以手提睑。

［证候分析］ 命门乃五脏六腑之本，十二经脉之根，元气之所系。先天禀赋不足，命门火衰，则脏腑、经络阳气不足。脾阳不足，约束失养，睑肌无力，则胞睑垂缓难睁。是故命门火衰，导致脾阳不足，可引起上胞下垂。

［治法］ 温肾阳，益化源。

［方药］ 右归饮[28]加减。方中熟地、山药、山萸肉、枸杞子培补肾阴；肉桂、附子温肾阳，补命门之火，且助脾之阳；杜仲强肾益精；炙甘草补中益气，加人参、白术则可助附子温补脾阳，共达补命门，助脾阳之功。

（2）脾虚失运，中气不足

［症状］ 上胞下垂，晨起病轻，午后加重。症重者，眼珠转动不灵，视一为二，并有周身乏力，甚至吞咽困难等。

［证候分析］ “约束”为肌肉之精，脾主肌肉。今脾虚中气不足，脾阳不升，睑肌无力故上胞下垂，眼带失养则眼珠转动不灵。因脾不转输精气于四肢，故身疲乏力。咽主通利水谷，脾胃阳气虚，故吞咽无力。午后阳气衰，故症状较午前加重。

［治法］ 升阳益气。

［方药］ 补中益气汤[66]加减。方中黄芪、人参、白术、甘草益气健脾补中；当归补血，陈皮健脾行气；升麻、柴胡升阳举陷，共奏升阳益气之功。

2. 针刺疗法 攒竹透睛明，鱼腰透丝竹空，太阳透瞳子髎，并配用足三里、三阴交等，每日或隔日1次，10次为一疗程。

3. 其他疗法

(1) 神经干电刺激疗法　取眶上神经与面神经刺激点(位于耳上迹与眼外角连线中点,即面神经的分布点),眶上神经接负极,面神经接正极。每次 20 min 左右,隔日 1 次,10 次为一疗程,间隔 5 d,再行第二疗程。

(2) 手术疗法　先天性上睑下垂,可考虑手术治疗。

参考资料

《诸病源候论》睢目候谓:"若血气虚则肤腠开而受风。风客于睑肤之间,所以其皮缓纵,垂覆于目,则不能开,世呼为睢目,亦名侵风。"

《眼科锦囊》:"上睑低垂轻症,灸三阴交。"

1.10　胞轮振跳

胞睑不能自控的搐惕瞤动称胞轮振跳。本症名见于《眼科菁华录》。又名脾轮振跳、目瞤,俗名眼皮跳。《千金要方》对本症早有记载。相当于西医学之眼轮肌匝肌抽搐引起的症状。

【病因病机】

1. 久病过劳等损伤心脾,心脾血虚,筋肉失养而瞤动。

2. 肝脾血虚,日久生风,虚风内动,牵拽胞睑而振跳。

【临床表现】　上胞或下睑跳动,时疏时频,不能自控。一般过劳、久视、睡眠不足等,则跳动更加频繁,休息之后症状可以减轻或消失。若胞睑跳动时,连同半侧面部肌肉及眉毛、口角皆瞤动者,日久不愈,恐有㖞偏之变。

【辨证论治】　本病轻者或偶尔发生者,不必治疗,可以自愈。若跳动过频,久跳不止者则须治疗。

1. 内治

(1) 心脾血虚

[症状]　胞睑振跳,时疏时频,劳累时重。兼心烦失眠,怔忡健忘,食少体倦。

[证候分析]　心脾血虚,血不养筋,筋肉拘挛自瞤,劳累后气血亏耗,故瞤动加重。心血虚而虚火上扰,故心烦失眠。血不养心则怔忡健忘。脾虚食少则体倦。

[治法]　补养心脾。

[方药]　归脾汤[37]加减。用本方使心脾得补而气旺血生,筋肉得血所养则瞤动自止,诸症可消。

(2) 血虚生风

[症状]　胞睑振跳不休,或与眉、额、面、口角相引,不能自控。

[证候分析]　肝脾气血亏虚,血虚生风,虚风上扰头面,故胞睑、眉毛、面颊、口角皆瞤动不休。

[治法]　养血熄风。

[方药]　当归活血饮[53]加减。原方用当归身、川芎、熟地黄、白芍养血柔肝为主,生黄芪益气以养血,防风、薄荷、羌活疏散外风。用于本症可去薄荷、羌活、防风,加僵蚕、天麻、钩藤、全蝎、蜈蚣以平熄内风。

2. 针刺疗法　可用攒竹、承泣、四白、丝竹空、风池、地仓、颊车、足三里、昆仑等穴。

此外,局部按摩或梅花针点刺亦可应用。

参考资料

《证治准绳·七窍门》:“睥轮振跳,谓目睥不待人之开合而自牵拽振跳也。乃气分之病,属肝脾二经络牵振之患。人皆呼为风,殊不知血虚而气不顺,非纯风也。”

1.11 目劄

胞睑频频眨动,不能自主,谓之目劄。见载于《审视瑶函》。多见于小儿。

【病因病机】

1. 饮食不节,脾胃损伤,脾虚肝旺所致。

2. 肺阴虚,虚火上炎而发。

【临床表现】 患者两眼胞睑频频眨动,轻者眼外观如常人。重者可兼见白睛微红,畏光,痒涩不适,或灼热睛疼,常喜揉拭等。

【辨证论治】

1. 脾虚肝旺

[症状] 双眼胞睑频频眨动,眼干涩,常喜揉拭,形体消瘦,烦躁善怒,饮食偏嗜等。

[证候分析] 脾虚气血不足,目失所养而干涩不适,则频频眨目,且喜揉拭。形体失养则消瘦。血不养肝,肝火旺,以致烦躁善怒。饮食偏嗜,营养失调,导致脾虚,化源不足,引起肝之阴血虚少。阴虚阳旺,木旺乘土,则脾更虚,渐成疳积。若失治,眼症加重,则为疳积上目。

[治法] 健脾消积清热。

[方药] 肥儿丸[74]加减。方中使君子、槟榔杀虫导滞;神曲、麦芽消积;黄连之苦清热下蛔;木香、豆蔻理气健脾。共成杀虫消积,健脾清热之剂。

2. 肺阴虚

[症状] 胞睑频频眨动,干涩灼痒,白睛淡红,全身症可见口咽干燥,舌红少津,脉细等。

[证候分析] 肺阴虚,阴虚生内热,虚火上炎,耗伤津液,目失濡润,故干涩灼痒而频频眨目。白睛淡红乃燥热所致。若侵及黑睛,则有视昏之变。

[治法] 养阴清热润燥。

[方药] 清燥救肺汤[134]加减。方中桑叶、石膏清肺热;阿胶、麦冬、麻仁润肺滋阴;人参、甘草益气生津;杏仁、枇杷叶宣通肺气。诸药共奏清肺润燥之功。

参考资料

《审视瑶函》:“目劄者,肝有风也。风入于目,上下左右如风吹,不轻不重而不能任,故目连劄也。此恙有四:两目连劄,或色赤,或时拭眉,此胆经风热,欲作肝疳也,用四味肥儿丸加胆草而瘥。有雀目眼劄,服煮肝饮,兼四味肥儿丸,而明目不劄也。有发搐目劄,属肝胆经风热,先用柴胡清肝散治,兼六味地黄丸补其肾而愈。因受惊眼劄或搐,先用加味小柴胡汤,加芜荑、黄连以清肝热,兼六味地黄丸以滋肾生肝而痊。”

1.12 睑内结石

本病胞睑内面生有细小颗粒,色黄白,质坚硬,状如碎米,可单发或多发。常见于老年人或患椒疮、赤丝虬脉等慢性眼病者。《龙树菩萨眼论》称之为粟子疾。症状与西医学的睑结膜结石症相似。

【病因病机】 风邪客于脾经,壅于胞睑,郁久化热,津液受灼,瘀阻睑里所致。

【临床表现】 翻转胞睑，见睑内面有一个或数个状如碎粟米的黄白色小颗粒。其周围略显红赤，或隐于睑内，或突出于外，触之坚硬如石。如已突起者，则摩擦睛珠，如异物入目一般，涩痛流泪。石样颗粒多者，日久可致白睛红赤，黑睛生翳等变症。

【辨证论治】 本症早期，结石隐伏于睑里，一般无自觉症状，无须治疗。

若渐长突起，则隐磨睛珠，自觉涩痛、流泪、羞明。此时可先用针挑法剔除之，或用海螵蛸棒磨擦夷平。后服清心脾郁热之剂，如内疏黄连汤[23]加减。

若并发于椒疮，赤丝虬脉等症，当于挑拨之后，治疗其原发病。

参考资料

《医方类聚·龙树菩萨眼论》："若眼忽单泪出者，涩痛者，亦如眯著者，名粟子疾。后上睑生白子如粟粒，极硬，沙刺之然也。可翻眼皮，起针拨去粟子、恶血，服冷药即差。"

2 两眦疾病

两眦即大、小二眦，为上、下胞睑的内、外侧联合处。大眦又名内眦，小眦又名外眦、锐眦。属五轮中的血轮，内应于心。由于心与小肠相表里，故两眦疾病常与心和小肠有关。属常见外障眼病，一般不影响视力。

心主火，主血脉，心气盛则火炎，火炎则气血上壅，经脉不利，郁于眦部，故表现为两眦红赤刺痛，眵粘干结；心移热于小肠，兼见小溲黄赤。心阴不足，虚火上炎，可表现眦部微赤，痒涩不舒，虚烦失眠。

由于两眦暴露于外，故外邪火毒，亦常搏结于此而病红赤痒痛，迎风赤烂。如内有心火，内外合邪，则症情加重。此外，两眦近邻胞睑与白睛，故其病变可以相互影响，心脾同病则睑眦肿起，心肺同病则胬肉滋生。

上下胞睑的弦部，紧靠内眦处各有泪窍一个，为排泄泪液的孔窍，故有关泪液、泪窍方面的疾病，也归入两眦疾病的范畴。因泪为肝液，故冷泪常流多与肝血不足或肝肾亏虚有关。

在治疗方面，如属外邪火毒者，当以清热散邪，则邪毒渐平；如属心火内炽，灼津耗液者，当以苦寒泻心，则内火自息；如属心经虚火者，当滋阴降火，阴液足则虚火降；如属心脾、心肺、肝肾同病，则当兼顾。此外，两眦疾病除药物内治外，结合点眼药、洗眼等外治法，内外合治，更易奏效。

2.1 流泪症

流泪症是以泪液经常溢出睑弦而外流为临床特征的眼病之总称。有冷泪与热泪之分。《诸病源候论》早有“目风泪出”及“目泪出不止”的记载，《银海精微》有“迎风洒泪”及“充风泪出”的论述，并且提出了冷泪与热泪的概念。热泪多为暴风客热、天行赤眼、黑睛生翳等外障眼病的症状之一，可参见有关章节。本节主要是讨论冷泪症。

冷泪系目无明显的赤痛翳障而流泪，泪水清冷稀薄。《证治准绳 · 七窍门》将冷泪分为“迎风冷泪”与“无时冷泪”。它类似于西医学的因睑缘位置异常、泪道系统阻塞或排泄功能不全所引起的“泪溢症”。多见于老年人。

【病因病机】

1. 肝血不足，泪窍不密，遇风则邪引泪出。

2. 气血不足，或肝肾两虚，不能约束其液，而致冷泪常流。

3. 椒疮邪毒侵及泪窍，导致排泪窍道阻塞，泪不下渗而外溢。

【临床表现】 迎风冷泪者，平素目无赤烂肿痛，亦不流泪，但遇风则泪出，无风即止，或仅在冬季或春初遇寒风刺激时泪出汪汪，泪液清稀无热感。冲洗泪道时，泪道通畅或狭窄。

无时冷泪者，则不分春夏秋冬，无风有风，不时泪下，迎风尤甚。冲洗泪道时，泪道狭窄或不通，或有泪窍外翻现象。

【辨证论治】 冷泪多虚证，迎风冷泪与无时冷泪的局部表现仅程度上的不同，前者为泪窍虚而招邪，属轻症。后者为脏腑自虚，一般多气血不足或肝肾两虚。治宜补虚为主，迎风泪多则加祛风止泪药，并可配合针灸。如排泪窍道已经阻塞，则考虑手术治疗。

1. 内治

（1）肝血不足，外感风邪

［症状］ 目无赤痛，迎风流泪，可兼见面色少华，头晕目眩，脉细。

［证候分析］ 头晕目眩，面色少华，脉细无力属肝血不足。肝血不足，泪窍虚损，风邪乘虚入侵，故迎风泪出。

［治法］ 补养肝血，兼祛风邪。

［方药］ 四物汤[32]加防风、白芷、羌活。四物汤中熟地、当归、白芍、川芎补肝血；防风、白芷、羌活祛风邪。

（2）气血不足，收摄失司

［症状］ 患眼不红不痛，泪下频频，泪水清冷稀薄，常兼面色苍白，神疲体倦，健忘怔忡，舌淡苔薄，脉细弱。

［证候分析］ 面色苍白，神疲体倦，健忘怔忡，舌淡苔薄，脉细弱，属气血不足之象。五脏六腑皆有津液，通于目者为泪，今脏腑有虚，气血不足，则不能收摄其液，故冷泪频下。

［治法］ 益气养血，收摄止泪。

［方药］ 八珍汤[6]加减。八珍汤由四君子汤与四物汤组成。四君子汤中党参、白术、茯苓、甘草，补气健脾；四物汤中熟地、白芍、当归、川芎补血活血。二者合用为气血双补良方。如迎风泪多者，加防风、白芷以祛风止泪，则能扶正祛邪，收标本同治之功。如冬月泪多，有畏寒、肢冷、苔白腻者，酌加细辛、桂枝，以温经祛寒。

（3）肝肾两虚，约束无权

［症状］ 眼泪常流，拭之又生，清冷而稀薄，兼头昏耳鸣，腰膝痠软，脉细弱。

［证候分析］ 平素头昏耳鸣，腰膝痠软，属肝肾不足。泪为肝液，肾主五液，肝肾不足，泪失约束，自然流出。

［治法］ 养肝益肾，固摄敛泪。

［方药］ 左归饮[26]加减。方中熟地滋补肝肾，养血益精，为左归饮之主药；山萸肉、枸杞子助主药补肝肾；山药补脾肾，茯苓健脾渗湿，甘草调和诸药。肾阳虚者，加巴戟天、肉苁蓉、桑螵蛸，以加强补阳作用。

2. 外治 如排泪窍道高度狭窄或阻塞者，可先行泪道探插术，注意不可造成假道。仍不通者，则可根据情况，考虑手术治疗。

3. 针刺疗法 泪窍未受阻而冷泪者，用针刺疗法效果甚佳。方法是取同侧睛明穴，进针5~8分深，轻度捻转，以出现痠麻胀为度。留针10~15 min，每日或隔日1次。如冬月泪液较多，可将针用火烧热，待温后再针。

参考资料

《诸病源候论》“夫五脏六腑皆有津液，通于目者为泪。若脏气不足，则不能收制其液，故目自然泪出。”

《银海精微》“若迎风而出汪汪，冬日多夏日少，拭即还生，又不分四季皆有，此冷泪也。”

《审视瑶函》无时冷泪：“此症为目无赤病也，只是时常流出冷泪，久则视瞻昏渺，非比迎风冷泪，因虚引邪之轻者。此盖精液耗伤，肝气渐弱，精膏涩枯，肾水不足，幽阴已甚。”

2.2 漏睛 漏睛疮

漏睛与漏睛疮皆为邪热侵入泪窍所引起的病变，但发病有缓急，临床表现各有特征，辨证治疗亦不相同，故分别叙述之。

漏睛

本病是以大眦头常有涎水或脓汁自泪窍外漏为临床特征的眼病，故名漏睛。见于《证治准绳·七窍门》。为邪热久积所引起的一种顽固的慢性眼病，故《原机启微》又称之为"热积必溃之病"。它常为椒疮的一种合并症，还有可能演变为漏睛疮。可单眼或双眼先后发病。本病类似西医学的慢性泪囊炎。

由于邪毒长期存在，脓汁不尽，它对眼珠的安全构成了严重威胁。若行内眼手术或眼珠外伤，尤其是黑睛破损，则易被邪毒侵袭而发生凝脂翳、黄液上冲等严重眼病。

【病因病机】

1. 风热外侵，停留泪窍，积伏日久，溃而成脓。

2. 心有伏火，脾蕴湿热，循经上攻内眦，积聚成脓，浸渍泪窍。

【临床表现】 大眦头皮色如常，或微有红赤，或见睛明穴下方微有隆起，自觉隐涩不舒，但无痛感，不时泪下，眦头常湿，拭之又生，按之则见粘液脓汁自泪窍沁沁而出（彩图 11），病情缓慢，难以消除。冲洗泪道，多有阻塞现象。

【辨证论治】 本病为邪深久伏所致的顽固眼病，辨证主要是以局部症状为主，结合参考全身症状。局部症状较轻者，以祛风热为治；较重者必须清热利湿。同时应重视外治，如用点眼剂及泪道冲洗等方法。若日久不愈，则宜考虑手术治疗。

1. 内治

（1）风热停留

［症状］ 大眦头皮色如常，或睛明穴下方稍显隆起，按之不痛，但见有粘浊泪液自泪窍溢出，自觉隐涩不舒，时而泪出，或觉涎水粘睛。

［证候分析］ 脏腑津液上注于目而为泪。今风热之邪伏于大眦，泪液受灼，渐变稠浊，积久则满，故自泪窍不断溢出或压之而出。由于排泪窍道有阻塞现象，故不时泪下。

［治法］ 疏风清热。

［方药］ 白薇丸[41]加蒲公英。方中防风、羌活、白蒺藜祛散风邪；白薇、蒲公英清除热邪；石榴皮收敛止泪。全方有祛除风热作用。如眦部稍有隆起，压之不痛，头昏眼花，腰膝痠软者，为肝肾不足之象，可加菊花、枸杞子、补骨脂等。

（2）心脾湿热

［症状］ 大眦头微红潮湿，脓液浸渍，拭之又生，小便黄赤，舌苔黄腻。

［证候分析］ 大眦属心，胞睑属脾，今心有伏火，脾有湿热，循经上攻睑眦，故大眦微红潮湿，脓液浸渍不已；心移热于小肠，故溲赤；脾胃蕴积湿热，故舌苔黄腻。

［治法］ 清心利湿。

［方药］ 竹叶泻经汤[52]加减。方中竹叶、黄连清心火；大黄、栀子、黄芩、升麻清脾泻热；泽泻、车前子助竹叶清热利湿。茯苓、甘草配升麻理脾渗湿；用柴胡、决明子以加强清火之力；羌活能除膀胱经之风湿，赤芍祛瘀滞。全方总以泻积热，去湿滞为主。如脓多稠粘，则可去羌活，选加天花粉、漏芦、乳香、没药，以加强清热排脓，祛瘀消滞的作用。

2. 外治

(1) 八宝眼药[5]点眼,一日 3 次。

(2) 泪道冲洗　用黄连水冲洗泪道,每日 1 次,以清热排脓,亦可用西药抗生素类药液冲洗。

(3) 手术疗法　漏睛久不愈,可考虑手术。

【预防与护理】

1. 对椒疮重症、流泪症及将行眼部手术的患者,应注意检查是否患有本病,以便早期发现,及时治疗。

2. 发现本病,必须经常用药。嘱患者在点药前先将脓汁压出,然后点药。

3. 忌食辛辣炙煿等有刺激性的食物,以防引发漏睛疮。

漏睛疮

漏睛疮是大眦附近,睛明穴下方突发赤肿高起,继之溃破出脓的病症。见于《医宗金鉴·眼科心法要诀》。它可由漏睛演变而来,亦可突然发生。本病类似西医学的急性泪囊炎。

【病因病机】

1. 心经蕴热,或素有漏睛,复感风邪,风热相搏,发为本病。

2. 素食辛辣炙煿,心脾热毒壅盛,上攻泪窍,气血瘀滞,结聚成疮。

【临床表现】　本病发病较急,在大眦部睛明穴下方皮肤红肿高起,肿核渐大,焮痛拒按,甚者可致面颊与鼻部漫肿,胞睑亦现红肿,部分患者耳前或颌下可触及肿核,并有压痛;亦可出现头痛、恶寒发热等全身症状,泪道冲洗不通。成脓后自皮肤溃破,脓汁流出,红肿消退。亦常见溃后疮口难收,脓汁常流而成瘘管者。

鉴别诊断:本病急性发作红肿痛热,红肿范围可波及胞睑,故必须与某些胞睑疾病相区别,如生于大眦附近的针眼,或胞肿如桃等。其主要鉴别点在于漏睛疮红肿压痛的中心部位,是在睛明穴略偏下方,而不是在胞睑上。同时,除漏睛疮以外的其他病变,泪道冲洗皆畅通无阻。

【辨证论治】　本病起病急骤,来势较猛,必须及时治疗。原则上于未成脓阶段以内治为主。初起风热盛者,治宜祛风清热;热毒炽盛者,治宜清热解毒,祛瘀消肿;病久不愈,正不胜邪,邪气留恋者,则宜扶正祛邪。如已成脓,应切开排脓。

1. 内治

(1) 风热上攻

[症状]　患部红肿疼痛,头痛泪多,恶寒发热,舌苔薄黄,脉浮数。

[证候分析]　风热相搏,客于泪窍,络脉失和,故大眦红肿疼痛泪多。风热袭表,故有头痛恶寒发热,脉浮数等全身症状。

[治法]　疏风清热。

[方药]　驱风散热饮子[63]加减。方中连翘、大黄、栀子清心泻热;羌活、薄荷、防风、牛蒡子疏风散邪;当归、赤芍、川芎活血通络,消滞止痛;甘草调和诸药。大便通畅者,可去大黄,加黄连。

(2) 热毒炽盛

[症状]　患处红肿高起,坚硬痛甚而拒按,红肿或蔓延至面颊及胞睑,身热口渴,大便燥

结,舌质红,苔黄燥,脉洪数。

［证候分析］ 大眦属心,眼眶面颊属阳明,今心脾热毒上攻,故该处红肿焮痛。热毒蕴结,气滞血瘀,故痛硬拒按。脾胃热盛,则口渴便结。身热、舌红苔黄燥、脉洪数等,亦皆一派实火证候。

［治法］ 清热解毒,消瘀散结。

［方药］ 黄连解毒汤[127]加减。原方中黄连、黄芩、黄柏、栀子苦寒清热。加银花、蒲公英清热解毒,大黄通腑泻热,穿山甲、皂角刺通络祛瘀,消肿止痛,则可增强清热毒,消疮肿的作用。

(3) 正虚邪留

［症状］ 患处时发微红微肿,并微有压痛,但不溃破;或溃后漏口难敛,脓汁稀少而不绝,面色㿠白,神疲食少,舌淡苔薄,脉弱无力。

［证候分析］ 患者面色㿠白,神疲食少,舌淡苔薄,为气血不足之象。患处时发红肿,症状轻微或漏口难收,脓汁常流,为气血不足,正不胜邪,邪气留恋所致。

［治法］ 托里排毒。

［方药］ 千金托里散[9]加减。方中党参、黄芪、茯苓、甘草、当归、芍药、川芎补气养血;银花、防风祛风热;桔梗、白芷配当归、川芎活血排脓;麦冬养阴。全方补而不腻,有扶正祛邪之功。

2. 外治

(1) 未成脓者,如促其消散,可用紫金锭[145]外涂,或用新鲜芙蓉叶、野菊花洗净捣烂外敷。亦可用热敷。

(2) 已成脓者,应切开排脓,并置放引流条,每日换药。待无脓时,除去引流条,使切口愈合。切忌挤压,避免脓毒扩散。

(3) 已形成漏管者,可考虑手术治疗。

参考资料

《原机启微》热积必溃之病谓:“其病隐涩不自在,稍觉眊矂,视物微昏。内眦穴开窍如针目,按之则沁沁脓出……竹叶泻经汤主之。”

《医宗金鉴·外科心法要诀》漏睛疮谓:“此症生于目大眦……初起如豆如枣,红肿疼痛……”

2.3 赤脉传睛

赤脉传睛为赤脉起自两眦,渐向白睛侵犯的病症。此证见载于《银海精微》。该书还将它作了进一步划分:自大眦起者,称大眦赤脉传睛;自小眦起者,称小眦赤脉传睛。一般多两眦同起,且双眼同病。本症类似西医学的眦结膜炎。

【病因病机】

1. 恣嗜五辛,脾胃蕴热,或肝郁化火,上犯于心,心经蕴热,郁于两眦而发病。

2. 劳瞻竭视,或用意太过,心阴暗耗,虚火上炎,壅于眦部脉络。

【临床表现】 本症初起,自觉眦部涩痒,眦角皮肤红赤,赤脉多呈树枝状,发自眦头,横向伸引,渐贯气轮。由于较少引起黑睛病变,故一般不影响视力。

【辨证论治】 在辨证上,主要为火热所致。属虚属实应根据赤脉色泽、粗细、多寡及兼症等进行辨证。治疗上,属实火当清泻为主,虚火则宜滋阴为主。

1. 内治

(1) 心经实火

[症状] 两眦赤脉粗大鲜红,横贯白睛,痒涩刺痛,眵多干结,头痛烦热,口干咽燥,或口舌生疮,大便燥结,小便黄赤,舌尖红,舌苔黄,脉数。

[证候分析] 两眦属心,心主火、主血脉。心火上炎,壅于两眦,故眦头血脉粗大鲜红,痒痛并作,眵多干结;心火亢盛,循经上炎,故烦热口干,口舌生疮,舌尖红;移热于小肠,故小便黄赤。

[治法] 清心泻火。

[方药] 泻心汤[76]合导赤散[56]加减。泻心汤中黄连、黄芩、大黄泻心降火;导赤散中生地凉血清热,竹叶清心火,木通泻心火,利小便,甘草泻火解毒。两方配合应用,共奏泻心降火,清利小便的作用。

(2) 心经虚火

[症状] 两眦赤脉淡红,细小稀疏,微痒不舒,心烦不寐,舌红少苔,脉细数。

[证候分析] 两眦属心,红赤属火。现两眦血脉淡红而细小,微痒而不痛,证属心经虚火上炎。心烦不寐,舌红少苔,脉细数亦属心经虚火之象。

[治法] 滋阴清热。

[方药] 补心汤[65]。补心汤中人参、黄芪、甘草补心气;当归、远志、麦冬、生地黄滋阴养血安神;知母配连翘,清心经虚火;桔梗载药上行,直达目窍。

2. 外治 黄连西瓜霜眼药水[125]、胆汁二连膏[103]或八宝眼药[5]点眼,每日 3 次。

2.4 胬肉攀睛

本病为目中胬肉由眦角横贯白睛,攀侵黑睛,故名胬肉攀睛。病名可见于《银海精微》。生于大眦者较为多见,也有生于小眦者,亦可大小眦同时发生。男多于女。常见于成年人,特别是老年人及户外工作者。病变进行缓慢,往往要经过数月或数年始侵入黑睛,甚者可掩及瞳神,影响视力。亦有停止发展者。它相当于西医学的翼状胬肉。

【病因病机】

1. 心肺两经风热壅盛。

2. 恣嗜五辛酒浆,脾胃积实热,上攻于目。

3. 过度劳欲,耗损心阴,暗夺肾精,水不制火,以致虚火上炎。

以上诸因,皆可导致脉络瘀滞,血壅于眼。此外,眼裂部位白睛,易受风沙、烟灰或阳光之类物理性刺激,可加速胬肉的滋生。

【临床表现】 睑裂部位的白睛上起膜,渐渐变厚,有血丝相伴,红赤高起,而成胬肉。渐向黑睛攀侵(彩图 12)。胬肉多呈三角形,自眦角开始,横向白睛的宽大部分称体部,攀向黑睛的尖端称为头部。

如自觉眼部涩痒,胬肉头尖高起而体厚,赤瘀如肉,发展较为迅速,每可侵及黑睛中央,障漫黑睛则视而不见。如涩痒不著,胬肉头平而不高起,体亦菲薄如蝇翅,色白或淡红,多发展缓慢,或始终停止在黑睛边缘部,不影响视力。

本病须与如下眼症相鉴别:

1. 黄油症 《证治准绳·七窍门》认为由肺脾湿热所致。症见眼裂部白睛表面,黑睛内、外侧有淡黄色隆起，状如脂膜，浮嫩微皱，状呈三角形，尖端向着眦角，但不与眦角相连，亦无赤丝攀附，不痒不痛，不侵及黑睛，故不影响视力。它类似西医学的睑裂斑，无须治疗。

2. 流金凌木　白睛与黑睛表面之间呈膜状或条索状粘连者，称流金凌木。多在睛珠外伤（尤其是酸、碱性腐蚀伤）或黑睛边缘生翳后形成。其部位不定，不限于睑裂部，亦无发展趋势，不红不肿。由于常常只有头部和黑睛发生粘着，故可用探针在其颈部下顺利通过，而不像胬肉攀睛那样与周围组织全面粘着。它类似西医学的假性胬肉，无须治疗。

【辨证论治】　本病胬肉色白体薄者，多采取眼部点药为主；色赤体厚，眵泪多者，则加内服药。辨证有风热、实热与虚热之分，实者宜泻，虚者宜降，自当分别对待。如药物无效，发展较速者，当采用手术治疗。

1. 内治

（1）心肺风热

［症状］　胬肉初生，渐见胀起，赤脉集布，多眵多泪，痒涩羞明，舌苔薄黄。

［证候分析］　眼珠暴露于外，易于感邪，外感风热，故多眵泪，痒涩羞明；邪客经络，故经络瘀滞，胬肉胀起。

［治法］　祛风清热。

［方药］　栀子胜奇散[94]加减。方中白蒺藜、蝉蜕、谷精草、草决明、菊花、密蒙花、蔓荆子、木贼祛风热、退翳膜；荆芥、川芎、羌活、防风祛风散邪，泄其壅滞；栀子、黄芩、甘草清热泻火。夏秋之间，红赤多眵，便结脉洪者，可去密蒙花、羌活，加大黄。

（2）脾胃实热

［症状］　胬肉头尖高起，体厚而大，赤瘀如肉，生长迅速，痒涩不舒，眵多粘结，口渴欲饮，便秘尿赤，舌红苔黄，脉洪数。

［证候分析］　嗜食五辛酒浆，以致脾胃结热，邪热上攻，壅滞眼络，加上风尘刺激，瘀滞尤甚，故致胬肉高起，眵多粘结；脾胃热盛，故口渴欲饮，便结苔黄。

［治法］　泻热通腑。

［方药］　泻脾除热饮[85]加减。方中大黄、芒硝、黄连、黄芩泻热通腑；车前子、茺蔚子泻热通滞；防风、桔梗疏风散邪，载药上行。如体不虚者，用本方去黄芪，加玄参、夏枯草，以加强泻热散结作用。

（3）阴虚火旺

［症状］　胬肉淡红，时轻时重，涩痒间作，心中烦热，口舌干燥。

［证候分析］　过度劳欲，阴精暗耗，水不制火，虚火上炎于目，则胬肉淡红，微有涩痒，虚热扰心，故心中烦热，热灼津液，故口舌干燥。

［治法］　滋阴降火。

［方药］　知柏地黄丸[91]加减。方用地黄滋补肾阴，山萸肉补肝肾，泽泻泄肾利湿，使地黄补而不腻；丹皮泻火祛瘀；知母、黄柏泻虚火。如心烦、失眠显著者，加麦冬、五味子、酸枣仁等。

2. 外治

（1）胬肉红赤，涩痒多眵，点八宝眼药[5]或红眼药[61]。

（2）手术治疗　胬肉发展较速，侵入黑睛，有掩及瞳神趋势者，须行手术。由于手术后容易复发，故手术必须认真对待。术前要仔细考虑，术时务求彻底，以减少复发的可能性。

胬肉埋藏术

进行性胬肉已侵入到角膜缘 2 mm 以上者,宜手术治疗。

按外眼术前常规消毒、铺巾、置开睑器。用针麻或表面麻醉加局部浸润麻醉(针麻时可

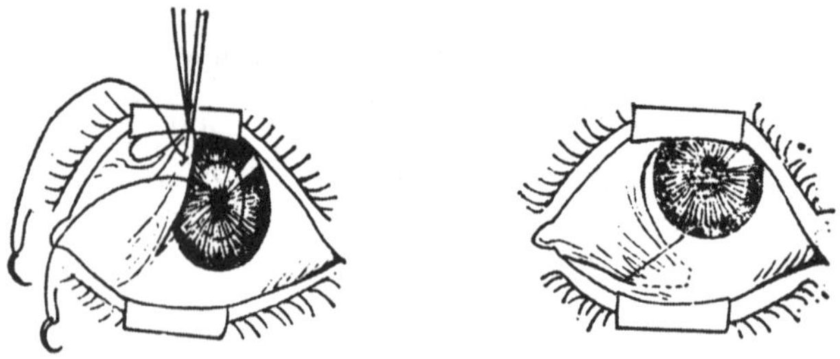

(1)　　(2)

图 2-1　胬肉埋藏术

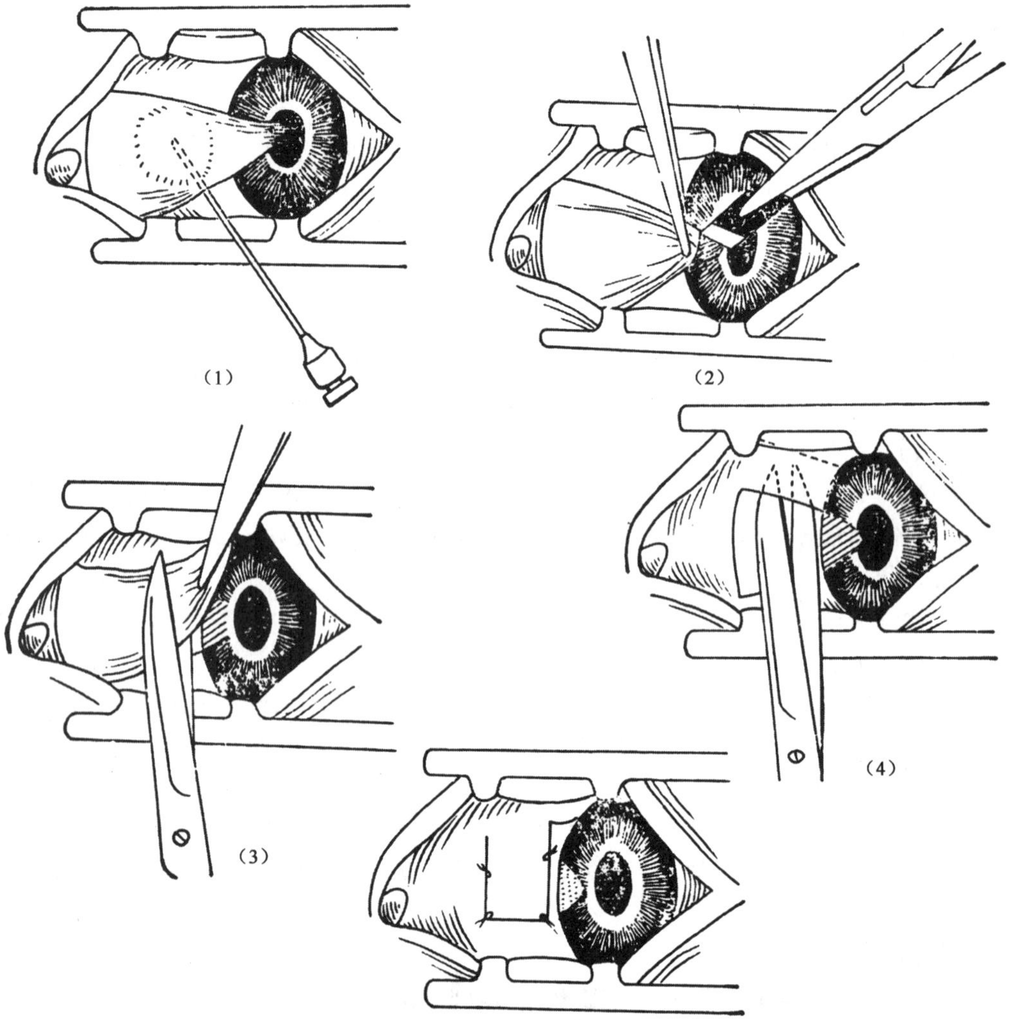

(1)　(2)　(3)　(4)　(5)

图 2-2　胬肉切除结膜瓣移补术

于结膜下注射少许生理盐水)。于球结膜和胬肉之间,在角膜缘胬肉的颈部剪开结膜,用细丝线(或虹膜整复器)穿过贴角巩膜缘之胬肉颈部,将线紧贴角膜面并向角膜中央作拉锯式分离,使胬肉头部与角膜组织分开,用刀将角膜面残留的胬肉组织刮除干净。再将胬肉的体部与巩膜分离,潜行分离上部或下部的球结膜达穹窿部,然后用缝线穿过胬肉头部(缝线的两端穿缝针),分别将两根缝线自结膜下潜行至上方或下方穹窿部,并穿出结膜面,结扎缝线以固定之。涂消炎眼药膏,加眼垫包扎术眼,每日或隔日换药1次,5~6 d拆线(图2-1)。

胬肉切除结膜瓣移补术

按外眼术前常规消毒、铺巾、置开睑器。用针麻或表面麻醉加局部浸润麻醉(针麻时,于胬肉及其上下方的结膜下注射少许生理盐水)〔图2-2(1)〕。用镊子夹住胬肉颈部,以小刀片或三角刀紧贴角膜面将胬肉头分离〔图2-2(2)〕,切勿过深,以免过多伤及角膜实质。再用眼科小剪沿其体部与巩膜间作钝性分离,并剪开胬肉两侧球结膜,在距离角膜缘5~6 mm处将胬肉剪除〔图2-2(3)〕。清除巩膜面的变性组织,并用小剪从球结膜切口分别将上下结膜略作潜行分离,沿角膜缘剪开上方之球结膜4~5 mm,再顺上侧球结膜创缘平行方向剪开球结膜,根据胬肉体的宽度,做成一条为(4~5) mm×(6~8) mm大小的结膜瓣〔图2-2(4)〕。将下方球结膜沿角膜缘剪开1~2 mm,使球结膜稍后移,然后将上方之结膜瓣扭转向下与下方的球结膜创缘对合,间断缝合2~3针,靠近角膜侧须固定于巩膜浅层,使角膜缘侧的巩膜暴露2~3 mm〔图2-2(5)〕。术毕涂消炎眼药膏,眼垫包封术眼,每日换药一次,换药时须注意观察角膜创面有无感染,5~6 d拆线。

参考资料

《审视瑶函》叙述胬肉攀睛症说:“此症多起气轮,有胀如肉,或如黄油,至后,渐渐厚而长积,赤瘀胬起如肉,故曰胬肉。凡性躁暴悖,恣嗜辛热之人,患此者多。久则漫珠积肉,视亦不见,治宜峻伐,……珠尚露,皆不必用钩割之治。”

《审视瑶函》介绍割攀睛胬肉手法时说:“胬肉之症,或大小眦间生出者,乃活肉也。若用点药服药不能退者,必至侵遮黑睛,恐碍瞳神,须用割法施治为妙。或未侵及黑珠者,亦无伤也,只宜点服丸散,缓以退之,不可轻易钩割。”

3 白睛疾病

白睛又名白眼、白仁。居目珠之外层,其表层透明而脆嫩,里层色白而坚韧,有维护眼珠内部组织的作用。

白睛为五轮中的气轮,内应于肺,而肺与大肠相表里,故其发病多与肺和大肠有关。肺主气,宜宣发肃降,而大肠主传导,宜通畅。若肺失治节,则肺气不能宣发,可致气血滞涩,使白睛红赤肿胀;如失于肃降而气逆血升,则可为白睛溢血。甚则肺气闭郁,使气血瘀滞,症见白睛青紫,结节高隆等。又因肺合皮毛,主一身之表,外邪入侵,首先犯肺,使其宣发失职,亦可病发白睛。再则大肠结热,便秘不通也可能波及肺经,使其气机不利,同样会致白睛病变。

白睛病之治则,首当理肺,复其治节,使肺气得以宣发肃降。如为外感表症则宜疏解外邪,而大肠阳明结热者宜泻热通腑散结。

气轮疾患,属常见多发的外障眼病。若迁延失治,每可侵及风轮,使眼病增剧。故白睛疾患应及早治疗。

3.1 暴风客热

本病为外感风热,猝然发病,且有明显红肿热痛的眼病,故名暴风客热。最早见于《银海精微》。

【病因病机】 多因风热之邪外袭,客于内热阳盛之人,内外合邪,风热相搏,上攻于目,故猝然发病。

【临床表现】 多骤然发病,患眼胞睑红肿,白睛红赤,羞明多泪,或眵泪胶粘,甚则赤痛较重,白睛浮肿。全身多兼有恶寒发热,头痛鼻塞,口渴,溲赤便秘等。如不即治或治之不当,每易发生星点翳障等。

【辨证论治】 辨证论治应根据本病特点,结合整体,分清风重与热重,或风热并重之不同。

1. 内治

(1) 风重于热

[症状] 胞睑肿胀,白睛红赤,痒痛兼作,羞明多泪。全身多伴有头痛鼻塞,恶风发热,舌苔薄白或微黄,脉浮数等症。

[证候分析] 胞睑肿胀,白睛红赤,痒痛兼作,羞明多眵者,乃风邪作祟之表现。因主要为风邪外袭,内热不重,故全身症有头痛鼻塞,恶风发热,舌苔薄白或微黄,脉浮数等。

[治法] 疏风解表,兼以清热。

[方药] 羌活胜风汤[92]加减。本方是以祛风药为主组成的方剂,其中以柴胡、荆芥、防风、前胡、羌活、独活、薄荷等七味祛散风邪;川芎、白芷可散邪通络活血;白术、甘草、枳壳调脾胃,以助升发之气;黄芩可清上焦之热,而桔梗可引药上行,并开肺气。如风邪不盛,可去羌活、独活。

(2) 热重于风

[症状] 白睛浮肿,赤痛较甚,胞睑红肿,眵多胶结,热泪如汤,怕热畏光。全身并见口渴溺黄,苔黄脉数等。甚则可有大便秘结,烦躁不宁。

[证候分析] 火热之邪侵扰于上,兼心肺素有积热,故而局部与全身症状均以实热之症为主,如胞睑及白睛红肿,眵泪胶结,怕热羞明,及口渴溺黄,大便秘结,烦躁不安,脉数苔黄等,皆是热重之征。

[治法] 清热泻火,兼以疏风。

[方药] 泻肺饮[80]加减。石膏、黄芩、桑皮清肺泻热;栀子、连翘、木通、甘草清心导赤;羌活、防风、荆芥、白芷祛风散邪;赤芍活血止痛。加枳壳可行气导滞,大便秘结者可加大黄、芒硝泻火通腑。

(3) 风热并重

[症状] 白睛赤肿,疼痛而痒,恶热畏光,泪多眵结。全身症有头痛鼻塞,恶寒发热,便秘溲赤,口渴思饮,舌红苔黄,脉数有力等。

[证候分析] 患者平素内热较重,而复感风热之邪,表里交攻,故局部及全身表现风热并重之征。

[治法] 祛风清热,表里双解。

[方药] 防风通圣散[51]加减。方中主要以荆芥、防风、薄荷、麻黄疏风解表;大黄、芒硝、滑石、甘草通二便,泻里热;栀子、黄芩、连翘、石膏、桔梗清热泻火,解肺胃之热;再配当归、白芍、川芎、白术和血理脾,使全方祛风不伤表,泻热不伤里,收到表里双解之功。临证应用,当根据恶寒发热之轻重,便秘溲赤之程度加减化裁。

2. 外治

(1) 黄连西瓜霜眼药水[125]或10%~50%千里光眼药水[8]滴眼。

(2) 胆汁二连膏[102]涂眼。

3. 针刺疗法

可针刺合谷、曲池、攒竹、丝竹空、睛明、瞳子髎等穴。

点刺眉弓、眉尖、耳尖、太阳放血。

3.2 天行赤眼 天行赤眼暴翳

天行赤眼

本病白睛暴发红赤,眵多粘结,常累及双眼,能迅速传染并引起广泛流行,故称天行赤眼。又名天行赤热、天行暴赤。俗称红眼病。本病见于《银海精微》。该书对本病病因,及其传染流行等均有描述。发病多于夏秋之季,患者常有红眼病接触史。本病与西医学之急性传染性结膜炎相似。

【病因病机】 外感疫疠之气所致,或兼肺胃积热,内外合邪交攻于目而发。

【临床表现】 本病发病迅速,患眼白睛红赤,或见白睛溢血成点成片(彩图7),涩痒交作,怕热羞明,眵多胶结,多双眼或先后发病。

【辨证论治】 本病系感受疫疠之气所致,处在流行区内都有染病的可能。因为"邪之所凑,其气必虚",故对本病辨证应注意到病邪与正气的关系。如感邪轻而正气强,则发病轻而易愈,否则病情较重。若日久不愈,每易并发黑睛星翳。

1. 内治

(1) 初感疠气

[症状]　病初起,眼局部症状悉俱,但不严重,全身症状多不明显。

[证候分析]　因患者内热不重,外邪初感,故局部之病变较明显,而全身脉症尚无明显异常。

[治法]　疏风散邪,兼以清热。

[方药]　驱风散热饮子[63]加减。方中用防风、羌活、牛蒡子、薄荷以疏风散邪;连翘、栀子、甘草以清热解毒;因疫毒壅滞脉络,故用大黄、赤芍、归尾、川芎以凉血活血。

(2) 肺胃积热

[症状]　患眼灼热疼痛,胞睑红肿,白睛赤丝鲜红满布,眵泪粘稠,兼有头痛烦躁,或便秘溲赤,苔黄脉数等。

[证候分析]　因患者肺胃素有积热,复感疫疠之气,内外合邪,故局部症状较重,胞睑红肿,白睛赤丝鲜红满布,眵泪粘稠等。头痛、烦躁、便秘溲赤,脉数苔黄等全身症,皆里热实证的表现。

[治法]　清热泻火,解毒散邪。

[方药]　泻肺饮[80]加减。方见暴风客热节。

(3) 疫热伤络

[症状]　眼部症状除同上述外,尚见白睛或睑内有点状或片状之溢血。

[治法]　清热凉血,解毒散邪。

[方药]　泻肺饮[80]去羌活,加生地、丹皮、紫草。

2. 外治　同暴风客热。

3. 针刺疗法　同暴风客热。

【预防】　本病因具有较强的传染性,容易造成广泛流行。其传染方式多是由患眼眵泪直接或间接带入健康人眼内引起,故应强调预防。

1. 流行季节,健康人可常用治疗本病的眼药水点眼,保持眼部卫生。也可用菊花、夏枯草、桑叶等煎水代茶饮。

2. 应注意隔离,避免患者到公共场所,尤应禁止到游泳池游泳,以免引起传播流行。

3. 患者的手帕,洗脸用具,枕套以及儿童玩具等均需隔离与消毒。

4. 医护人员接触过患眼的手和医疗器械,以及污物等均需严加消毒处理。

【禁忌】　本病禁忌包眼。因包眼可使热毒更盛,从而加重病情。

天行赤眼暴翳

本病由于感染疫疠之气而致白睛、黑睛同时发病,病势急骤,且能传染流行,故命此名。病名见于《古今医统》。患者往往有接触史。相当于西医学之流行性结膜角膜炎。

【病因病机】　外感疫疠毒邪,内兼肺火亢盛,内外合邪,侵犯肝经,上攻于目所致。

【临床表现】　发病迅速,白睛混赤浮肿,耳前多伴有肿核,按之疼痛,白睛红赤稍减,黑睛则见星翳簇生,以致视物不清,疼痛、畏光、流泪加重,眵少泪多,胞睑可红肿疼痛。全身可伴有倦怠、头疼、发热等。大多双眼或先后发病。

【辨证论治】

1. 本病初起宜泻肺利气,兼以退翳,方选泻肺饮[80]加蝉蜕、白蒺藜等。

2. 肝胆火旺，黑睛病变较重，而全身症见口苦、咽干、便秘、耳鸣、苔黄、脉弦数有力者。可用泻肺饮[80]去羌活，加胆草、柴胡、白蒺藜等清肝胆实火。

3. 若白睛红赤消退，唯黑睛星翳不退，仍怕光流泪，视物不清者，治以退翳散风清热，方用拨云退翳丸[86]加减。方中主用蔓荆子、菊花、密蒙花、薄荷、木贼、蝉蜕、白蒺藜等辛凉疏风，退翳明目；川椒辛散，助上药散邪以退翳；黄连、地骨皮、天花粉清余热；当归、川芎养血活血；楮实子补肝明目；甘草调和诸药。全方具有祛邪退翳，扶正明目之功。

表 3-1 暴风客热、天行赤眼、天行赤眼暴翳的鉴别

病　名	暴风客热	天行赤眼	天行赤眼暴翳
病因	风热之邪外袭，客于内热阳盛之人。内外合邪，上攻于目	猝感疫疠之气所致	猝感疫疠毒邪，兼以肺火亢盛，内外合邪，侵犯肝经
传染及流行情况	不引起流行	传染快，易造成流行	同天行赤眼
眵泪	眵粘多泪	眵多如脓而胶粘，泪不多	眵少泪多
白睛病变	白睛浮肿而赤	白睛红赤，可有点状或片状出血	白睛混赤，少有溢血
黑睛星翳	少有	日久不愈，可有黑睛生翳	黑睛星翳簇生
预后	一般较好	一般较好	病重者，黑睛可留点状翳障，间有黑睛星翳久不消退者

3.3 金疳

本病指白睛表层发生形如玉粒之小泡，而周围绕以赤脉的眼病。病名首见于《证治准绳·七窍门》。以单眼发病为多，亦有双眼同时或先后发病者。体质虚弱之人，每易反复发作。相当于西医学之泡性结膜炎。

【病因病机】

1. 肺经燥热，宣发失职，致气血郁滞而成。

2. 肺阴不足，虚火上炎，白睛血络壅阻，瘀滞不行而致。

此外，禀赋不足，及肺脾失调，每易患之。

【临床表现】 白睛表面出现灰白色的小颗粒，周围绕以赤丝血脉（彩图 8）。颗粒也可溃破而愈，愈后多不留痕迹。一般小颗粒多为一个，重者可多至两个以上，患者自觉隐涩不适，或微痛畏光，眵泪不多。

如颗粒发于黑睛边际，则可参阅白膜侵睛。

【辨证论治】 本病位于气轮，发病过程虽有外邪夹杂，但为标也。故治疗总宜治肺为本。如病初起，治宜泻肺利气散结，使气畅血行；如反复发作，或缠绵不愈，则应润肺益气，复其宣发肃降之功。

1. 内治

（1）肺经燥热

［症状］ 患者自觉涩痛畏光，泪热眵结，白睛上小泡样颗粒隆起，其周围丝脉红赤怒张。全身可兼有口渴鼻干，便秘溲赤，舌红苔黄，脉数有力等。

［证候分析］ 肺经燥热属实，故白睛见症明显，且自觉砂涩疼痛。全身症皆为肺与大肠

实热之征，如口渴鼻干，便秘溲赤，舌红苔黄，脉数有力等。

［治法］ 泻肺散结。

［方药］ 泻肺汤[81]加减。方中桑白皮、黄芩泻肺热；因热则伤阴，故用地骨皮、知母、麦冬养阴清热；桔梗入肺，引药上行。加防风可以散邪，赤芍可凉血活血以退赤，连翘可助桑白皮以增清热散结之功。若便秘，可加大黄，以泻大肠之积热。

（2）肺阴不足

［症状］ 自觉隐涩微疼，眵泪不结，白睛颗粒不甚高隆，周围血丝淡红，且病久难愈，或反复再发。全身症可有干咳，五心潮热，便秘等。

［证候分析］ 本证属虚，故疼痛不甚，泪液清稀，白睛诸症不剧烈，而全身则有肺阴不足之表现。

［治法］ 滋阴润肺，兼以散结。

［方药］ 养阴清肺汤[113]加减。方中生地、玄参、麦冬、白芍养阴清肺润燥，丹皮助生地、玄参凉血解毒而散结，贝母（宜用浙贝）清热散结，薄荷宣肺利咽，清散肺热，甘草调和诸药。加夏枯草、连翘，以增清热解毒散结之功。

（3）肺脾两虚

［症状］ 白睛赤涩轻微，小泡反复难愈，全身症见乏力，便溏或便秘，食欲不振，咳嗽有痰，腹胀不舒，舌淡苔薄白，脉细无力等。

［证候分析］ 因肺脾功能不足，卫外失职，而邪气不盛，故见症轻微，但病久难愈，或反复发作。脾虚则乏力，腹胀而便溏；肺虚可气短，气机不畅及便秘；脾虚湿盛，肺气不宣故咳嗽。

［治法］ 脾肺双补。

［方药］ 六君子汤[20]加减。方中党参、白术、茯苓、甘草共为四君子汤，补气健脾；陈皮、半夏健脾燥湿化痰；生姜、大枣辅助补中健脾。全方具有益气补中，健脾养胃，化痰燥湿之功。肺乃脾之子，补土可以生金。若加防风、桑白皮、赤芍，取其消积滞，缓目赤，止目痛之功。

2. 外治 黄连西瓜霜眼药水[125]或10%~50%千里光眼药水[8]滴眼。亦可用激素类眼药水滴眼。

3.4 火疳

本病指实火上攻白睛，无从宣泄，致白睛里层向外隆起局限性紫红色结节的眼病。《证治准绳·七窍门》称之为火疳。又名火疡。本病一般病程较长，且易反复，失治可波及黑睛及黄仁，甚至可造成失明，故当重视治疗。本病类似西医学的前部巩膜炎。

【病因病机】

1. 肺热亢盛，气机不利，以致气滞血瘀，病从白睛而发。

2. 心肺热毒内蕴，火郁不得宣泄，上逼白睛所致。

3. 湿热内蕴，兼感风邪，阻滞经络，肺气失宣，郁久白睛发病。

4. 肺经郁热，日久伤阴，阴虚火旺，上攻白睛。

【临床表现】 初起患眼涩痛，羞明流泪，视物欠佳。检视眼部，白睛深部向外突起一紫红结节，其形或圆或椭圆，大小不等，推之不移，压痛明显，隆起之结节可由小渐渐增大，周围布有紫赤血脉,一般很少溃破(彩图 9),病程缓慢,容易复发。其疼痛,羞明流泪,视物不清等,随着症情发展而逐渐加重。单眼发病者多,也有双眼同时或先后发病者。本病失治或误治常可危及黑睛、瞳神。

本病应与金疳相鉴别。金疳位于白睛表层,其颗粒较小,呈灰白或白色小泡样,突于白睛表面,界限明显,可以溃破,其丝脉多鲜红,病程较火疳为短,不波及瞳神,预后每较火疳良好。

【辨证论治】 本病发于白睛深层,以肺热蕴结为主,故治疗应以泻肺热为本,且因邪热每多累及血分,故治疗亦应顾及血分,酌加活血散结之品。

1. 内治

(1) 肺热亢盛

[症状] 发病稍缓,局部紫红色结节隆起及自觉症状均较轻。全身症可有咽痛,咳嗽便秘,苔黄,脉数。

[证候分析] 白睛为气轮,肺之所属。今肺热亢盛,气机不利,气不行血,故气血滞留,久而成瘀,混结而成为紫红结节,肺与大肠相表里,肺热伤津,故肠燥便秘,热壅于肺,咽喉不利,故致咽痛、咳嗽等。

[治法] 泻肺利气,活血散结。

[方药] 泻白散[77]加减。方中桑白皮可清泻肺热止咳,地骨皮助桑白皮以泻肺中伏火,使肺气清肃下降;粳米、甘草养胃和中,以免伤肺气。可加葶苈、杏仁增强泻肺之功;牛蒡子、连翘、浙贝清热散结;红花活血化瘀,散结消滞。

(2) 心肺热毒

[症状] 发病较急,疼痛明显,羞明流泪,视物不清等症较重;白睛结节大而隆起,周围血脉紫赤怒张,压痛明显,病变多在睑裂部位。全身症可见口苦咽干,呼出之气热,便秘溲赤,舌红苔黄,脉数有力。

[证候分析] 肺主气,心主血,今心肺热毒结聚,致目络壅阻,气血瘀滞不行,眼珠胀痛,白睛结节高隆,脉络紫赤怒张。火热作祟,故恶热羞明流泪。因病在心肺,故病变多发于眦部白睛。口苦、咽干乃火盛之征。肺热下移大肠,故便秘;心移热于小肠,则小便短赤。肺开窍于鼻,肺热则呼出之气热。

[治法] 泻火解毒,凉血散结。

[方药] 还阴救苦汤[69]加减。方中用黄连、黄芩、黄柏、知母、连翘、胆草以泻火解毒;川芎、红花、归尾行血以散结;柴胡、防风、细辛、藁本祛邪散郁,疏通经络;苍术、甘草、升麻调补中气,防止寒凉太过;桔梗通利肺气,载药上行。临证应用时,对上述温燥药应酌情减少药味或药量,并加生石膏以增强清热泻火之功。

(3) 风湿热邪攻目

[症状] 白睛结节,色较鲜红,周围有赤丝牵绊,眼珠闷胀而疼,且有压痛感,自觉羞明流泪,视物不清。全身症常伴有骨节痠痛,肢节肿胀,胸闷纳减,舌苔白厚或腻,脉滑或濡,病程缠绵难愈。

[证候分析] 风湿热邪上攻白睛,故结节色较鲜红。湿热蕴蒸,阻碍气机,因而眼珠闷胀,视物不清。风湿客于肌肉筋骨,故肢节肿痛而胀。湿热交蒸,故病程缠绵,迁延难愈。

[治法] 祛风化湿,清热散结。

［方药］ 散风除湿活血汤[141]加减。羌活、独活、防风散风祛湿通络；当归、川芎、赤芍、鸡血藤、红花以活血通络；苍术、白术健脾燥湿；忍冬藤清热解毒。诸药合方，以收散风除湿，活血通络之功。

（4）久病伤阴，虚火上炎

［症状］ 病情反复发作，病至后期，症见结节不甚高隆，血丝色偏紫暗，四周有轻度肿胀，压痛不甚明显，眼感疲痛，畏光流泪，视物欠清。全身症可见口咽干燥，或有潮热颧红，便秘不爽，舌红少津，脉细数。

［证候分析］ 病久势必热邪伤阴，阴伤正亏则邪留不去，故白睛症情虽较前述证型为轻，但紫红结节亦难消退，病程漫长或反复发作。全身症所见口咽干燥，潮热颧红，便秘不爽，舌红少津，脉细等皆阴亏失养，虚热内生之象。

［治法］ 养阴清肺，兼以散结。

［方药］ 养阴清肺汤[113]加减。若阴虚火旺者，可去薄荷，加知母、石斛、地骨皮以增滋阴降火之力；若白睛结节日久，难以消退者，可以白芍易赤芍，酌加丹参、郁金、瓦楞子、海浮石以清热消瘀散结。

2. 外治

（1）犀黄散[143]每日早晚各点眼1次，每次点药粉约半粒芝麻大于内眦部，然后闭眼5~10 min。

（2）龙脑煎[49]点眼。

3. 针刺疗法 取列缺、尺泽、合谷、曲池、攒竹、丝竹空、太阳等。

4. 其他疗法

（1）0.5%醋酸可的松眼液点眼，每日4~6次。

（2）若发现瞳神紧小者，须及时用1%阿托品眼液或眼膏点眼扩瞳。

参考资料

《韦文贵眼科临床经验选》认为：本病主要是肺、肝、心三经火邪，挟风、瘀滞为患。轻者为心肺火郁而滞结；重者是肝肺实火上蒸，络脉瘀滞而成。本病还好发于阴虚火旺者。

【附】 白膜侵睛

白膜侵睛，概指病发白睛渐侵黑睛的眼病。

1. 指金疳玉粒生于黑睛边际，致使黑睛边缘有似白膜入侵的病变。本病类似西医学之泡性结膜角膜炎。初起多系肺火太盛，金乘肝木所致，其治疗可在泻肺散结基础上加养阴退翳之品。方选泻肺汤[81]加白蒺藜、草决明等。外用药可参照金疳治法。也可用朱砂煎[58]或珠黄散[121]。

2. 指火疳反复发作，致热邪侵及黑睛深层，造成黑睛边际发生舌形混浊，尖端朝向中央的病变。类似于西医学之硬化性角膜炎。其色开始灰白或灰黄，以后渐变浅蓝或白色，终则呈瓷白色，而黑睛边缘参差不齐。因本病系火疳患久侵及黑睛所致，故当以治疗火疳为本，兼顾此症。一般在治疗火疳所用方剂中酌加养阴退翳之品，如密蒙花、白蒺藜、谷精草、蝉蜕、菊花等。至于火疳已愈，遗留下本病者，则治以明目退翳为主，方药参阅宿翳节。

3.5 白睛青蓝

本病初起，白睛傍黑睛缘发生紫红色肿胀隆起，反复发作，日久该处白睛遂变青蓝，故《证治准绳·七窍门》称之为白睛青蓝，又称白珠俱青。其因多由火郁血瘀，蒸逼所致。常由火疳反复发作而来，往往侵及风水二轮，甚至可造成失明。它与西医学之深层巩膜炎及后期的巩膜葡萄肿有相似之处。

【病因病机】

1. 肺热亢盛,金乘肝木,肝郁生热,肝肺热盛,煎熬阴血,气血瘀阻而致。

2. 火疳经久不愈或反复发作,致使白睛变薄,失去光泽而呈青蓝。

本病与火疳病因大体相同,但因病邪入里更甚,故病变部位较火疳更深。

【临床表现】 初起自觉眼珠胀疼,畏光流泪,常于白睛深层、黑睛傍际形成隆起,四周紫红肿胀,压痛明显。此起彼伏,反复发作,致使黑睛四周病变如环状。患处白睛变薄,失去光泽,且变青蓝。在反复发作过程中,病变常侵及黑睛甚至瞳神,造成黑睛边际,发生尖端向着中央的舌形混浊及瞳神紧小等。可单眼或双眼同时发病。

【辨证论治】 辨证论治除参考火疳以外,尚应考虑肺火亢盛,金乘肝木的传变关系和容易侵犯瞳神,以及正邪交错,虚实兼杂,病程缓慢,反复难愈等情况。

1. 内治

(1) 肝肺热盛

[症状] 于黑睛旁际之白睛发生紫红色结节样隆起,且反复发作,此起彼伏,致使黑睛边际发生舌形白翳入侵,甚至波及瞳神,造成瞳神紧小。黑睛四周,赤带如环。自觉畏光流泪,视物不清,胀痛难忍。全身症可见口渴咽干,口苦耳鸣,烦躁易怒,便秘,苔黄,脉弦有力等。

[证候分析] 肺热不解而乘肝木,肝木被乘则郁,久则气滞血郁,故白睛环绕黑睛边际隆起成结节。黑睛及黄仁属风轮,内应于肝,今肝郁化热,煎灼黑睛及黄仁,故见黑睛深层混浊,瞳神紧小。肺热伤津,故口渴咽干,便秘。肝郁化热,则烦躁易怒。肝热上冲,故口苦耳鸣。苔黄、脉弦有力为实热之象。

[治法] 泻肺散结,清肝退翳。

[方药] 菊花决明散[129]加减。方中用石决明、草决明、木贼草、甘菊花、蔓荆子以清肝退翳;石膏、黄芩、杏仁泻肺热,以降肺气;羌活、防风、川芎散邪活血,通络消滞;生甘草调合诸药,且能解毒。如大便秘结,结节高隆,血脉虬赤者,酌加生大黄,通腑泄热,兼以活血散结。如加花粉、玄参则可生津润燥,兼以散结,其效更佳。

(2) 正虚邪衰

[症状] 邪气渐衰,病情趋于稳定,白睛赤肿渐消,但病变之处变薄,色呈青蓝,且高低不平,黑睛边缘参差不齐,全身可见气阴两虚或气血不足之表现。

[证候分析] 正虚邪衰,故眼部病情趋于稳定,但因正虚血滞,所以白睛病变难以修复。

[治法] 为了使正气尽快恢复,驱除残留邪气,防止复发,其治疗应着重于全身,在调理全身的基础上兼用散邪通络,活血化瘀之品。如正气渐复,病邪已退,则应改用益气滋阴,养肝退翳等法,以调理善后。如党参、茯苓、苡仁、龟板、枸杞子、白芍、麦冬、杭菊、桑寄生、潼蒺藜、密蒙花、谷精草等。

2. 外治

(1) 病变初期或高潮期,外用药可参考火疳的外治法。

(2) 退云散[100]点眼,每日 3 次。

3. 针刺疗法 参照火疳。

参考资料

《审视瑶函》谓白珠俱青症:"此症乃目之白睛忽变青蓝色也。病症尤急。盖气轮本白,被郁邪蒸逼,走入珠中,膏汁游出,入于气轮之内,故色变青蓝。瞳神必有大小之患。失治者,瞳神损而终身疾矣。"

3.6 白涩症

本病为眼部赤肿不显,而只觉眼内干涩不舒的慢性眼病。《审视瑶函》称之为白涩症。药物治疗难取速效。类似于西医学之慢性结膜炎,或浅层点状角膜炎。

【病因病机】

1. 暴风客热或天行赤眼治疗不彻,余热未清,隐伏肺脾之络所致。

2. 肺阴不足,目失濡润。

3. 饮食不节,或嗜烟酒,及偏好炙煿辛燥,致使脾胃蕴积湿热,清气不升,目窍失养。

4. 肝肾亏损,阴血不足,目失濡养。

【临床表现】 眼常干涩不爽,瞬目频频,微畏光,灼热微痒。检视白睛,不红不肿或隐见淡赤血络,眦头或有白色泡沫状眼眵,睑内如常或微见赤丝细脉,黑睛于显微镜下或见细小星翳。

【辨证论治】

1. 内治

(1) 邪热留恋

[症状] 常见于暴风客热或天行赤眼治之不彻,以致白睛遗留少许赤丝细脉,迟迟不退,睑内亦轻度红赤,可有少量眼眵以及畏光流泪,干涩不爽等。

[证候分析] 因热邪伤阴,余邪未尽,肺脾两经伏热,故隐隐可见白睛及睑内有赤丝细脉,迟迟不退,畏光流泪,眼眵不多。邪热阻络,血气不通,津液失布,故目干涩不爽。

[治法] 清热利肺。

[方药] 桑白皮汤[110]加减。方中桑白皮、黄芩、菊花、旋覆花、桔梗、地骨皮清肺热,利肺气;玄参、麦冬滋肺阴,清伏火;茯苓、泽泻利湿明目;甘草调和诸药。证属伤阴而无湿者,用本方当去茯苓、泽泻。

(2) 肺阴不足

[症状] 眼干涩不爽,泪少,视久容易疲劳,甚则视物不清,白睛如常或稍有赤脉,黑睛可有细点星翳,病势迁延难愈。全身症可见干咳少痰、咽干便秘,偶有烦热,苔薄白少津,脉细无力。

[证候分析] 阴虚则干涩泪少,不耐久视,全身则有干咳少痰,咽干便秘,脉细等肺阴不足之候。

[治法] 滋阴润肺。

[方药] 养阴清肺汤[113]加减(方解详见金疳节)。

(3) 脾胃湿热

[症状] 眼干涩隐痛,白睛淡赤,睑内可有粟粒样小泡,眦帷有白色泡沫样眼眵,胞睑有重坠之感,病程持久而难愈,全身症可见口粘或口臭,便秘、溲赤而短,苔黄腻,脉濡数等。

[证候分析] 湿邪阻遏,清气不升,目失润养,故白睛干涩隐痛。湿热郁于胞睑,则胞睑重坠,睑内可生粟疮。湿热上蒸还可引起白睛淡赤及目眦生眵。口粘口臭,便秘不畅,溲赤

而短，舌苔黄腻等皆湿热内阻，浊气不降所致，脉濡数亦为湿热之征。

［治法］ 清利湿热，宣畅气机。

［方药］ 三仁汤[7]加减。方中杏仁苦辛，轻开上焦肺气，气化则湿亦化；白蔻仁芳香苦辛，行气化湿；苡仁甘淡，渗利湿热；制半夏、厚朴行气散满除湿；滑石、通草、竹叶增强清利湿热之功。诸药合用，宣上畅中渗下，使湿利热清，诸症自解。

（4）肝肾亏损，阴血不足。

［症状］ 眼干涩畏光，双目频眨，视物欠清，白睛隐隐淡红，久视则诸症加重。全身可兼见口干少津，腰膝痠软，头晕耳鸣，夜寐多梦，舌红苔薄，脉细等。

［证候分析］ 肝肾亏损，阴血不足，目失濡养，故觉眼干涩而频频眨目，且视物不清。阴亏虚火上蒸，故怕日羞明，白睛隐红。阴血亏耗，故口干舌红少津。肝肾亏虚，脑及骨胳失养，故头晕耳鸣，腰膝痠软。阴血不足以安魂，故夜寐多梦。舌红苔薄，脉细，皆肝肾阴血不足之象。

［治法］ 补益肝肾，滋阴养血。

［方药］ 杞菊地黄丸[72]加减。方中熟地滋肾填精为主，辅以山萸肉养肝肾，山药补益脾肾之阴，三药合用达到三阴并补之功；又配茯苓健脾渗湿，以助山药之益脾；泽泻清泄肾火，并防熟地之滋腻；丹皮清肝肾之热，以制山萸肉之温，前药合用，补中有泻，寓泻于补，加枸杞、菊花更增养肝明目之效。再加当归、白芍则可养血和营，使目得血荣，实乃治本之方也。

2. 外治

（1）犀黄散[143]点眼。

（2）黄连西瓜霜眼药水[125]或 10%～50%千里光眼药水[8]滴眼。

此外，患有远视或近视者可配戴合适的眼镜。生活不规律者，应合理安排生活作息，避免熬夜及外界不良刺激等。

参考资料

《审视瑶函》谓白涩症："此症南人俗呼白眼，其病不肿不赤，只是涩痛，乃气分隐伏之火，脾肺络湿热，秋天多患此。"

3.7 白睛溢血

本症为白睛血络破损，血溢络外的眼症。由于白睛上所见血色鲜红，故《证治准绳·七窍门》名为色似胭脂症。现代称白睛溢血。它与一般外障之赤丝满目不同。大抵旬日即能消退，预后良好。

【病因病机】

1. 热客肺经，肺气不降，血热妄行。

2. 心营耗损，肝肾不足，致使脉络失润，易于破裂而血溢络外。多见于老年人。

此外，剧烈呛咳、呕吐致使气逆上冲，酗酒过度而湿热上薰，以及妇女逆经和眼部外伤等，均可导致血不循经，目络破损而血溢络外。

【临床表现】 凡血溢络外，停于白睛表层内，呈一片鲜红，边界清楚者即是（彩图 10）。自觉症状不甚明显，一般多为他人发现。发病 3 日以内者出血可有增加趋势。一般 1 周左右可以逐渐消退，不留痕迹。

【辨证论治】 引起本病虽有以上种种原因,但轻者一般可以自愈。重者初宜清肺凉血,后期血变紫暗时,可酌加通络散血之品,以促进瘀血早日消散。

1. 内治

(1) 由肺热引起者,治宜清肺散血。

用退赤散[102]加减。方中桑白皮、黄芩清肺热;归尾、赤芍、丹皮凉血散瘀;花粉、瓜蒌仁散结生津;甘草可清热解毒,桔梗可利肺气,且载药上行。诸药合用则收清肺散血之功。

(2) 心营耗损,肝肾不足者,治宜平补肝肾,养血补心。

归芍地黄汤[36]加减。方中以六味地黄丸为基础,滋养肝肾,用当归、白芍养血活血。若加枣仁、五味子则可起到补肝肾,养心神的作用。

此外,由剧烈呛咳、呕吐、外伤、酗酒、逆经等所致者,主要针对病因论治。

2. 外治 本病初起宜冷敷,3 日后可酌情热敷。

4 黑睛疾病

黑睛又名黑珠、黑仁、乌睛、乌珠等。位于眼珠前方，形状近圆形，周边与白睛相连，其质晶莹清澈而娇嫩，具有卫护瞳神的作用，也是保证神光发越的组织之一。

黑睛因暴露于外，直接与外界接触，除易受外伤外，也易受风热邪毒侵袭，还可由他轮病变影响，故黑睛疾病发生率高，是眼科的常见病。且因其毫无血络，营养供应较差，抵抗力较低，一旦发生病变，往往需要较长时间才能痊愈。

黑睛疾病的特点，主要是发生星膜翳障。并出现畏光、流泪、疼痛和视力下降等。治疗不及时，病情若向纵深发展，可引起黑睛溃烂，甚至黄液上冲，或黑睛溃破，变生蟹睛等恶候。愈后结成厚薄不一、程度不等的瘢痕翳障，从而影响黑睛之晶莹清澈，致使神光越发受阻，产生视力障碍，甚至严重障碍。

黑睛疾病常出现抱轮红赤。临证需与白睛红赤鉴别。抱轮红赤是环绕黑睛周围发红，颜色紫暗，其血络位于深层，呈放射状，推之不移动；白睛红赤起自白睛周边，颜色鲜红，其血络位于浅层，呈树枝状，推之可以移动。若两者同时存在，则谓之白睛混赤（彩图 13）。

黑睛在五轮学说中属风轮，内应于肝，肝与胆相表里，故黑睛疾病常与肝胆相关，辨证从肝胆着手。如翳障浮嫩，病情轻者，多为肝经风热；翳障色黄，溃陷深大者，多为肝胆实火；翳障时隐时现，反复发作者，多为肝阴不足等。但也有兼其他脏腑病机者，故要全面辨证，而不能专责之于肝胆。

治疗黑睛疾病的主要法则是祛除邪气，消退翳障，控制发展，防止传变他症，促使早期愈合，缩小和减薄瘢痕组织，诸如祛风清热，泻火解毒，清肝泻火，退翳明目等为最常用的治法。其他如点眼、滴眼、熏洗、热敷等，亦不可忽视。此外，由于其他各轮病变均可蔓延黑睛，而黑睛病变常常波及瞳神，故于辨证时应注意分清主次，论治时才能澄源堵流，从而防止黑睛病的发展和传变。

4.1 聚星障

聚星障是黑睛骤生多个细小星翳的眼病，见于《证治准绳・七窍门》。常在热病后，或慢性疾病，或月经不调等阴阳气血失调的情况下发病。多单眼为患，也可双眼同时或先后发生。本病病程较长，易反复发作。治不及时，可变生花翳白陷、凝脂翳等症，愈后遗留瘢痕翳障，影响视力。本病主要与西医学的病毒性角膜炎相类。

【病因病机】

1. 风热或风寒之邪外侵，上犯于目。
2. 外邪入里化热，或因肝经伏火，复受风邪，风火相搏，上攻黑睛。
3. 过食煎炒五辛，致脾胃蕴积湿热，熏蒸黑睛。
4. 肝肾阴虚，或热病后阴津亏耗，虚火上炎。

【临床表现】 病情初起，眼内沙涩疼痛，畏光流泪，抱轮红赤或红赤不显；黑睛骤起翳障，如针尖或称星大小，色灰白或微黄，少则数颗，多则数十颗，或齐起，或先后渐次而生，其

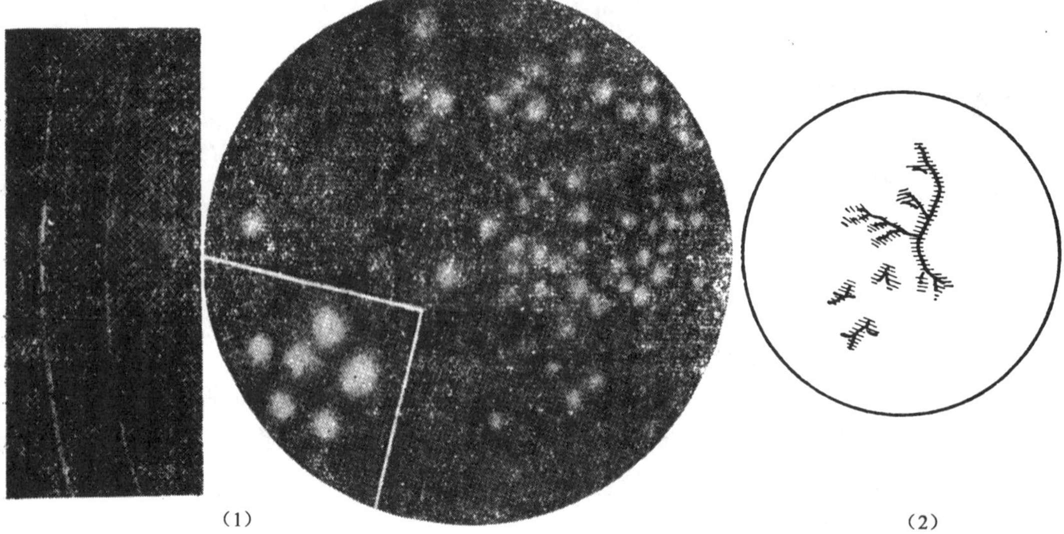

（1）　　（2）

图 4－1　聚星障

排列形式不一，可散漫排列如云雾状〔图 4－1（1）〕，可联缀呈树枝状〔图 4－1（2）〕，一般不化脓，但病程较长。若星翳傍风轮边际而起，扩大连接，中间溃陷者，为花翳白陷；若复感邪毒，团聚密集，溶成一块，溃入黑睛深层者，为凝脂翳。

【辨证论治】　本病之辨证要全身症状与局部症状综合分析。首当辨病因，审脏腑。若为外邪者，治当疏散外邪；为肝火者，治当清泻肝火；为湿热者，治当清化湿热。对于病情缠绵，反复发作者，常为虚实夹杂，治须分辨虚实之孰轻孰重，采用扶正祛邪法则，耐心调治，方能取效。外治以清热解毒，退翳明目为主，并可结合针刺、热敷等方法治疗。

1. 内治

（1）风热上犯

［症状］　黑睛骤生星翳，抱轮红赤，羞明隐涩，发热恶寒，热重寒轻，咽痛，舌苔薄黄，脉浮数。

［证候分析］　风性轻扬，热性炎上，风热上犯于目，故症见黑睛骤生星翳，抱轮发红等。风热入侵，卫气失宣，故发热恶寒。热为阳邪，故发热重，恶寒轻；风热上犯于咽，故咽痛。舌苔薄黄，脉浮数，为风热在表之征。

［治法］　疏风散热。

［方药］　银翘散[139]加减。原方辛凉解表，清热解毒。若加板蓝根、大青叶、紫草可增强解毒之功。

（2）风寒犯目

［症状］　黑睛星翳，抱轮微红，流泪羞明，恶寒发热，寒重热轻，舌苔薄白，脉浮紧。

［证候分析］　风寒外袭，上侵于目，故症见黑睛星翳，抱轮微红等。风寒束表，卫阳受遏，故见恶寒发热；寒为阴邪，故恶寒重，发热轻；舌苔薄白，脉浮紧，为风寒在表之征。

［治法］　发散风寒。

［方药］　荆防败毒散[104]去枳壳。方中羌活、独活、荆芥、防风、川芎辛温发散风寒；前

胡、柴胡、桔梗辛散风邪，还可载药上行，以利头目。诸药配合，以治风寒翳障。

(3) 肝火炽盛

[症状] 星翳渐次扩大加深，白睛混赤，胞睑红肿，羞明流泪，头痛溲赤，口苦苔黄，脉弦数。

[证候分析] 黑睛属风轮，内应于肝，今肝经素有伏热，又夹外邪，内外相搏，以致肝火炽盛，火性上炎，黑睛受灼，故病变扩大加深，症状剧烈。头痛溲赤，口苦苔黄，脉弦数为肝火炽盛之候。

[治法] 清肝泻火。

[方药] 龙胆泻肝汤[46]加减。方中胆草、栀子、黄芩、柴胡清泄肝胆实热；泽泻、木通、车前清利小便；肝火炽盛易伤肝阴，又虑方中多用苦寒之品，苦能化燥伤阴，故配生地、当归滋阴养血，使邪去而正不伤。若大便秘结者加大黄、芒硝；便通去大黄、芒硝，加银花、蒲公英、千里光等清热解毒之品。

(4) 湿热蕴蒸

[症状] 黑睛星翳，反复发作，缠绵不愈，头重胸闷，溲黄便溏，口粘，舌红苔黄腻，脉濡。

[证候分析] 过食炙煿五辛，肥甘厚味，以致酿成脾胃湿热，湿性重浊粘腻，与热邪胶结，留恋不去，故病情缠绵，反复发作。清阳被阻，气机不利，故头重胸闷。脾为湿困，运化失司，故便溏。口粘，舌红苔黄腻，脉濡是湿热之征。

[治法] 化湿清热。

[方药] 三仁汤[7]加减。方中杏仁、苡仁、蔻仁开上宣中利下，芳香化湿浊；半夏、厚朴苦温燥湿；通草、竹叶、滑石清利湿热，诸药合为化湿清热之剂，服至舌苔退净，湿化热清，则转用退翳明目之剂。

(5) 阴虚邪留

[症状] 病情日久，迁延不愈，星翳疏散，抱轮微红，羞明较轻，眼内干涩不适，舌红少津，脉细或数。

[证候分析] 素体阴虚或热病伤阴，以致阴虚无力抗邪，邪气久留不解，黑睛星翳，迁延不愈。阴亏虚火上炎，故抱轮微红，羞明较轻。眼内干涩不适为阴津不足，目失濡养。舌红少津，脉细为阴虚津乏之征。

[治法] 滋阴散邪。

[方药] 加减地黄丸[44]去枳壳、杏仁。方中重用生地、熟地滋养肾水；当归柔润养血；牛膝性善下行，与二地合用，以降上炎虚火；羌活、防风祛风散邪退翳。诸药配合，则能滋阴散邪，退翳明目。若气阴不足者，可加党参、麦冬益气生津；虚火甚者，可加知母、黄柏滋阴降火。此外，还可加菊花、蝉蜕等以增退翳明目之功。

病至后期，遗留瘢痕翳障者，参照宿翳治疗。

2. 外治

(1) 银黄注射液[136]稀释一倍后滴眼，或用点眼秦皮煎[105]滴眼，每日 6 次以上。病情重者，可用银黄注射液 0.5 ml 作球结膜下注射，每日或隔日 1 次。

(2) 病变影响瞳神缩小者，必须滴用扩瞳剂。

(3) 用秦皮、银花、黄芩、板蓝根、大青叶、紫草、竹叶、防风等煎水，作湿热敷。

(4) 病至后期遗留瘢痕翳障者，点用犀黄散[143]以清热解毒，退翳明目。

3. 针刺治疗　可选用睛明、四白、丝竹空、攒竹、合谷、足三里、光明、肝俞等穴，每次取局部 1~2 穴，远端 1~2 穴，每日 1 次，视病情酌用补泻手法。

参考资料

《证治准绳·七窍门》："聚星障证，乌珠上有细颗，或白色，或微黄。微黄者急而变重，或联缀，或团聚，或散漫，或一同生起，或先后逐渐一而二、二而三、三而四、四而六七八十数余。如此生起者，初起者易治，生定者退迟。能大者有变，团聚生大而作一块者，有凝脂之变；联缀四散，傍风轮白际而起，变大而接连者，花翳白陷也。"

4.2　花翳白陷

花翳白陷是以黑睛四周高起，中间低陷，形如花瓣，善变速长为主要特征的眼病。见于《秘传眼科龙木论》。多因风热毒邪引起。其病严重，若失治易致黑睛溃破，变生蟹睛等恶候。本病愈后常留瘢痕，严重影响视力，类似西医学的角膜溃疡。

【病因病机】　多因外感风热毒邪，肺肝火炽于内，内外相搏，攻冲风轮所致。

【临床表现】　患眼刺痛，或头目剧痛，胞睑肿胀，羞明流泪，抱轮红赤，或白睛混赤，黑睛四周，骤起翳障，其色灰白或微黄，渐渐厚阔，中间低陷，甚则深陷，状如花瓣或如碎米，或如鱼鳞。未遮满瞳神者，瞳神可见，症重者则出现瞳神紧小、黄液上冲。此二症夹攻尤急，可致黑睛溃破，变生蟹睛。亦有不从黑边际开始，而于黑睛上先发聚星障，细颗如星，连续窜生，后渐长大，溃破后牵连混合而成者，愈后遗留瘢痕，可严重影响视力。

【辨证论治】　本病急重，且以实证为多。症初起，多系肺肝风热，治宜疏风清热；若病邪入里，多系热炽腑实，治宜泻热通腑。外治以清热解毒和退翳明目为要，常结合热敷与扩瞳，以减轻症状，缩短病程，且扩瞳可以防止瞳神干缺。

1. 内治

（1）肺肝风热

［症状］　黑睛四周骤起白翳，状如花瓣，或如鱼鳞，但未扩展串连，羞明流泪，红赤疼痛，舌红苔薄黄，脉数。

［证候分析］　风热邪毒侵袭风轮，更兼肺火炽盛，肺热及肝，故从黑睛四周骤起白翳。因无便秘腑实，病势相对较缓，故病变尚未扩展串连。风热壅盛，局部气血壅滞，故红赤疼痛，羞明流泪。舌红苔薄黄、脉浮数，为风热之征。

［治法］　疏风清热。

［方药］　加味修肝散[42]加减。原方以羌活、防风、麻黄、菊花、薄荷、木贼、白蒺藜、桑螵蛸辛散风邪，明目退翳；栀子、黄芩、连翘、大黄清热泻火解毒；当归、赤芍、川芎活血行滞。若火盛于风，酌减麻黄、羌活；若肺火偏盛，去麻黄、羌活，加桑白皮、生石膏。病情轻者，也可使用蝉花散[150]。

（2）热炽腑实

［症状］　翳从四周蔓生，迅速扩展串连，漫掩瞳神，或翳厚色黄，中间低陷，瞳神紧小，黄液上冲，白睛混赤，胞睑红肿，泪热眵多，头目剧痛，发热口渴，溲黄便结，舌红苔黄厚，脉数。

［证候分析］　风热毒邪未解，病邪入里，复加肺肝素有积热，以致脏腑热甚，腑实不通，邪无所泄，上攻于目，灼损风轮，蒸伤膏液，故花翳白陷症状剧烈，甚或瞳神紧小，黄液上冲。发热口渴，苔黄脉数等为里热甚之象。

［治法］ 泻热通腑。

［方药］ 泻肝散[79]去桔梗。方中黄芩、胆草、知母苦寒清热；大黄、芒硝通腑泻热，车前子清热利尿。大便通，小便利，火从下泄，脏腑热减，局部症状则减轻。羌活祛风止痛，玄参滋阴，当归活血。目赤痛甚者，可加红花、赤芍、丹皮以凉血化瘀止痛。

病至后期，遗留瘢痕翳障者，参照宿翳治疗。

2. 外治

(1) 用朱砂煎[58]或点眼秦皮煎[106]，或黄芩、千里光等眼药水滴眼，清热解毒。必要时用银黄注射液[136]球结膜下注射，每次 0.5 ml，每日或间日 1 次。

(2) 滴用扩瞳剂，如 1%阿托品液，以防瞳神干缺。

(3) 用桑叶、菊花、银花、防风、当归、黄连煎水过滤，作湿热敷。

(4) 后期点用八宝眼药[5]或退云散[100]以退翳明目。

参考资料

《证治准绳·七窍门》："花翳白陷证，因火烁络内，膏液蒸伤，凝脂从四围起而漫神珠，故风轮皆白或微黄，视之与混障相似而嫩者。大法其病白轮之际，四围生漫而来，渐渐厚阔，中间尚青，未满者瞳神尚见，只是四围高了，中间低了些，此金克木之祸也。或有就于脂内下边起一片黄膜，此二证夹攻尤急……亦有不从沿际起，只自凝脂，翳色黄或不黄，初小后大，其细条如翳，或细颗如星，这边起一个，那边起一个，四散生将起来，后才长大，牵连混合而害目，此木火祸也。"

《目经大成》："此症初起双目便赤肿，狂痛，畏明，生眵。开视青睛沿际许多白点，俨若扭碎梅李花瓣，瓣色黄而浮大者尤险，一昼夜牵连混合，蔽蔓神珠，看之与混睛障相似，却善长速变，且四围翳起，中央自觉低陷，甚则翳蚀于内，故名花翳白陷。"

4.3 凝脂翳

凝脂翳是黑睛生翳，状如凝脂，多伴黄液上冲的急重眼病。见于《证治准绳·七窍门》。若治不及时，每易迅速毁坏黑睛，甚至黑睛溃破，黄仁绽出，变生蟹睛恶候，愈后视力受到严重障碍，甚至失明。本病相当于西医学的化脓性角膜炎。

【病因病机】

1. 黑睛表层外伤，风热邪毒乘隙入侵而引起。若素患漏睛，邪毒已伏，更易乘伤袭入而发病。

2. 脏腑热盛，肝胆火炽，上炎于目，以致气血壅滞，蓄腐成脓，黑睛溃烂。

3. 因花翳白陷，聚星障等病情迁延，复加邪毒，恶化而成。

【临床表现】 初起眼内沙涩，灼热刺痛，畏光流泪，眵多粘稠，视力障碍，白睛红赤，黑睛或上或下，或左或右，或中央生翳如星，色灰白或微黄，表面污浊，边缘不清，中央有凹陷，状如针刺伤痕，其上如覆薄脂，此为凝脂早期。若治不及时，则病情迅速向纵深发展，头目剧痛，胞睑肿胀，羞明难睁，热泪如汤，白睛混赤壅肿，黑睛如覆一片凝脂，色黄浮嫩肥厚，边缘不清，凹陷渐大渐深，甚至可以延及整个黑睛，且兼黄液上冲（彩图 14）。若继续发展，可穿破黑睛而为蟹睛。若初起眼眵及凝脂即为黄绿色者，其病势更为凶险，黑睛可于二三日内全部毁坏，迅即溃破而成蟹睛恶候，甚或脓攻全珠，眼珠塌陷而失明。

【辨证论治】 本病起病急，来势猛，发展快，变化多。辨证须别病因，分表里，审脏腑，察虚实。风热邪毒壅盛者，治宜祛风清热解毒；里热炽盛者，治宜泻火解毒；正虚邪留者，则宜扶正祛邪。外治亦当清热解毒,后期则宜退翳明目。此外,再结合热敷、针刺等法以提高疗效。

1. 内治

(1) 风热壅盛

[症状] 黑睛起翳如星,边缘不清,表面污浊,如覆薄脂,抱轮红赤,羞明流泪,珠痛头痛,视力下降,舌红苔薄黄,脉浮数。

[证候分析] 黑睛表层受伤,风热邪毒乘隙袭入,致黑睛生翳,初起如星。因风热壅盛,邪毒结聚,病变有向纵深发展之势,故边缘不清,表面污浊如覆薄脂。肺肝风热偏盛,故抱轮红赤,羞明流泪。风热上犯,清阳受扰,气血运行受阻,故头目疼痛。黑睛失去晶莹光泽,神光发越受阻,故视力下降。舌红苔薄黄,脉浮数,为风热在表之象。

[治法] 祛风清热。

[方药] 新制柴连汤[147]加减。原方主要用柴胡、蔓荆子、荆芥、防风祛风散邪止痛;黄连、黄芩、栀子、胆草清肝泻火退赤;赤芍配木通清热活血,退赤止痛;甘草清热和中。诸药共用,呈祛风散邪,清肝泻火,退赤止痛的功效。若加银花、千里光等,更可增强清热解毒之力。

(2) 里热炽盛

[症状] 凝脂大片,窟陷深大,黄液上冲,白睛混赤壅肿,胞睑红肿,羞明难睁,热泪频流,眵多色黄或黄绿,或发热口渴,溲赤便秘,舌红苔黄厚,脉数有力。

[证候分析] 病邪入里化热,脏腑热盛,热气冲于目,毒攻黑睛,致黑睛凝脂窟陷深大。阳明为目下网,阳明热炽,神水受灼,故黄液上冲。血为热壅,气因血滞,故白睛混赤壅肿,胞睑红肿。病因实热阳邪,故畏光,睁目则疼痛加重。泪为肝液,肝热炽盛,故泪热而频流。火毒煎灼,故眵多而黄,甚或呈黄绿色。发热口渴,溲赤便结,舌红苔黄,脉数有力,为热炽腑实之候。

[治法] 清热泻火解毒。

[方药] 四顺清凉饮子[33]加减。本方为前人治疗凝脂翳的主方。方中胆草、柴胡清肝胆之火;黄芩、桑白皮清肺火;川连清心火;生地、赤芍清血热;辅以当归、川芎行气活血,消血分壅滞;羌活、防风、木贼祛风退翳;车前子清利小便;大黄、枳壳通利大便,使邪热火毒从二便出。《目经大成》认为二便闭涩是凝脂翳险候之征,故此通腑泻热,釜底抽薪,以减轻眼部壅滞。若大便秘结不通者,还可硝黄合用;赤热肿痛严重者,可加犀角、丹皮、乳香、没药等凉血化瘀;眵呈黄绿,邪毒炽盛者,再加银花、蒲公英、菊花、千里光等清热解毒。此外,眼珠灌脓方[135]、龙胆泻肝汤[46]也是本型的常用方剂。

上列苦寒之剂,宜中病即止,不可过用,过则伤脾败胃。若脾胃受伤,生发之气受抑,则影响局部病变的修复。

(3) 正虚邪留

[症状] 翳上凝脂,渐见减薄,但日久不敛,白睛红赤不显,眼痛羞明较轻,舌淡脉弱。

[证候分析] 本型正气已虚,系年老体弱,或病久气血不足,无力抗邪,以致翳陷难敛。余邪未尽,故仍有轻微的眼痛、羞明、白睛发红等症。舌淡脉弱,是气血不足之象。

[治法] 扶正祛邪。

[方药] 托里消毒散[57]去皂角刺。方内所含八珍汤去熟地,亦具补气养血,扶正托邪

之功；陈皮、桔梗理气，助前药补而不滞；银花、连翘、白芷则能清热解毒祛邪。若加白蒺藜、木贼，可增强祛风退翳的作用。诸药配合，旨在扶正祛邪，促使病变愈复。

病愈遗留之瘢痕翳障，参照宿翳处理。

2. 外治

(1) 局部用黄芩、黄连、千里光等清热解毒药制剂滴眼。次数宜多，可频频滴用，睡前涂穿心莲眼膏[108]。重者，加用银黄注射液[136]作球结膜下注射，每次 0.5 ml，每日 1 次。

(2) 滴用扩瞳剂，以防瞳神干缺。

(3) 荆芥、防风、银花、黄芩、蒲公英、千里光、野菊花等祛风清热解毒药煎水，澄清过滤，清洗患眼，或煎水作湿热敷。

(4) 后期可用八宝眼药[5]或退云散[100]点眼，以清热退翳明目。

3. 针刺疗法　常取睛明、承泣、丝竹空、攒竹、翳明、合谷、肝俞、阳白等穴。每次局部取 1~2 穴，远端 1~2 穴，交替使用，视病情虚实而定补泻手法。

4. 其他治疗　对严重病例，可用庆大霉素 2 万 U 作球结膜下注射，每日或间日 1 次。若为绿脓杆菌所致者，则首选多粘菌素 B17~25 万 U，作球结膜下注射。

【预防与护理】　防止黑睛外伤是重要的预防措施。素有漏睛的患者，要及时处理，根除病灶。处理黑睛异物时，注意无菌操作，做到器械药品消毒，术前洗眼，术后消炎，次日复诊等。复诊时，如见红赤加重，疼痛加剧，则应警惕凝脂翳的发生，必须采取相应措施，力争做到对凝脂翳的早期发现，早期治疗。若为绿脓杆菌引起者，对所用过的器械、药品、敷料等尤须严格消毒，以免污染其他病人。

护理方面，必须日夜监守，如病情有变化，要及时报告医生。

参考资料

《目经大成》："此症初起目赤痛，多虬脉，畏光紧闭，强开则泪涌出。风轮上有点如星，色白，中有孔如锥刺伤，后渐渐长大，变为黄色，孔亦渐大变为窟。有初起翳色便黄，大且厚，治依下法，四围裂开一缝，若可施钳，或竟镊去，下得一窝，窝底皮膜如芦竹之纸，风吹欲破，见辄令人吃惊。又初起现厚大白障，继则于障内衰（按：当为'变'）出黄翳，状类鹅脂，为疾益急。再头痛便秘，则为窟、为漏、为蟹睛、为凹凸、为眇、为瞽，不日而致。治之不问孔窟浅深，但见翳色肥黄浮脆，善变速长，亟以小承气下利中丸，净其内；随磨羚羊角调清肝散，彻其外，俾表里邪行，头风不即止，大便必通。大便通，目赤痛与泪合减，乃用消风活血汤，或防风散结汤、犀角地黄汤。服过势少退，照下星月翳蚀定方。其眼药对症点洗，妥适便好，不须琐赘。愈后必有白障，若鱼鳞、玛瑙等形，终身不能脱。"

4.4 黄液上冲

黄液上冲是黑睛与黄仁之间积聚黄色脓液的急重眼病。在《秘传眼科龙木论》中称黄膜上冲，《目经大成》认为"非膜而为液"，故改本名。此外，还有黄脓上冲之称。多属凝脂翳、瞳神紧小等病的并发症。相当于西医学的前房积脓。

【病因病机】　多因素嗜辛热炙煿，膏粱厚味，酿成脾胃积热，再加感受风热邪毒，内外合邪，以致三焦火毒上燔，灼伤黄仁，煎熬神水，脓液内聚而成。

【临床表现】　黑睛内黄仁前出现黄色液体，一般多沉在下方，上界呈水平面，且可随头位改变而移动（彩图 15）。其量可多可少，可稀可稠。量少者欲如指甲根之半月白岩；量多者可遮掩整个瞳神。同时有抱轮红赤，羞明泪出，眼睑难睁，头目剧痛等症。若因凝脂翳等引起者，极易穿破黑睛，变为蟹睛等恶候；若有瞳神紧小，极易造成瞳神干缺，以致变症丛生；若脓攻全珠，病情险恶，易致眼珠塌陷而失明。

【辨证论治】 本病大抵以黄液色淡、量少，发展稍缓者属轻；黄液色深，发展迅速，量多而遮掩瞳神者属重；若二便不利，则更为严重。治疗不论证之轻重，总宜泻火解毒为主。此外，还可参照凝脂翳、瞳神紧小之治法。

1. 内治

热毒炽盛

［症状］ 黄液上冲，抱轮红赤，瞳神紧小，羞明流泪，头目剧痛，口渴喜饮，大便秘结，舌红苔黄，脉数。

［证候分析］ 热毒内盛，三焦火毒上燔，黄仁神水受灼，故黄液上冲，抱轮红赤，瞳神紧小。火热属阳，故羞明流泪。火热上炎，清窍受扰，经络壅滞，故头目剧痛。胃家实热，消灼津液，引水自救，故口渴多饮。肠胃积热，大肠失于传导，故大便秘结。舌红苔黄，脉数，为热邪炽盛之候。

［治法］ 清热泻火解毒。

［方药］ 通脾泻胃汤[118]加减。本方为治疗黄液上冲的主方。方中大黄、芒硝泻腑通大便，车前清热利小便，二便通利，则邪热下泄；知母、石膏清胃降火；黄芩泻肺清热；茺蔚子清肝，除血热；防风祛邪止痛。合之则三焦火毒得清，诸症即减。然热盛必伤阴，故又配天冬、麦冬、玄参以清热养阴。若热毒甚者，可加银花、蒲公英等清热解毒；若血热甚者，可加犀角、丹皮等凉血清热。此外，羚羊角饮子[123]、眼珠灌脓方[135]、四顺清凉饮子[33]等亦是本证的常用方剂。

2. 外治

（1）局部用立胜煎[47]滴眼，以清热解毒止痛。

（2）滴用扩瞳剂，以防瞳神干缺。

（3）用荆芥、防风、羌活、川芎、黄芩、银花等祛风清热解毒药煎水，作湿热敷。

此外，因凝脂翳、瞳神紧小等症引起者，可参照该节的外治法。

4.5 蟹睛症

蟹睛症是因黑睛溃破，黄仁自溃口绽出，状如蟹眼而得名。《太平圣惠方》名之为蟹目、损翳，《圣济总录》始称蟹睛，是一种严重的眼病。相当于西医学之角膜穿孔，虹膜脱出。

【病因病机】 本症多在凝脂翳、花翳白陷等黑睛病变过程中，因肝胆热毒炽盛，或治不及时，病变向深层发展，以致黑睛溃破，黄仁绽出而成；或在上述病变过程中，偶因咳嗽、喷嚏、怒吼、号哭及用力大便等，促使黑睛破裂，黄仁乘势脱出所致。

此外，还可由严重疳眼及眼外伤引起。

【临床表现】 黑睛部位，可见黄仁自溃口绽出，其色棕黑，高于黑睛表面，状如蟹眼、蝇头，甚则横长如黑豆，周围绕以灰白翳障，瞳神变形如杏仁核状（彩图 16）。此时，因黑睛溃破，邪毒外泄，疼痛自然缓解，愈后遗留斑脂翳之类，可致神水流行受阻，继发绿风内障。

【辨证论治】 辨证首宜分清虚实，本症初起为实，以泻肝为主；病久多虚，以补肾为主。若因疳积上目或外伤所致者，宜参照该节论治。蟹睛一旦形成，即使治愈，瘢痕终归难免。

1. 内治

(1) 肝胆火炽

[症状] 风轮凸起黑珠,状如蟹睛,紧张如球,疼痛虽较缓和,但仍有赤痛流泪,羞明难睁,口苦苔黄,脉弦数等。

[证候分析] 黑睛溃破,蟹睛凸起,邪毒随之外泄,故疼痛缓解,但仍有赤涩羞明泪出,说明肝胆火邪未消。全身症见口苦、苔黄、脉弦数等,亦为肝胆火邪之候。

[治法] 泻肝清热。

[方药] 泻青丸[83]加减。方中胆草、栀子、大黄清泻肝胆实热;羌活、防风祛风止泪;当归、川芎行气活血。若热毒甚者,加银花、连翘等清热解毒;若大便闭结者,可改用泻肝汤[78],以通腑泻热。药后诸症减退,可用四物汤[32]加石决明、菊花、密蒙花退翳明目,滋肝养血,再加枣仁、五味子等酸收之品,以利蟹睛平复。

(2) 阴虚火旺

[症状] 蟹睛平复,虚软不痛,头晕耳鸣,腰膝痠软,舌红无苔,脉细数。

[证候分析] 阴虚易火旺,但与实火比,本质有别,故蟹睛平塌,虚软不痛。阴虚责之于肝肾,肝肾阴虚,虚火上扰,故头晕耳鸣等。舌红无苔,脉细数,为阴虚火旺之征。

[治法] 滋阴降火。

[方药] 知柏地黄丸[91]加减。本方即六味地黄丸加知母、黄柏。方中六味为滋补肾阴之祖方,配知母、黄柏清虚热,泄相火,阴液足,虚火降,诸症即减。或用镇肾决明丸[151]加减。

2. 外治 局部以黄芩、黄连等眼药水滴眼,蟹睛平复点用八宝眼药[5],以退翳明目。

[预防] 本症之预防,关键在于积极治疗原发病。如黑睛有溃破之势,可用眼垫加压包扎,并避免咳嗽、喷嚏、用力大便等动作。

参考资料

《目经大成》:"此证视风轮上有黑珠一颗,周围肤翳略缠者是。盖缘暴风客热,暨水衰火炎,医不合法,致凝脂、黄液、木疡诸病蚀破青睛,黑睛(按:指黄仁)从破处而出;始如蝇头,中如蟹睛,甚则横长如黑豆,故呼上名。软而不疼,金井但斜未败,准可许其平复。间有结痂如豆壳,壳落始愈者。然补穿合碎,虽妙手空空,瘢痕终乎不免。若尖硬痛紧,药饵再误,则黑白混一,蟹睛决不能平。不则必裂,青黄叠出,目其随眇已乎。"接着又指出:"蟹睛本医药妄乱逼成,一切汗吐下诸法皆用不着,合选和而带补之方,加五味、枣仁、白芍徐徐酸敛,日久自然收入。若未经看治,此则木火强盛,脉必浮弦而数,须抑青、泻青、八正逐客等洁净脏腑,然后宜和宜滋养,细心调理,十九无害。"

4.6 混睛障

混睛障是指黑睛深层呈现一片灰白翳障,混浊不清,漫掩黑睛,障碍视力的眼病。本病名见于《审视瑶函》,《秘传眼科龙木论》称为"混睛外障",《目经大成》称为"气翳"。病程经过缓慢,往往进行数月治疗,方能逐渐减轻,但多数仍留瘢痕而妨碍视力。本病与西医学之角膜基质炎类同。

【病因病机】 多因肝经风热或肝胆热毒蕴蒸于目,热灼津液,瘀血凝滞引起;或邪毒久伏,耗损阴液,肝肾阴虚,虚火上炎所致。

【临床表现】 初起怕热羞明,眼睑难睁,眼珠疼痛,视力下降,抱轮暗红,或白睛混赤,黑睛深层呈圆盘状混浊,或混浊自中央或周边开始,逐渐漫掩整个黑睛,致黑睛晦暗无华,如磨砂玻璃状。细察之,隐约可见黑睛深层有灰白色线条参杂,赤脉自黑睛边际蔓入中心,最后侵及整个黑睛,呈现一片赤白混杂的翳障(彩图17),严重障碍视力,甚至难辨人物。经数月,翳障可逐渐变薄,但不能全部恢复,遗留厚薄不等的瘢痕,影响视力。与黑睛病变同时,即可发生瞳神紧小或干缺,故须注意,以免处理不当,导致失明。

【辨证论治】 本病之辨证,须细审病因。肝经风热所致者,治宜疏风清热;肝胆热毒所致者,治宜泻肝解毒;阴虚火炎者,治宜滋阴降火。外治以消障退翳和扩瞳为要。

1. 内治

(1) 肝经风热

[症状] 黑睛混浊,抱轮红赤,畏光流泪,头眼俱痛,舌红苔薄黄,脉浮数。

[证候分析] 黑睛为风轮,内应于肝。风热上犯,熏灼黑睛,使之混浊不清,抱轮红赤,畏光流泪。头为清阳之会,眼为清窍之所,风热上扰,故头眼疼痛。舌红苔薄黄,脉浮数,为风热在表之征。

[治法] 祛风清热。

[方药] 羌活胜风汤[92]加减。方中羌活、防风、独活、白芷、前胡、荆芥、桔梗、薄荷、柴胡、川芎辛散轻扬,善治外风,以清利头目;黄芩清热,且能监制羌防辛温之性;白术、枳壳调理胃气。《原机启微》认为"窍不利者,皆脾胃不足之证",故用白术、枳壳健脾和胃,若体健脾胃不虚者亦可去之。全方以祛风为主,清热为辅。若嫌清热力弱,可酌加银花、连翘、栀子;若系先天性梅毒所致者,宜重加土茯苓驱梅解毒。

(2) 肝胆热毒

[症状] 黑睛混浊,赤脉贯布,抱轮暗赤,刺痛流泪,便秘溺赤,口苦苔黄,脉数。

[证候分析] 肝胆热毒炽盛,上攻黑睛,故黑睛混浊。因热致瘀,故赤脉贯布,抱轮暗赤,刺痛流泪。便秘溲黄,口苦苔黄,脉数,为热毒炽盛之候。

[治法] 泻肝解毒。

[方药] 银花解毒汤[138]加减。方中胆草清泄肝胆;黄芩、桑白皮、花粉清热泻火;银花、蒲公英清热解毒;大黄、枳壳通腑泻下以清热;蔓荆子疏风散热,合之为泻肝清热解毒之方。若热毒盛者,重用银花、蒲公英,再加野菊花、土茯苓以清热解毒;若瘀滞甚者,可加归尾、赤芍、桃仁、红花以活血化瘀;若大便数日不解,可加玄明粉,以协助大黄通腑泻下。

(3) 虚火上炎

[症状] 病情反复发作,疼痛不显,抱轮微红,舌红少津,脉细数。

[证候分析] 邪毒久伏,伤阴耗液,阴津不足,虚火上炎,故见症较轻。津液不足,故舌红少津。脉细数为阴虚火旺之征。若兼咽燥干咳等,为肺阴不足,津不上承;若兼头晕耳鸣等,为肝肾阴亏,相火妄动。

[治法] 滋阴降火。

[方药] 肺阴不足者,宜滋阴润肺,用百合固金汤[55]加减。方中百合、生地、熟地、贝母滋阴清热,润肺化痰;玄参、麦冬、桔梗、甘草滋阴生津,降火利咽;当归、白芍滋润养血,滋阴柔肝。若肝肾阴亏,相火妄动者,可用知柏地黄丸[91]加减。

病至后期,遗留瘢痕翳障者,参照宿翳处理。

2. 外治

(1) 局部点用退云散[100]、犀黄散[143]以消障退翳。

（2）扩瞳剂滴眼。

（3）热敷。

4.7 风轮赤豆

风轮赤豆是因黑睛上有颗粒样小泡突起，且有赤脉追随牵绊，色红如赤小豆之状而得名。《证治准绳·七窍门》称为轮上一颗如赤豆证。现简称为风轮赤豆。本病多见于小儿，常反复发作，愈后遗留瘢痕而影响视力。类似西医学的束状角膜炎。

【病因病机】

1. 肝经积热，火郁风轮，气血失调，脉络瘀滞所致。

2. 脾虚气弱，痰停气滞，痰气混结，郁于风轮。

【临床表现】 风轮上有灰白色颗粒样小泡突起，初起多位于黑睛边缘，渐向黑睛中央发展，赤脉自气轮成束状追随缠布，状如彗星，直达风轮表面，故色红如赤豆（彩图18）。赤豆日渐增大，溃破后中间凹陷，愈后留下瘢痕而影响视力。本病时发时止，发作时红赤疼痛，羞明泪出；静止时色淡白，诸症缓解。小儿患者之颈侧，每可触到成串瘰核。

【辨证论治】 本病患者大多素体虚弱，受邪发病，故多虚中夹实之证。论治当辨明虚实主次，偏于实者以清肝为主，偏于虚者，以调理脾胃为主。平时则应注意锻炼，加强营养，改善体质，以减少复发。

1. 内治

（1）肝经积热

［症状］ 赤豆突起，赤脉缠布，涩痛羞明，热泪如汤，舌红苔黄，脉弦数。

［证候分析］ 肝经积热上攻，郁于风轮，络中瘀滞，故赤豆突起，赤脉缠布，涩痛加剧。肝之积热属实，故见羞明泪热，舌红苔黄，脉弦数等。

［治法］ 泻肝清热。

［方药］ 洗肝散[105]加减。原方中大黄、栀子泻肝清热；羌活、防风、薄荷疏风散郁邪；当归、川芎活血行滞。若赤豆位于黑睛边旁，可加桑白皮以清肺热；若赤豆侵及黑睛中部，可再加胆草以泻肝热；若赤脉粗大，可续加丹皮、红花以凉血化瘀。临证亦可选用龙胆泻肝汤[46]加减。

（2）脾虚挟痰

［症状］ 赤豆时隐时现，涩痛随之时作时止，颈侧瘰核成串，面色欠华，四肢乏力，舌淡苔薄，脉弱。

［证候分析］ 脾虚气弱，正不胜邪，故赤豆时发时止，然本型以虚为本，故发时见症亦轻微。脾虚则生化不足，气血虚弱，故面色欠华。脾主四肢，今脾虚则四肢乏力。脾失健运，水湿停聚而生痰，与肝气混结，故致颈侧瘰核成串。舌淡脉弱为气血不足之象。

［治法］ 补脾益气，化痰散结。

［方药］ 香贝养荣汤[95]加减。本方由八珍汤加味组成，方中参、术、苓、草补脾益气；地、芍、归、芎养血活血；陈皮、贝母行气化痰，软坚散结；香附疏肝行气，桔梗既能化痰，又能载药上浮，以达病所。诸药配合，可取脾健津布，气顺痰消之功。

2. 外治

（1）朱砂煎[58]或退云散[100]点眼。

(2) 病及瞳神者,滴扩瞳药,以防瞳神干缺。

(3) 热敷。

4.8 赤膜下垂 血翳包睛

赤膜下垂是指赤脉密布似膜,渐从白睛上方贯向黑睛之症。见于《秘传眼科龙木论》。又名垂帘翳。若病情严重,赤膜从四周漫掩整个黑睛,则称为血翳包睛。见于《银海精微》。多为椒疮所致。因二证是一种病的不同阶段,故合并论述。与西医学的沙眼性角膜血管翳相当。至于其他原因引起的血翳包睛,不属本节讨论的范围。

【病因病机】 因患椒疮,肺肝风热壅盛,致成赤膜下垂;若心火内炽,肝热亢盛,血分瘀热,气血壅阻,则赤脉丛生,形成血翳包睛。

【临床表现】

赤膜下垂:病初起,黑睛上缘出现灰白色菲薄翳膜,且赤脉密集牵绊,下垂至黑睛,与未波及之黑睛呈明显的分界线(彩图19)。赤脉尽头处,常有细小星翳,每见羞明流泪,痛痒兼作,视力下降,翻转胞睑,可见椒疮累累成片。

血翳包睛:赤膜渐次变大增厚,且有赤脉从鼻侧、颞侧及下方漫入黑睛,纵横满布,而形成血翳(彩图20)。自觉灼痒涩痛,羞明流泪,头痛视昏。若血翳积厚如肉,布满黑睛,则视力受到严重障碍,难辨人物。

赤膜下垂需与垂帘障相鉴别。

《证治准绳·七窍门》谓:"垂廉障证,生于风轮,从上边而下,不论厚薄,但在外色白者方是。若红赤乃变证,非本病也。"可见翳膜颜色之红与白,赤脉之多与无,为鉴别二症之要点。

【辨证论治】 辨证以局部症状为主。初起只见一片赤膜薄薄垂下者,病情尚轻,其中赤脉细小,色微赤,头目不痛者,病缓少变。若赤脉粗大,翳膜肥厚,血翳堆满黑睛者,病情严重,往往不易消退或难以全部消退。治宜内外结合,内治以清热疏风,凉血化瘀为主;外治重在磨障退翳,并结合劆洗泄热消瘀。

1. 内治

(1) 肺肝风热,血热壅滞

[症状] 赤膜下垂,赤脉尽头星翳丛生,怕热羞明,沙涩刺痒,头目疼痛,舌红苔黄脉数。

[证候分析] 因椒疮病情增剧,风热由肺及肝,故赤膜从白睛贯入黑睛,赤脉尽头星翳丛生。因风热壅盛,气血瘀滞,故见热痒、涩痛、羞明等症。舌红苔黄,脉数为热甚的表现。

[治法] 清肝泻热,凉血化瘀。

[方药] 退红良方[101]加味。方中胆草、栀子、黄芩、夏枯草、连翘清肝降火,泻肺清热;桑叶、菊花、草决明清热祛风,退翳明目;生地凉血,再加凉血活血药物,如丹皮、红花以消赤膜。亦可选用归芍红花散[35]加减。

(2) 心肝热炽,热壅血瘀

[症状] 黑睛血翳满布,甚或堆积如肉,白睛紫赤,畏热羞明,目珠刺痛,口苦咽干,舌红苔黄,脉数。

[证候分析] 因心火内炽,肝热炽盛,致赤膜发展扩大,血翳满布黑睛。因热致瘀,因瘀

化热,瘀热交炽,可致血翳堆积如肉。因实火为患,若遇光热则加重,故畏热羞明。目内血络瘀滞,故目珠刺痛。口苦咽干,舌红苔黄,脉数,为心肝热盛之征。

[治法] 清心泻肝,凉血破瘀。

[方药] 破血红花散[114]加减。方中黄连、栀子、连翘清心泻肝;大黄、枳壳宽肠通便;当归、川芎、赤芍、苏木、红花活血破瘀;白芷、升麻、薄荷祛风清热。证属实热,体质未虚,故方中黄芪可去。若头痛珠胀,可再加胆草以泻肝;若口渴喜饮,可加石膏以清胃热;若小便赤涩,可合导赤散[56]清心导热。赤痛消退,则转用退翳明目之剂。

2. 外治

(1) 若翳膜红赤,用黄连西瓜霜眼药水[125],千里光眼药水[8]滴眼。待星翳平复,改用犀黄散[143]或涩化丹[109]点眼以磨障退翳。

(2) 引起瞳神缩小者,须结合用扩瞳药物。

(3) 睑内椒疮累累者,须结合劆洗法(其方法详见椒疮节)以消瘀积。

4.9 宿翳

宿翳是指黑睛疾患痊愈后遗留之瘢痕翳障。本病名见于《目经大成》。历代眼科文献,根据其翳的形状、范围、程度、颜色等情况命名,名目繁多,然其要者不外冰瑕翳、云翳、厚翳、斑脂翳四种。宿翳治疗困难,一般翳薄而早治,可望减轻或消退;若年久翳老,用药多难奏效。相当于西医学的角膜瘢痕。

【病因病机】 系凝脂翳、花翳白陷、聚星障、混睛障等黑睛疾病或外伤痊愈后遗留的瘢痕翳障。

【临床表现】 黑睛上有白色翳障,形状不一,厚薄不等,部位不定,但表面光滑,边缘清楚,眼无赤痛。位于黑睛周边而未遮瞳神者,视力影响较小;位于黑睛中央遮蔽瞳神者,可严重影响视力。若翳菲薄,如冰上之瑕,须在集光下方能察见者,为冰瑕翳;若翳稍厚,如蝉翅、似浮云,自然光线下可见者,为云翳;若翳较厚,色白如瓷,一望则知者,为厚翳;若翳与黄仁粘着,其色白中带黑,或有细小赤脉牵绊,瞳神倚侧不圆者,称斑脂翳。

【辨证论治】 辨证首宜分新久,新患日浅者,耐心调治,可望收效。治宜内外结合,用药总以补虚泻实,退翳明目为原则。年深日久者,多不治。

1. 内治

[症状] 黑睛疾患初愈或近愈,红退痛止,留有形状不一,厚薄不等之瘢痕翳障,视物昏朦,眼内干涩,可无全身症状。

[证候分析] 黑睛疾患后期,邪退正复,病变修复,故红退痛止。遗留瘢痕翳障,致黑睛失去晶莹清澈,阻碍神光发越,故视物昏朦,甚则视力严重下降。津液亏耗,阴津不足,故眼内干涩。病情基本痊愈,无邪正交争之象,故舌脉无特殊变化。

[治法] 退翳明目。

[方药] 消翳汤[120]加减。方中木贼、密蒙花退翳明目;羌活、防风、荆芥发散退翳、归尾、赤芍活血行滞;翳位风轮,内应于肝,疏肝、平肝亦可退翳,故用蔓荆子、柴胡祛风疏肝,还可加石决明以平肝;生地养阴,阴津亏损者,可再加玄参、麦冬养阴生津。若仍有轻微红赤,余热未尽者,可加黄芩;若赤脉伸入翳中,气血瘀滞者,加红花;舌淡脉弱,气阴不足者,加太子参;血虚者合四物汤[32];肾阴不足者合杞菊地黄丸[72],亦可改用开明丸[21]、拨云退翳

散[87]等丸散剂内服，逐渐调理，缓以图功。

2. 外治　外治以磨障消翳为主，用退云散[100]或八宝眼药[5]、荸荠退翳散[115]点眼。

3. 针刺疗法　采用眼周围与远端循经取穴方法。以睛明、承泣、健明为主穴，太阳、合谷、翳明为配穴，每次主、配穴各一，交替轮取。

4. 埋线疗法　以球结膜下埋线为主，先常规消毒、表面麻醉和局部麻醉后，用0号丝线或0~1号羊肠线埋入球结膜下，环绕角膜一周，离角膜2~3 mm远，线头不结扎，也不可外露，紧贴结膜剪断，涂以消炎眼膏，眼垫封盖1~2 d。多用于凝脂翳引起的宿翳。

参考资料

《秘传眼科纂要》："至若退翳之法，如风热正盛，则以祛风清热之药为主，略加退翳之药；若风热稍减，则以退翳之药为主，略加祛风药、清热药。若一味清热，以至热气全无，则翳不冰即凝，虽有神药，不能去矣。夫翳自热生，疔由毒发，发必在乌轮，乌轮属肝，则凡清肝、平肝、行肝气之药，如柴胡、芍药、青皮之类，皆退翳药也。浅学之流不识此理，惟执定蒙花、木贼、谷精、虫蜕、青葙、决明为退翳之药，又不辨寒热，信手摭拈，糊涂乱用，非徒取识者笑诸，而且害人。"

5 瞳神疾病

瞳神又名瞳子、瞳人、瞳仁、金井，有狭义和广义之分。狭义的瞳神仅指位于黑睛后方，黄仁中央可以展缩之圆孔，而广义乃指瞳神以及其后之眼内组织。

本章所述为广义瞳神的疾病。统归内障范畴，属于常见眼病。瞳神的结构复杂、精细，为眼产生视觉的重要部分。其病变多种多样，病后影响视力一般较外障眼疾严重。根据发病的特点，大体可以分为两类：一类在外可见瞳神散大、缩小或变形、变色等改变；一类则眼外观无明显异常，仅有视觉改变，如自觉视物模糊或变形、变色，或自视眼前似有蚊蝇飞舞，云雾飘移等。严重者，可失明。临证需配合必要的仪器检查，以进一步明确眼内病变的具体部位和性质。

按五轮学说，瞳神为水轮，内应于肾。因为肝肾同源，故发病常责之于肝肾。不过瞳神疾病的病因病机十分复杂，除与肝肾有关外，和其他脏腑的关系也很密切。

瞳神病变在内常由脏腑失调所致，外则多因感受邪气而起。其证有虚有实。虚证主要由脏腑内损，气血不足，真元耗伤，精气不能上荣于目所致；实证多因风热攻目，痰湿内聚，气郁血瘀，目窍不利而起。至于临床常见之由阴虚火旺，肝阳化风，脾虚湿停，气虚血滞等引起的眼病，又属虚实夹杂证。此外，黑睛病变，邪气深入，及头部外伤，以致气血失和等，也常引起瞳神疾病。

治疗方面，内治虚证一般多从补肝肾，养阴血，益精气方面着手；实证常用清热泻火，利湿祛痰，疏肝理气，凉血止血，活血化瘀等法；虚实夹杂证则需补虚泻实，以滋阴降火，柔肝熄风，健脾利湿，益气活血等法运用较多。此外，不少瞳神疾病，尚需根据病情，配合局部用药、针灸、手术等法综合治疗。

5.1 瞳神紧小　瞳神干缺

本病瞳神失去正常之展缩功能，持续缩小，甚至缩小如针孔，故称瞳神紧小。若瞳神失去正圆，边缘参差不齐，黄仁干枯不荣，则称瞳神干缺。古代文献最早在《秘传眼科龙木论》中仅有瞳神干缺的记载，至《证治准绳·七窍门》，才以瞳神紧小的发病特征命名，并作了比较全面地论述。两者瞳神见症虽有差别，实则同为黄仁病变，且瞳神干缺是由瞳神紧小失治而成。其病因复杂，变化较多，且易反复发作。若治疗失当，往往并发他症而导致失明。瞳神紧小、瞳神干缺颇类西医学之虹膜睫状体炎，而后者又多见于慢性虹膜睫状体炎。

【病因病机】

1. 肝经风热或肝胆火邪攻目。

2. 外感风湿，郁久化热；或素体阳盛，内蕴热邪，复感风湿，风湿与热搏结于内，上犯清窍。

3. 劳伤肝肾或病久伤阴，虚火上炎。

以上诸种因素皆可导致邪热灼伤黄仁，以致黄仁展而不缩，瞳神紧小；火盛水衰，阴精耗涩，瞳神失于濡养则干缺不圆。

此外,火疳、花翳白陷、凝脂翳、混睛障、蟹睛症、真睛破损等,邪毒内侵,亦常引起本病。

【临床表现】　本病有急性、慢性之分。

1. 急性者,起病即有羞明流泪,眼珠坠痛而拒按,眉棱骨痛,或痛连额颞,视物模糊,或自觉眼前似有蚊蝇飞舞等症。

检视眼部,可见抱轮红赤,黄仁色暗,纹理模糊,瞳神缩小,展缩失灵。黄仁之瞳神缘易与其后之晶珠粘着(图 5-1),以致瞳神偏缺不圆(图 5-2)。若用集合光检查法或裂隙灯显微镜检查,黑睛内壁有白色尘状或点状物附着(图 5-3),神水变混。严重者,可见黄液上冲(彩图 15)。

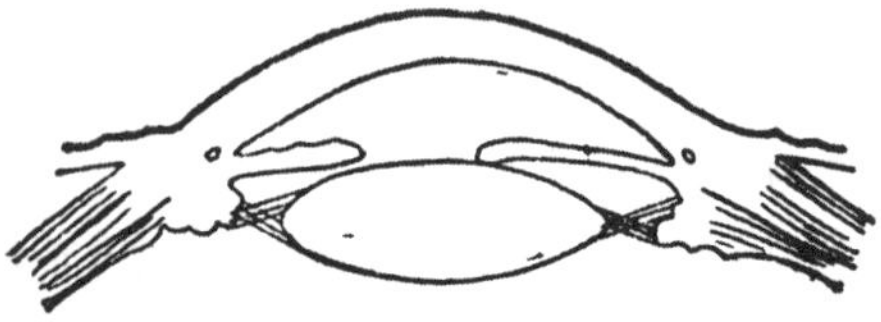

图 5-1　瞳神干缺侧面观

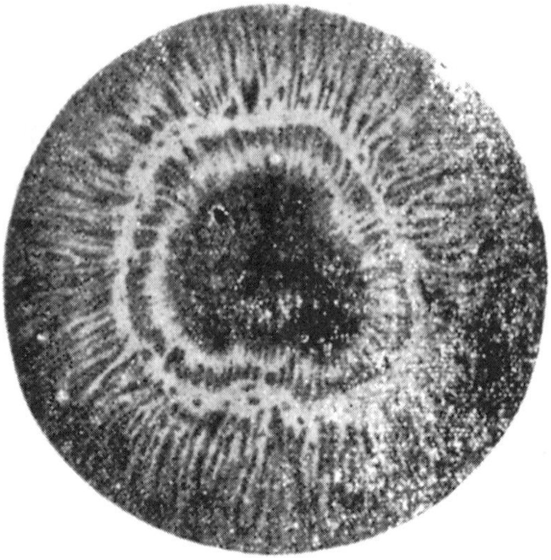

图 5-2　瞳神干缺正面观

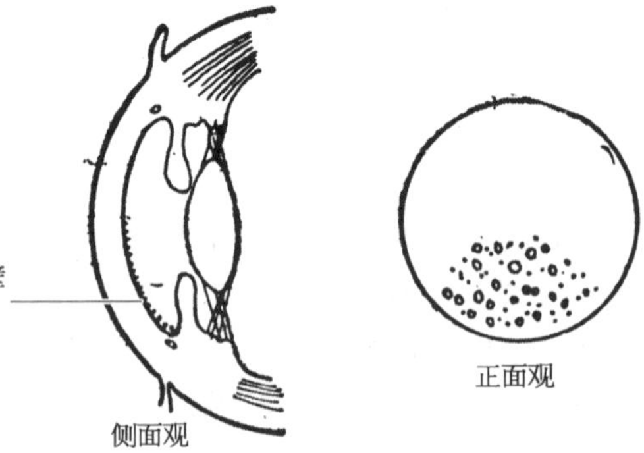

图 5-3　黑睛内壁沉着物

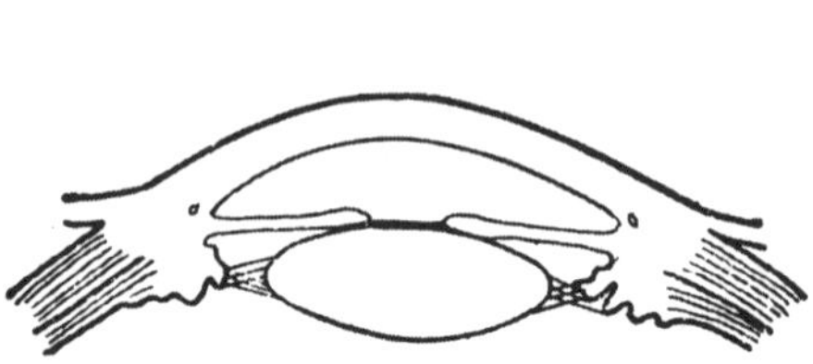

图 5-4　瞳神膜闭侧面观

2. 慢性者,自觉眼前飘移之黑花较多,其余眼部见症与前者基本相似,但病势较轻。检眼镜下可见玻璃体混浊。此病情发展缓慢,容易反复发作,常致瞳神干缺。若瞳神边缘与晶珠完全粘连,则瞳神闭锁;若瞳后晶珠表面结成灰白膜障,则可封闭瞳神(图 5-4)。两者皆能阻断神水由瞳神后方向前流出,以致神水瘀积于内,压迫黄仁,向前膨隆,眼珠胀硬,继发绿风内障。由于神水的变化,尚可引起晶珠日渐混浊,以致盲不见物。

此外,病情严重或迁延日久者,还可导致神水枯竭,眼珠萎软而失明。

【辨证论治】　本病初起,以实证及虚实夹杂证为常见。实证多因外感风、湿、热邪或内有肝胆郁热而起,发病比较急重。虚实夹杂证常由肝肾阴亏,火旺于上所致,抑或病久伤阴,邪热未除,转化而来,其病程常较缠绵。临证时,应结合全身症情进行辨证。内治,实证常用祛风、除湿、清热、解毒、凉血、散瘀等法;虚实夹杂,阴虚火旺之证,则予滋阴降火。至于病到后期,邪气虽退,肝肾亏虚,目暗不明者,又宜滋补肝肾,利窍明目。本病在开始内治的同时,必须重视局部用药及时扩瞳,以防瞳神干缺。

1. 内治

(1) 肝经风热

[症状] 起病较急,瞳神紧小,眼珠坠痛,视物模糊,羞明流泪,抱轮红赤,神水混浊,黄仁晦暗,纹理不清。全身症见头痛发热,口干舌红,舌苔薄白或薄黄,脉浮数。

[证候分析] 风热交攻则发病急。邪循肝经上壅于目,故眼痛视昏,羞明流泪,抱轮红赤。热邪煎熬致神水变混。黄仁属肝。其色晦暗,纹理不清,瞳神紧小,皆因肝经风热上攻,血随邪壅,黄仁肿胀纵弛,展而不缩所致。全身症见头痛发热,口干舌红,苔薄白或薄黄及脉浮数等,均为风热之象。

[治法] 祛风清热。

[方药] 新制柴连汤[147]加减。原方主要具有祛风散邪,清肝泻热的功效。若目中赤痛较甚,可选加生地、丹皮、丹参、茺蔚子凉血活血,增强退赤止痛的作用。

(2) 肝胆火炽

[症状] 瞳神甚小,珠痛拒按,痛连眉棱、颞颥,抱轮红甚,神水混浊,黑睛之后或见血液沉积,或有黄液上冲。全身症多有口苦咽干,烦躁易怒,舌红苔黄,脉弦数等。

[证候分析] 目为肝窍,眉棱、颞颥分属肝、胆。肝胆实火上攻,热盛血壅,故珠痛拒按,痛连眉棱、颞颥,抱轮红甚。神水受灼,遂变混浊,或为黄液上冲。若火入血络,逼血外溢,则黑睛之后可见血液沉积。口干苦,烦躁易怒,舌红苔黄,脉弦数等全身症,亦由肝胆火炽所致。

[治法] 清泻肝胆。

[方药] 龙胆泻肝汤[46]加减。原方重在直折肝胆实火。若眼赤痛较甚,或黑睛之后有血液沉积,可选加丹皮、赤芍、蒲黄以凉血活血或止血。若见口渴便秘,黄液上冲,宜加生石膏、知母、大黄等清泻阳明之火,亦可参照第4章之黄液上冲用药。

(3) 风湿夹热

[症状] 发病或急或缓,瞳神紧小或偏缺不圆,目赤痛,眉棱、颞颥闷痛,视物昏朦,或黑花自见,神水混浊,黄仁纹理不清。常伴有头重胸闷,肢节痠痛,舌苔黄腻,脉弦数或濡数等症。

[证候分析] 风湿与热相搏,阻滞于中,清阳不升,湿浊上泛,故致目赤痛,头昏重,眉棱、颞颥闷痛,视物昏朦,黑花自见。湿热上蒸神水,则神水粘浊;熏蒸黄仁,则黄仁肿胀,纹理不清,展而不缩;黄仁瞳神缘与晶珠粘着,则偏缺不圆。至于全身所见之胸脘满闷,肢节痠痛,舌红苔黄腻,脉弦数或濡数等,均由风湿热邪所致。

虽同属风湿热邪为患,其风热偏重者,往往发病较急,眼症表现较剧;热邪不盛,风湿偏重者,一般发病迟缓,眼部赤痛诸症时轻时重,易反复发作,黄仁晦暗,瞳神多偏缺不圆。

[治法] 祛风除湿清热。

[方药] 抑阳酒连散[68]加减。原方主要以独活、羌活、防己、白芷、防风、蔓荆子祛风除湿;黄连、黄芩、栀子、黄柏、寒水石清热泻火;生地、知母滋阴抑阳;甘草和中,调和诸药,共奏

祛风除湿、清热抑阳之功。本方用于风热偏重，赤痛较甚者，宜酌减独活、羌活、白芷等辛温发散药物，加茺蔚子、赤芍清肝凉血，活血止痛。若用于风湿偏盛，热邪不重，脘闷苔腻者，宜减去知母、黄柏、寒水石等寒凉泻火药物，酌加厚朴、白蔻、茯苓、苡仁宽中利湿。

（4）肝肾阴虚

［症状］　病势较缓和或病至后期，眼干涩不适，视物昏花，赤痛时轻时重，反复发作，瞳神多见干缺不圆。常兼见头晕失眠，五心烦热，口燥咽干，舌红少苔，脉细而数等。

［证候分析］　病势较缓和或病至后期，眼症时轻时重及反复发作等，属正虚而邪不盛，正邪相搏，互有进退的表现。因素体阴虚或病久肝肾阴亏，阴精不能上濡于目，以致眼干涩不适，视物昏花，瞳神干缺。火炎于上，故目赤头晕。火扰心神则失眠。阴虚水不制火，故五心烦热，口燥咽干，舌红少苔，脉细数。

［治法］　滋养肝肾。

［方药］　杞菊地黄丸[72]加减。原方以六味地黄丸为基础，滋养肝肾之阴，壮水制火；枸杞子、菊花增强养阴补血，益精明目的作用。若用于阴虚火旺，眼部赤痛较重者，宜加苦寒泄热之知母、黄柏，共奏滋阴降火之功。

2. 外治

（1）局部使用扩瞳剂　发病之初即用药物迅速充分扩瞳，既可防止瞳神干缺及由此而引起的一系列严重并发症，又有助于缓解眼部疼痛。常用药为1%阿托品液或软膏，每日点眼1~3次（每次滴阿托品眼液后，应压迫内眦部3~5 min），或视病情而定。

（2）滴用清热解毒眼液　如黄芩眼药水[128]或10%~50%千里光眼液[8]。

（3）局部热敷　常用热水或内服药渣煎水作湿热敷，以退赤止痛。

3. 针刺疗法

（1）体针

常用穴：睛明、攒竹、瞳子髎、丝竹空、肝俞、足三里、合谷。每次局部取2穴，远端配1~2穴。

（2）耳针　可取耳尖、神门、眼等穴。

4. 其他疗法　必要时可用激素类或抗生素类药物滴眼或球结膜下注射。

5.2　绿风内障　青风内障

绿风内障和青风内障，为常见的一类致盲性眼病。一般绿风发病急剧，青风病势轻缓，二者发病因素虽然复杂，但局部均与神水瘀滞有关。两病皆类西医学之青光眼。

绿风内障

绿风内障是以眼珠变硬，瞳神散大，瞳色淡绿，视力严重减退为主要特征的眼病。在唐代，《外台秘要》所载“绿翳青盲”颇类本病，并认为是由“内肝管缺，眼孔不通”所致。至于绿风内障的病名，至《太平圣惠方》才有记载。本病患者多在四十岁以上，女性尤多。可一眼先患，亦可双眼同病。发作有急，有缓。不过无论病势缓急，其危害相同，故应尽早诊治。若迁延失治，盲无所见，则属不治之症。

【病因病机】

1. 肝胆火邪亢盛，热极生风，风火攻目。

2. 情志过伤，肝失疏泄，气机郁滞，化火上逆。

3. 脾湿生痰,痰郁化热生风,肝风痰火,流窜经络,上扰清窍。

4. 劳神过度,真阴暗耗,水不制火,火炎于目;或水不涵木,肝阳失制,亢而生风,风阳上扰目窍。

5. 肝胃虚寒,饮邪上逆。

以上阴阳偏盛,气机失常诸种原因,均可导致气血失和,经脉不利,目中玄府闭塞,气滞血郁,神水瘀积,酿成本病。

【临床表现】 发病前,常在情志刺激或劳神过度后,自觉眼珠微胀,同侧头额作痛,鼻根发痠,观灯火有虹晕,视物昏朦,如隔云雾等,休息之后,诸症尚可缓解。若未及时就医,即可发病。

急性发作时,症状剧烈,头痛如劈,眼珠胀痛欲脱,痛连目眶、鼻、颊、额、颞,视力急降,甚至仅存光感或失明。全身常伴恶心呕吐或恶寒发热等候。检视眼部,胞睑微肿,抱轮深红,甚至白睛混赤,黑睛雾状混浊,瞳神散大,展缩失灵,瞳内气色略呈淡绿(彩图21)。指扪眼珠变硬,甚者胀硬如石,眼压多在50 mmHg(6.67 kPa)以上,高者达80 mmHg(10.67 kPa)左右。此时及时救治,诸症可以消退,视力尚能恢复。如果延误失治,眼珠胀硬不减,则瞳神散大不收,黄仁部分变白,晶珠色呈灰黄,视觉完全丧失。

急性发作经治疗之后(亦偶有未经治疗者),还可转入慢性阶段,诸症减轻,但遇情志不舒,或过度劳累等,又可急性发作。若病情经常反复,眼珠时时胀硬,瞳神愈散愈大,视物日渐昏朦,最终亦失明。

本病应与瞳神紧小、天行赤眼相鉴别(表5-1)。

表5-1 三种白睛暴赤眼病的鉴别

鉴别要点	绿风内障	瞳神紧小	天行赤眼
视觉	视力骤降,有虹视	视力减退	视力正常,眵泪多时偶有虹视
疼痛	患侧头痛如劈,眼珠胀痛欲脱	患眼坠痛,痛连眉骨、颞颥	患眼灼热疼痛或痛痒交作
眵泪	一般较少	流泪	热泪频流,眵多胶结
白睛	抱轮深红或白睛混赤	抱轮红赤	白睛红赤
黑睛	云雾状混浊	一般透明,但内壁下分有白色细点状物附着	透明,或浅层有星点样混浊
瞳神	散大,呈纵卵圆形,收缩失灵,瞳内呈淡绿色	紧小,开大失灵,常干缺不圆,甚至闭锁或为白膜封闭	正常
眼珠硬度(眼压)	增高	正常或稍低	正常
呕恶	伴恶心、呕吐	无	无

【辨证论治】 本病主要由风、火、痰、郁及肝之阴阳失调,引起气血失和,经脉不利,目中玄府闭塞,珠内气血津液不行所致。一般症来势猛,临证施治,除消除病因,治其根本外,还应注意收缩瞳神,开通玄府,尽快消除瘀滞,改善症状,以保存视力。如《证治准绳·七窍门》对瞳神散大就强调:"病既急者,以收瞳神为先。瞳神但得收复,目即有生意。"常用治疗手段为内服药物,局部用药及针刺疗法,必要时中西医结合抢救视力。

1. 内治

(1) 肝胆火炽,风火攻目

[症状] 发病急剧,头痛如劈,眼珠胀痛欲脱,连及目眶,视力急降,抱轮红赤或白睛混赤浮肿,黑睛呈雾状混浊,瞳神散大,瞳内呈淡绿色,眼珠变硬,甚至胀硬如石。全身症见恶心呕吐,或恶寒发热,溲赤便结,舌红苔黄,脉弦数等。

[证候分析] 肝胆火炽,热盛动风,风火相煽,交攻于上,故骤然发病,头目剧痛,痛连目眶,抱轮红赤,黑睛混浊。若肝火犯肺则白睛混赤肿胀。因火性升散,风性开泄,肝胆风火攻冲瞳神,故瞳神散大呈淡绿色。热气怫郁于目,玄府闭密,则珠内气血津液不得流行,致气滞血郁,神水瘀积,故眼珠胀硬,视力急降。肝火犯胃,胃失和降则恶心呕吐。火邪亢盛,正气未衰,正邪交争,故恶寒发热。溲赤便结由火邪内盛所致。舌红苔黄,脉弦数亦皆肝胆实火之征。

[治法] 清热泻火,凉肝熄风。

[方药] 绿风羚羊饮[122]或羚羊钩藤汤[124]加减。前方是以清热泻火为重,方中用羚羊角清热明目,平肝熄风为主药;黄芩、玄参、知母重在清热泻火;大黄凉血活血,泄热通腑;车前子、茯苓清热利水,导热由小便出;防风助主药搜肝风,散伏火;桔梗清热利窍;细辛开窍明目,治头风痛。诸药组方,共呈清热泻火,凉肝熄风,利窍明目之功。方中若加胆草、黄连、钩藤,则更增清肝熄风之力。呕吐甚者,酌加竹茹、法夏之类降逆止呕。对于热极动风,阴血已伤之证,则宜以凉肝熄风为主,用羚羊钩藤汤加减。方中羚羊角、钩藤、桑叶、菊花清热平肝熄风;生地、白芍滋阴凉血养肝;贝母、竹茹、甘草清热化痰;茯苓宁心安神。若加石决明、牛膝、细辛,用于本证则更增开窍明目,通络行滞的作用。

(2) 痰火动风,上阻清窍

[症状] 起病急骤,头眼剧痛诸症与肝胆火炽者同。常伴身热面赤,动辄眩晕,恶心呕吐,溲赤便结,舌红苔黄腻,脉弦滑数等症。

[证候分析] 脾湿生痰,肝郁化火,痰因火动,火盛风生,肝风挟痰火而流窜经络,上壅头目,阻塞清窍,以致气血津液,郁滞不行,故暴发本病。由于痰火内盛,因而身热面赤,动辄眩晕,恶心呕吐。大小肠积热,故溲赤便结。舌红苔黄而腻,脉弦滑而数,均属痰火之象。

[治法] 降火逐痰,平肝熄风。

[方药] 将军定痛丸[97]加减。方中重用大黄为主药,配黄芩、礞石、陈皮、半夏、桔梗等,大力降火逐痰;以白僵蚕、天麻合礞石平肝熄风;白芷协助主药,定头风目痛;薄荷辛凉散邪,清利头目。此方用于本证,使上壅之痰火得降,肝风平熄,诸症方能缓解。

(3) 肝郁气滞,气火上逆

[症状] 眼部主症具备,全身尚有情志不舒,胸闷嗳气,食少纳呆,呕吐泛恶,口苦、舌红苔黄,脉弦数等。

[证候分析] 胸闷嗳气,口苦,舌红苔黄,脉弦数等皆情志不舒,肝郁气滞,郁久化火之征,而头眼部症状乃气火上逆所致。肝失条达,气火横逆而犯脾胃,脾失健运,故食少纳呆;胃失和降,则呕吐泛恶。

[治法] 清热疏肝,降逆和胃。

[方药] 丹栀逍遥散[22]合左金丸[27]加减。前方以柴胡为主药疏肝解郁;丹皮、栀子清肝泻火;当归、白芍养血柔肝;白术、茯苓、甘草、生姜理脾和胃止呕;薄荷辅助主药,疏散条达

肝气。后方以黄连为主,清肝胃之火,以降其逆,少佐吴茱萸,辛温开郁,降气止呕。两方合用,共奏清热疏肝,降逆和胃之功。

(4) 阴虚阳亢,风阳上扰

[症状] 头目胀痛,瞳神散大,视物昏朦,观灯火有虹晕,眼珠变硬,心烦失眠,眩晕耳鸣,口燥咽干,舌红少苔,或舌绛少津,脉弦细而数或细数。

[证候分析] 肝肾阴虚,虚火上扰,清窍不利,故头目胀痛。神水瘀滞,故眼珠变硬。阴主敛,阳主散,阴虚阳亢则瞳神散大。阴虚血少,瞳神失养以致视物昏花。古人认为观灯火生虹晕乃阴虚阳盛,水不制火,阴阳相乖,水火相射所致。虚火上炎,扰动心神则心烦失眠。阴虚阳亢,水不涵木,风阳上旋,故眩晕耳鸣。口燥咽干,舌红少苔,脉弦细而数皆示阴虚火旺;若舌质红绛而少津液,脉细数,则阴血亏虚更甚。

[治法] 滋阴降火,平肝熄风。

[方药] 知柏地黄丸[91]或阿胶鸡子黄汤[71]加减。知柏地黄丸重在滋阴降火,适用于肝肾阴虚,虚火上炎为重者。若兼风阳上扰,可酌加石决明、钩藤平肝熄风。阿胶鸡子黄汤以阿胶、鸡子黄为主药,滋阴血而熄肝风;辅以生地、白芍、茯苓滋阴养血,柔肝安神;石决明、牡蛎、钩藤平肝潜阳熄风;络石藤凉血通络行滞;甘草清热和中。全方共奏滋阴养血,柔肝熄风之效。适用于热邪耗灼真阴,阴亏血虚,肝风内动之证。

(5) 肝胃虚寒,饮邪上犯

[症状] 头痛上及巅顶,眼珠胀痛,瞳散视昏,干呕吐涎,食少神疲,四肢不温,舌淡苔白,脉弦。

[证候分析] 胃阳不足,痰饮内停。肝之寒邪犯胃,挟痰饮而上逆,并循厥阴经脉上冲头目,阻遏清窍,故致头痛眼胀,瞳散视昏,干呕吐涎。又,神乃水谷精气所化生,四肢皆禀气于胃,因胃阳不足,受纳消化水谷之功能低下,脏腑精气虚衰,故食少神疲,四肢不温。舌淡苔白,脉弦亦为肝胃虚寒之象。

[治法] 温肝暖胃,降逆止痛。

[方药] 吴茱萸汤[70]加减。《审视瑶函》吴茱萸汤是以《伤寒论》方为基础加减而成。方中仍用吴茱萸为主药,温肝暖胃,降上逆之阴邪,止阳明之呕吐及厥阴之头痛。配生姜、法夏、陈皮温脾胃,涤痰饮,降呕逆;川芎、白芷散寒邪,止头痛;人参、茯苓、炙甘草补脾胃。诸药合用,可收温肝暖胃,降逆止呕,散寒止痛的功效。

此外,症状反复发作,视力锐减,全身兼有肝肾两亏,气血不足之证候者,参照青风内障内治第4项治疗。

2. 外治 局部宜及早频用缩瞳剂。

(1) 槟榔滴眼液[149] 症重时每15~30分钟滴眼1次。症状缓解后,每日滴3~5次。亦可用槟榔碱药膜,每日2~3次。使用时将药膜置于下睑与白睛之间,待其自行溶化。

(2) 1%丁公藤滴眼液,每日滴眼3~4次。

(3) 1%~2%毛果芸香碱液 症重时每3~5分钟滴眼1次。症状缓解后,可视病情改为1~2 h 1次,或每日2~3次。

3. 针刺疗法

(1) 体针

常用穴:睛明、攒竹、瞳子髎、阳白、四白、太阳、风池、翳明、合谷、外关等。恶心呕吐时可配内关、足三里。每次局部取2穴，远端取2穴。

(2) 耳针　可取耳尖、目$_1$、眼等穴。

4. 其他疗法

(1) 20%甘露醇250 ml，静脉滴注，30~60 min滴完；或50%葡萄糖液100 ml，一次静脉注入。

(2) 西医手术治疗。

青风内障

青风内障是指起病无明显不适，逐渐眼珠变硬，瞳色微混如青山笼淡烟之状，视野缩窄，终至失明的眼病。病名早见于《太平圣惠方》。患者年龄主要分布于20~60岁，男性略多。

由于本病进展缓慢，一般症状不明显，故早期常被忽视，待到晚期就诊，视力已难挽回，终于失明。因此，临床上必须注意对本病的早期诊断和早期治疗。

【病因病机】

1. 忧愁忿怒，肝郁气滞，气郁化火。

2. 脾湿生痰，痰郁化火，痰火升扰。

3. 竭思劳神，用意太过，真阴暗耗，阴虚火炎。

以上因素皆可导致气血失和，脉络不利，神水瘀滞，而酿成本病。

【临床表现】　发病可无自觉症状，或于瞻视过久，劳神过度之后，一时微感头晕头痛，眼珠胀痛，观灯火有虹晕，视物昏花等。

病初起视力尚好，检视眼内外可无异常。随病情进展，中心视力尚可，视野日渐缩窄，瞳神轻度散大，瞳色淡青，指扪眼珠稍硬，眼压偏高，24 h内眼压波动幅度增大。若用检眼镜观察眼底，可见视神经乳头生理凹陷稍深，颜色稍淡，中央血管略向鼻侧偏移，或呈轻度屈膝爬行状。有时在视神经乳头处可见动脉搏动。病情严重时，中心视力减退，视野高度缩窄，眼珠胀硬，眼压可达50 mmHg(6.67 kPa)左右。眼底可见视神经乳头凹陷深大呈杯状，颜色苍白，血管明显偏向鼻侧成屈膝状爬行而出。最终至中心视力消失，盲无所见。

【辨证论治】

1. 内治

(1) 气郁化火

[症状]　情志不舒，头目胀痛，胸胁满闷，食少神疲，心烦口苦，舌红苔黄，脉弦细。

[证候分析]　肝喜条达。情志不舒者，肝气失于条达，气郁则容易化火，气火上逆，故头目胀痛，心烦口苦。胁为肝脉之所过，气阻脉络则胁胀不适。肝郁乘脾，脾失健运，故胸闷食少，神疲乏力。舌红苔黄，脉细乃肝有余，脾不足所致。

[治法]　清热疏肝。

[方药]　丹栀逍遥散[22]加减。原方意在清热疏肝。若用于肝郁而阴血亏虚较甚者，可加熟地、女贞子、桑葚子以补助归、芍滋阴养血。若用于肝郁而化火生风者，可去薄荷、生姜，选加夏枯草、菊花、钩藤、羚羊角以增清热平肝熄风之力。

(2) 痰火升扰

[症状]　头眩目痛，心烦而悸，食少痰多，胸闷恶心，口苦舌红，苔黄而腻，脉弦滑或滑数。

［证候分析］ 痰火升扰，流窜经络，上蒙清窍，则头眩目痛。痰火内扰，心神不安，胃失和降，故心烦而悸，食少痰多，胸闷恶心，且口苦、舌红苔黄腻，脉弦滑或滑数。

［治法］ 清热祛痰，和胃降逆。

［方药］ 黄连温胆汤[126]加减。方中以二陈汤（陈皮、半夏、茯苓、甘草）为燥湿祛痰，理气和胃的基础；用竹茹、枳实入胆胃清热，降逆和胃；用黄连清热燥湿，除烦止呕。诸药共奏清热祛痰，和胃降逆之效。

（3）阴虚风动

［症状］ 劳倦后眼症加重，头眩眼胀，瞳神略有散大，视物昏朦，或观灯火有虹晕，失眠耳鸣，五心烦热，口燥咽干，舌绛少苔，脉细数。

［证候分析］ 劳倦太过，阴血亏虚，水不涵木，肝风上旋，以致头眩耳鸣，眼珠胀痛，瞳神微散。阴虚血少，瞳神失养则视物昏朦。观灯火有虹晕，夜卧失眠，五心烦热，口燥咽干，舌绛少苔，脉细数等皆由阴虚血少，水不制火所致。

［治法］ 滋阴养血，柔肝熄风。

［方药］ 阿胶鸡子黄汤[71]加减。原方重在滋阴养血，柔肝熄风。虚火尚旺者，方中酌加知母、黄柏、地骨皮之类降虚火。

（4）肝肾两亏

［症状］ 病久瞳神渐散，中心视力日减，视野明显缩窄，眼珠胀硬，眼底视乳头生理凹陷加深扩大，甚至呈杯状，颜色苍白。全身症有头晕耳鸣，失眠健忘，腰膝痠软，舌淡脉细，或面白肢冷，精神倦怠，舌淡苔白，脉沉细无力。

［证候分析］ 病久元气衰惫，肝肾精血亏损，目窍失养，神光衰微，故视力减退。视乳头颜色苍白无血色，中央凹陷如杯状为失于精血濡养所致。既病之后，脉道阻塞，神水瘀滞，故眼珠胀硬不减。头晕耳鸣，失眠健忘，腰膝痠软，舌淡脉细等，尽皆肝肾精血不足的全身症。若还兼有面白肢冷，精神倦怠，夜间多尿，舌淡苔白，脉沉细，则偏肾阳不足。

［治法］ 补益肝肾。

［方药］ 杞菊地黄丸[72]或肾气丸[75]加减。杞菊地黄丸补益肝肾，用于肝肾精血不足者，若嫌力薄，酌加菟丝子、五味子、当归、白芍、川芎等。肾气丸是在六味地黄丸滋养肾阴的基础上再加肉桂、附子而成，于水中补火，鼓舞肾气，协调阴阳。适用于本证肝肾不足，肾阳偏虚者。若兼气血不足，可于方中酌加党参、黄芪、当归、白芍、川芎等。

2. 外治 局部使用缩瞳剂。如用 1% 丁公藤或 1%～2% 毛果芸香碱液，每日滴眼 3～4 次，亦可视病情而定。

3. 针刺疗法 参见绿风内障。

4. 其他疗法 经上述治疗不效，宜结合西医手术治疗。

【预防】 本病病因比较复杂，目前尚难从根本上防止发病。一般是从早期诊断和早期治疗方面努力，力求减低对视功能的损害，避免致盲的严重后果。通常采用如下措施：

1. 开展对本病有关知识的宣传，在 30 岁以上成人中进行普查，以发现早期病例。

2. 临床上凡发现如下可疑本病的患者，应在眼科作进一步检查，明确诊断。

（1）出现一过性虹视、雾视现象，并伴有头痛，但不能用其他原因解释者。

（2）不能解释的视疲劳及不明原因的视力下降，特别是戴镜或频换眼镜仍感不适者。

（3）家族中有本病患者，而本人兼有不明原因的视力下降或其他可疑症状者。

(4) 一眼已患本病者之“健眼”,以及视神经乳头或视野出现可疑变化者。

(5) 24 h 内眼压波动幅度大于 8 mmHg(1.07 kPa),或眼压高于 24 mmHg(3.2 kPa)者。

5.3　圆翳内障

本病是指晶珠混浊,视力缓降,渐至失明的慢性眼病。因最终在瞳神之中出现圆形银白色或棕褐色的翳障,故《秘传眼科龙木论》称之为圆翳内障。本病多见于老年人。常两眼发病,但有先后发生或轻重程度不同之别。历代眼科文献所载与本病类同者计十余种之多,如浮翳、沉翳、滑翳、枣花翳、黄心白翳、如银内障等。其名虽异,实则均为晶珠混浊,只是病变之阶段、程度、部位、颜色有所差别而已。本病翳定障老时,经手术治疗可以恢复一定视力。相当于西医学之老年性白内障。

【病因病机】　多因年老体衰,肝肾两亏,精血不足,或脾虚失运,精气不能上荣于目所

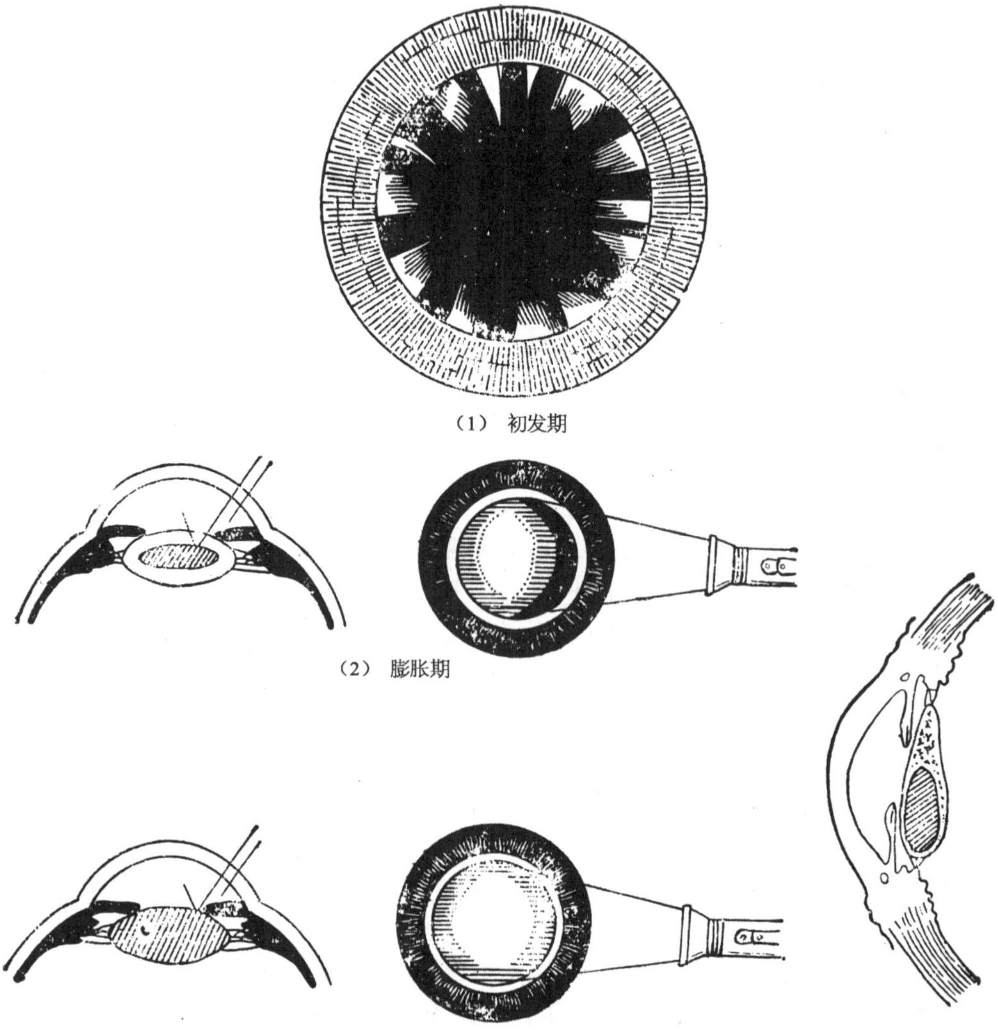

(1) 初发期

(2) 膨胀期

(3) 成熟期

(4) 过熟期

图 5-5　圆翳内障不同阶段的示意

致。此外,肝经郁热或阴虚挟湿热上攻,也能引起本病。

【临床表现】 本病初起,眼无红肿疼痛,仅自觉视物微昏,或眼前有位置固定之点状、条状或圆盘状阴影;或视近尚清,视远昏朦;或明处视昏,暗处视清;或明处视清,暗处视昏;或视灯光、明月如有数个。昏朦日进,则渐至不辨人物,只见手动,甚至仅存光感。

检视瞳神,圆整无缺,展缩自如。初起,若晶珠混浊出现于边缘,状如枣花、锯齿,视力多无明显影响〔图5-5(1)〕。继则晶珠灰白肿胀,如油脂浮于水面,电筒侧照,可见黄仁之阴影呈新月形投射于晶珠表面〔图5-5(2)〕。最终晶珠全混,色白圆整,电筒侧照,黄仁阴影消失〔图5-5(3)〕。此时翳定障老,正宜手术治疗。否则,日久晶珠缩小,翳如冰棱而下沉〔图5-5(4)〕。若晶珠混浊从核心开始,渐向周围扩散,其色多为棕黄、棕红或黑色。

【辨证论治】 本病病程较长,药物治疗适用于早期,若晶珠灰白混浊,已明显障碍瞳神,则药物难以奏效,宜待翳定障老之后,手术治疗。

1. 内治

(1) 肝肾两亏

[症状] 视物模糊,头晕耳鸣,腰膝痠软,舌淡脉细,或面白畏冷,小便清长,脉沉弱。

[证候分析] 肝肾精血不足,目窍失养,晶珠渐混则视物模糊。脑髓、骨胳失养,故头晕耳鸣,腰膝痠软。血虚不充脉络,则舌淡脉细。若见面白畏冷,小便清长,脉沉弱,又属肾阳偏虚之象。

[治法] 补益肝肾。

[方药] 杞菊地黄丸[72]或右归丸[29]加减。杞菊地黄丸滋补肝肾,益精明目。用于精血亏甚者,宜加菟丝子、楮实子、当归、白芍。右归丸中肉桂、附子主温肾阳;熟地、山药、山萸肉、枸杞子、菟丝子、杜仲补养肝肾,益精明目,强壮腰膝;鹿角胶、当归温阳补血。十药组方,共呈温补肾阳,益精养血之功。

(2) 脾虚气弱

[症状] 视物昏花,精神倦怠,肢体乏力,面色萎黄,食少便溏,舌淡苔白,脉缓或细弱。

[证候分析] 脾虚不运,脏腑精气不足,不能上贯于目,晶珠失养,渐变混浊,故视物昏花。脏腑精气不足以生神及充养周身,因而精神倦怠,面色萎黄,肢体乏力。脾虚运化不力,故食少便溏。舌淡苔白,脉缓或细弱皆脾虚气弱之征。

[治法] 补脾益气。

[方药] 补中益气汤[66]加减。原方调补脾胃,升阳益气。若用于脾虚湿停,大便溏泻者,可去当归,加茯苓、扁豆、苡仁之类健脾渗湿。

(3) 肝热上扰

[症状] 头痛目涩,眵泪眊矂,口苦咽干,脉弦。

[证候分析] 眊矂,指目昏不爽之状。肝热循经上攻头目,故头痛目涩,眵泪眊矂。口苦咽干脉弦亦由肝热所致。

[治法] 清热平肝。

[方药] 石决明散[38]加减。原方以石决明、草决明为主药,清热平肝,明目退翳障;青葙子、栀子、大黄、赤芍清肝泻热;荆芥、木贼、羌活疏风散邪。诸药合用,共呈清热平肝,散邪明目的功效。肝火不盛或脾胃不实者,酌去大黄、栀子。无郁邪者可去荆芥、羌活。

（4）阴虚挟湿热

［症状］　目涩视昏，烦热口臭，大便不畅，舌红苔黄腻。

［证候分析］　素体阴虚，中湿化热，阴虚挟湿热上攻，目失濡养，更被湿热怫郁，故目涩视昏。热扰心神，则心中烦热。湿热郁遏胃肠，升降失常，浊气上升则口臭；浊气失降则大便不畅。舌红苔黄腻乃阴虚挟湿热之象。

［治法］　滋阴清热，宽中利湿。

［方药］　甘露饮[24]加减。方中以生地、熟地滋阴补肾；天冬、麦冬、石斛滋阴清热；黄芩、茵陈清热利湿；枳壳、枇杷叶宽中降气以助化湿；甘草清热和中。诸药合用，重在滋阴清热，兼以利湿。

除上述分证论治外，临床上常根据病情选用成药配合治疗，以提高疗效。如目昏兼头晕耳鸣，心悸失眠等症，属肾阴虚，心肾失调，水火不交者，可常服磁朱丸[148]镇心明目；属肝肾精血两亏，兼阳亢动风者，可常服石斛夜光丸[39]滋阴平肝明目。

2. 针刺疗法　本法仍只适用于早期患者，且宜与内服药物配合使用。

常用穴：睛明、球后、攒竹、鱼腰、臂臑、合谷、足三里、三阴交。每日或隔日 1 次，每次 2～3 穴，8～10 次为一疗程。

3. 手术疗法　晶珠全混，翳定障老，若瞳人展缩如常，光定位及色觉良好者，可行手术治疗。

白内障针拨术

白内障针拨术是在古代眼科“金针拨内障”的基础上，经过改良的一种手术方法，是通过手术将混浊的晶状体移位到玻璃体腔内，而使患者复明。适应证为老年性成熟期或近成熟期白内障。本法具有患者痛苦少，术后不需卧床和器械简单，方法简便等优点。年老多病患者尤宜这种手术方法。具体操作又有扁针法和圆针法两种。

术前准备：术前数天患眼点消炎眼药水，冲洗泪道。术前 2 h 滴 1%阿托品液或 1%～2.5%新福林液散瞳，直至瞳孔充分放大（8 mm 以上）。术眼结膜囊及术区皮肤按常规消毒，眼垫包封。进手术室后再冲洗结膜囊及消毒皮肤，作表面麻醉。

手术器械：持针器、小蚊式止血钳、固定镊、无齿结膜镊、双面刮胡须刀片（用时掰成三角形，刀锋长 7～8 mm，底边宽 4～5 mm）。扁针法加扁针头拨障针、扩张针、眼睑拉钩、眼科剪、针及线。圆针法加圆头拨障针、开睑器。

手术方法：

（1）扁针操作法　以左眼为例，患者取半卧位，或用五官科检查椅取坐位，头微后仰，铺手术巾，作球后及下睑缘外侧 1/3 处皮下浸润麻醉或用针麻。助手用眼睑拉钩拉起上睑，下睑缝线牵引，术者左手用固定镊子挟持角膜缘 6 点钟处的球结膜以固定眼球，并牵拉眼球转向鼻上方，右手持止血钳夹紧掰成三角形的刀片，在角膜缘 4～5 点钟外 4 mm 处，刀尖与巩膜垂直，作一平行于角膜缘，穿通眼球壁全层的切口，切口长约 3 mm。

右手换取拨障针，针头部的弯曲面朝下，针尖与巩膜垂直，将拨障针的扁平部全部插入切口，然后略退针，针头留在切口内约 3mm 时，针柄倾向面部，保持针头朝向 1～12 点钟处，并在睫状体与晶状体之间轻轻摆动前进，经过虹膜后面，到达瞳孔中心部，然后将针头凹面贴住晶状体向下绕过晶状体赤道部 6 点钟处，转向晶状体后上，直接拨断 4～6 点钟处韧带，接着把针放平到针头在晶状体后 7～8 点钟赤道部处，向 4～5 点钟作水平摆动，做第一次划破玻璃体前界膜的动作。此时,针头的凹面已朝上,要注意针柄向外旋转,使针的凹面仍然朝下。然后退针,重新进入晶状体前,再依次压晶状体边缘的1~4点、9~12点,使晶状体向后下倾倒,相应处的韧带亦同时折断。此时,用拨障针由左向右第二次水平划破瞳孔区下1/3的玻璃体前界膜(划时将拨障针头超过晶状体赤道缘)。最后将针头部移到8点钟处的晶状体边缘,将晶状体拨至眼球内颞下的视网膜锯齿缘附近(注意不可使晶状体靠后)。除6点钟处保留几根韧带外,务使6点半至9点钟处韧带全部折断。稍压数分钟,起针后晶状体不再浮起,即可退针。

如对划破玻璃体前界膜没有把握,可在取出拨障针后,换用扩张针伸向切口(必须朝向球心),缓慢来回捻转扩张切口。捻转角度90°左右即可,使手上有紧涩感才能达到充分扩张的目的。去扩张针之前,左手松开固定镊,换取结膜镊去扩张针,使结膜切口与巩膜切口错位,达到用结膜遮盖巩膜切口的目的。术毕点1%阿托品眼膏加抗生素眼膏,术眼盖眼垫包封。

(2) 圆针操作方法　以右眼为例,患者取平卧或半卧位,铺手术巾,作球后麻醉,放置开睑器(盲端在鼻侧)。术者右手持固定镊夹持角膜边缘6点处的球结膜,并牵拉眼球转向鼻上方,左手持止血钳夹紧掰成三角形的刀片,在角膜缘8~9点钟的外侧4 mm处,与巩膜垂直,刀锋向外,作一垂直于角膜缘,穿通眼球壁全层的切口,切口长约3 mm〔图5-6(1)〕。

用拨障针从切口垂直穿入球内3 mm深,再将针体转至与眼球壁接近平行,缓慢将针由睫状体与晶状体之间向瞳孔区推进,使针达晶状体前面。然后用拨障针按外下、外上、内上、内下等方向的顺序,将晶状体相应部位的韧带直接拉断,并向后方轻压〔图5-6(2)〕。继而

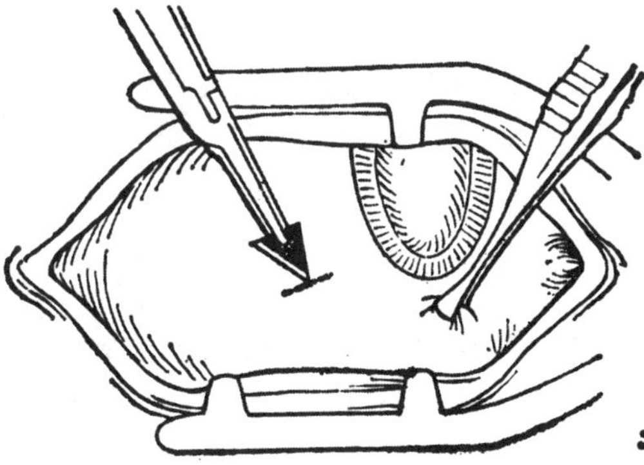

(1)

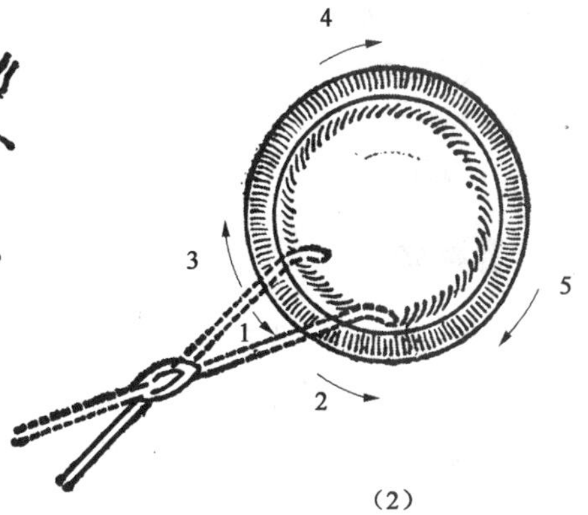

(2)

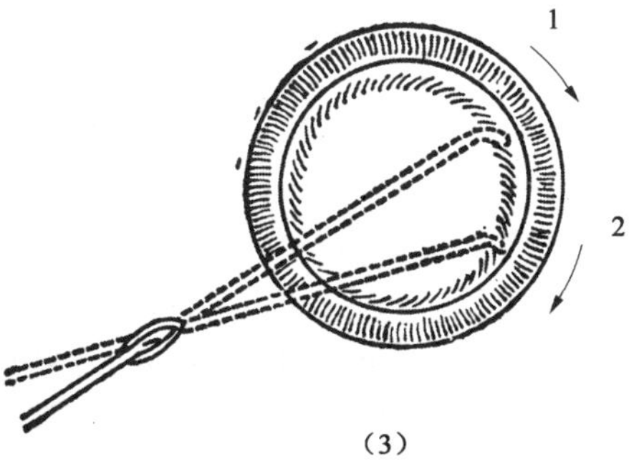

(3)

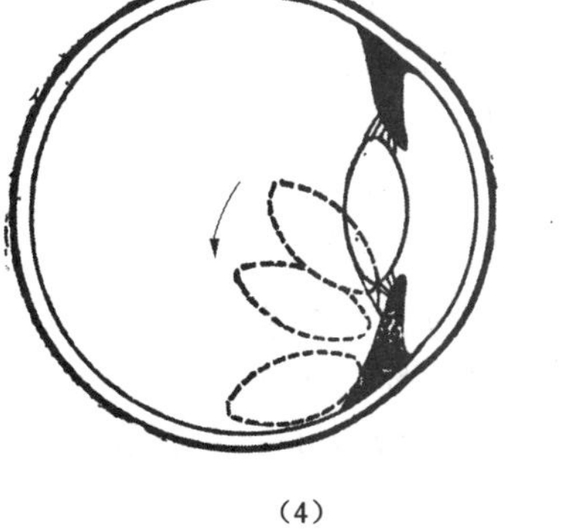

(4)

图5-6　白内障针拨术

以拨障针头弯曲部抱着晶状体对侧赤道部（右眼4点，左眼8点钟处）〔图5-6(3)〕拉压向颞下方，使之紧贴于睫状体扁平部和锯齿缘之间的球壁内侧〔图5-6(4)〕。稍候片刻，徐徐起针至瞳孔领。如晶状体不再浮起，方可抽出拨障针。用小棉签轻轻揉按出针口，使结膜切口与巩膜切口错位，达到用结膜遮盖巩膜的目的。术毕涂抗生素眼药膏及散瞳剂，术眼盖眼垫包封。

白内障针拨术后处理；术后取头部稍高位平卧，或于第一、第二日取30~40°之半卧位。普食。大小便等日常生活均可自理。每日换药1次，4~5日后解除眼垫。瞳孔在未缩小到正常以前，不宜低头，以免玻璃体疝嵌入前房。术后2个月可验光配镜。

【附】　惊震内障

惊震内障是指头眼部挫伤或眼部锐器伤，损及晶珠，以致晶珠混浊的眼病。相当于西医学之外伤性白内障。

初起多因眼部血络受伤，瘀血停留，郁而化热，故常见灼热疼痛，畏光流泪等症。若晶珠破损，神水侵犯，则迅即开始混浊，甚至数日后晶珠全混，影响视力。

治疗初起宜清肝泄热，活血化瘀，服石决明散[38]加减。若证情复杂，当参照眼外伤治疗。若继发绿风内障，宜手术处理。红赤已退，仅留内障者，内治可参照圆翳内障处理。若翳定障老，服药无效，而光感色觉良好者，半年至一年后可行手术治疗。

胎患内障

胎患内障是指因父母遗传，或先天禀赋不足，脾肾两虚，或孕妇将息失度，感受风毒，或服用某些药物，影响胎儿发育，以致晶珠混浊的眼病。相当于西医学之先天性白内障。多双眼患病。可与目珠瞤动之类先天畸形同时存在。其晶珠混浊部位不一，形状多样，大多静止不变，但也可继续发展。若出生后营养不良，身体虚弱，每易加速发展，影响视力。

治疗多从脾肾着手。若饮食不节，脾胃功能失调，体质虚羸者，宜健脾益气，用参苓白术散[90]加减。若肾阴不足，宜滋阴补肾，用杞菊地黄丸[72]之类。若脾肾阳虚，宜健脾固肾，用四君子汤[31]合肾气丸[75]随证化裁。至于影响视力比较严重者，可考虑早期手术治疗。

5.4　云雾移睛

本病眼外观端好，唯自觉眼前似有蚊蝇或云雾样黑影飞舞飘移，甚至视物昏朦。《银海精微》称之为蝇翅黑花。《证治准绳·七窍门》始称云雾移睛。其病变在于神膏。相当于西医学之玻璃体混浊。常由葡萄膜、视网膜的炎症、出血、退变，以及玻璃体的退变等引起。

【病因病机】

1. 湿热郁蒸或痰湿内蕴，浊气上泛。
2. 阴虚火旺，灼伤目络，血溢络外。
3. 肝气郁结，气滞血瘀。
4. 肝肾亏损，精血不足，目窍失养。

以上因素皆可导致神膏不清，自觉眼前黑影飞舞飘移。

【临床表现】　有眼内炎症病史者，自觉眼前黑影茫茫，或如蛛丝飘浮，或似蚊蝇飞舞等，随睛而动止。视力可有不同程度减退。眼底镜下可见玻璃体内有尘状、丝状或网状混浊物飘动。

有眼内出血病史者，常感眼前黑影如浮云移动，或如旌旗飘拂。眼底镜下可见玻璃体内呈厚薄不等的尘状、点状,或絮状、块状之弥漫性混浊,并可见到视网膜出血性病变(彩图22)。

退变性者,常见玻璃体内有白色雪花样点状物飘荡,或闪辉样结晶体的沉积。若玻璃体液化,则动眼时可见其动荡加剧。

【辨证论治】 本病主要由痰湿上泛,瘀血停滞或肝肾亏损,精血不足所致,故祛邪常从除痰湿,消瘀滞着手;扶正多以补肝肾,养精血为主。至于引起本病之原发病尚未控制者,应着重治疗原发病。

1. 内治

(1) 湿浊上泛

1) 湿热蕴蒸

[症状] 自觉视物昏朦,眼前黑影游动如蚊蝇飞舞。检视眼内,玻璃体有尘状或点状混浊。头重胸闷,心烦口苦,苔黄脉濡数。

[证候分析] 眼症皆由混浊上泛,神膏不清所致。湿邪阻滞中焦,清阳不升,则头重胸闷。湿郁化热,故心烦口苦,舌苔黄腻,脉濡而数。

[治法] 宣化畅中,清热利湿。

[方药] 三仁汤[7]加减。本方用于热邪较重者,酌加黄芩、栀子、车前子。

2) 脾虚湿困

[症状] 自觉视物昏朦,黑花飞舞。检视玻璃体可见尘状或点状混浊。面白或萎黄,食少痰多,神倦乏力,舌质淡嫩,苔白脉濡。

[证候分析] 眼症皆湿邪痰浊上泛,神膏变混所致。脾虚气弱,不荣头面及肢体,故面白或萎黄,神倦乏力。脾虚不运,聚湿生痰,故食少痰多,舌质淡嫩,苔白脉濡。

[治法] 健脾益气,渗湿化痰。

[方药] 六君子汤[20]加减。原方以人参、茯苓、白术、甘草补脾益气;陈皮、半夏配茯苓、甘草,又有燥湿化痰,理气和中的作用。脾虚甚者,再加山药、苡仁、白扁豆,更增补脾益气之力。

(2) 虚火伤络

[症状] 自觉眼前黑花飞舞,视力缓降或急降。检视玻璃体,可见点状或絮状、团块状混浊,或见眼底有出血性病变。全身常见头晕耳鸣,心烦少寐,口燥咽干,舌红少苔,脉弦细数。

[证候分析] 阴虚火旺,热入血分,灼伤脉络,眼底出血,瘀血渗于玻璃体内,则玻璃体混浊,以致眼见黑花,视力下降。虚火内扰,故头晕耳鸣,心烦少寐,口燥咽干等。舌红少苔,脉弦细数亦皆阴虚内热之象。

[治法] 滋阴凉血,止血化瘀。

[方药] 宁血汤[34]或生蒲黄汤[50]加减。宁血汤以旱莲草、生地、阿胶、白芍滋阴凉血止血:栀子炭、侧柏叶、白茅根清热凉血止血;仙鹤草、白及、白蔹收敛止血。上药组方,用于本证之出血期,具有较强的滋阴清热,凉血止血的功效。为避免寒凉太过,止血留瘀,可于方中酌加化瘀止血之生蒲黄、三七。生蒲黄汤以生蒲黄、旱莲草、生地黄、荆芥炭为主,滋阴凉血止血;丹皮、丹参、郁金凉血散血,川芎行气活血。诸药合用,共呈滋阴凉血,化瘀止血之功。本证在出血期,当先用前方止血,待出血趋于静止,即宜改用后方。如此,既能取得滋阴止血之效,又能促使眼内瘀血尽快吸收。

(3) 气滞血瘀

[症状] 眼前自见黑花,视力下降,玻璃体混浊呈点状、絮状或团块状,或可见眼底静脉迂曲扩张,视网膜上有片状出血。其人情志不舒,胸闷胁胀,口苦舌苔黄白,或舌上有瘀斑,脉弦紧或涩。

[证候分析] 情志不舒,肝郁气滞,以致脉络瘀阻,血行不畅,泛溢络外。瘀血积聚于玻璃体内,则眼见黑花,视力下降。由于气滞血瘀,瘀血内停,故胸闷胁胀,舌现瘀斑,脉弦或涩等。口苦苔黄为肝郁化热之象。

[治法] 疏肝理气,化瘀止血。

[方药] 丹栀逍遥散[22]或血府逐瘀汤[59]加减。本证出血不久者,宜以前方酌加生蒲黄、三七、郁金等清热疏肝,止血活血。出血已止而眼前黑花较多者,宜用血府逐瘀汤,方中柴胡、枳壳、桔梗疏肝行气;当归、川芎、赤芍、桃仁、红花、牛膝活血祛瘀;生地配当归,养血润燥;甘草和中。诸药相配,理气活血化瘀。若用于瘀久不散者,酌加三棱、莪术、牡蛎、鳖甲之类破血散结;用于瘀久化热者,宜加黄连、山栀以清肝热;用于久瘀伤正者,选加黄芪、党参或枸杞、菟丝子之类扶正祛瘀。

(4) 肝肾亏损

[症状] 视物昏朦,或能近怯远,眼前黑花飞舞。检视眼内,玻璃体混浊,或眼动时玻璃体动荡明显。全身可见头晕耳鸣,腰痠遗泄,口燥咽干,脉细无力。

[证候分析] 肝肾两亏,精血虚衰,不荣目窍,神光衰微,故视物昏朦,能近怯远。神膏失养,则变清稀或混浊,以致眼见黑花飞舞。由其他眼病引起而经久不愈者,多系病久正虚不能胜邪之故。全身伴见之脉症,亦皆肝肾精血不足所致。

[治法] 补益肝肾。

[方药] 明目地黄丸[88]加减。原方以六味地黄丸为滋养肝肾之基础,更增熟地、当归、五味益精养血;柴胡升散,疏肝解郁。全方补中有泻,升降得宜,共呈补养肝肾,益精明目的作用。若玻璃体混浊较重,酌加牛膝、丹参,取其祛瘀生新。若脾运不健,酌加陈皮、砂仁芳香醒脾。

2. 其他治法 局部可用丹参、三七、红花之类注射液作电离子导入。每日 1 次,10 次为一疗程。

5.5 暴盲

暴盲是指眼外观端好,猝然一眼或两眼视力急剧下降,甚至失明的严重内障眼病。病名见《证治准绳·七窍门》。患眼外观虽无明显异常,但瞳内病变却多种多样,病因病机则更为复杂。由于发病急剧,应及早救治。西医学有多种眼底病可以引起暴盲的症状,最常见者如视网膜中央血管阻塞及急性视神经炎等。

【病因病机】

1. 暴怒惊恐,气机逆乱,血随气逆;或情志抑郁,肝失调达,气滞血瘀,以致脉络阻塞。

2. 嗜好烟酒,恣食肥甘,痰热内生,上壅目窍。

3. 外感热邪,内传脏腑,致邪热内炽,上攻于目。

4. 肝肾阴亏,阳亢动风,风阳上旋;或阴虚火旺,上扰清窍。

此外,撞击伤目亦可引起暴盲。

【临床表现】 发病前眼无不适，突然视力急剧下降，甚至失明，抑或视力急降时伴有前额隐痛，眼珠压痛和转动时牵引样痛。

外眼检查：一般无异常，完全失明者可有瞳神散大不收。眼底检查：① 视神经乳头：或颜色苍白；或充血、水肿、边界模糊，甚至可见红肿微突，生理凹陷消失。② 视网膜中央血管：或见动脉显著变细，甚至呈白色线条状；或见中央静脉怒张，甚至高度迂曲扩张，呈暗红色腊肠状。③ 视网膜：或见水肿、渗出，甚至网膜后极部水肿混浊呈乳白色；或有出血，严重者以神经视乳头为中心呈放射状、火焰状出血，融合成片，布满眼底。

【辨证论治】 本病眼外见症较少，应将自觉症状结合眼内检查所见，参合全身脉症辨证论治，以提高疗效，挽救视力。

1. 内治

(1) 眼络阻塞

1) 气血瘀阻

[症状] 其人情志不舒，或暴怒之后突然发病。视力骤丧，视神经乳头苍白，动脉显著变细，视网膜灰白混浊，黄斑区呈一樱桃红点(彩图 23－1)；或视力于数日内迅速下降，视神经乳头充血、水肿，边界模糊，静脉高度迂曲、怒张，呈腊肠状，视网膜水肿，且有大量出血，以视神经乳头为中心呈放射状分布(彩图 23－2)。全身症见头晕头痛，胸胁胀痛，脉弦或涩。

[证候分析] 情志不舒，肝郁气滞而血瘀，或暴怒伤肝，气血逆乱，上壅窍道，致目中脉络阻塞。若阻塞视网膜中央动脉，致输注入眼的气血骤断，故暴盲。眼底缺血则见视神经乳头苍白，血管极细，视网膜灰白混浊。黄斑部网膜因供血途径不同，独能保持一点血红。若阻塞视网膜中央静脉，致眼内气血不得回流，瘀郁眼底，则见视神经乳头充血、水肿，静脉高度迂曲、怒张，呈腊肠状。瘀血阻络，津液不行，致视网膜水肿。血木循经，泛溢络外，故视网膜上大量出血。气滞血瘀，头部血流不畅，则头晕头痛，脉弦或涩皆肝郁气滞血瘀之故。

[治法] 活血通窍。

[方药] 通窍活血汤[117]加减。方中桃仁、红花、赤芍、川芎活血化瘀；麝香活血，通络开窍；生姜、大枣调和营卫；黄酒、老葱散达升腾，通利血脉，且使活血化瘀之药力上达。本病初起，即宜以此方活血通窍。肝郁气滞甚者，加郁金、青皮；视网膜水肿甚者，加琥珀、泽兰、益母草之类活血化瘀，利水消肿；眼底出血甚者，加蒲黄、茜草、三七之类化瘀止血。本方活血通窍之作用专一，久服易伤正气。如用药已达通络开窍的目的，或使用一段时间疗效不显，宜改用其他行气活血化瘀之剂。

2) 痰热上壅

[症状] 眼症同前，全身症见头眩而重，胸闷烦躁，食少恶心，痰稠口苦，舌苔黄腻，脉弦滑。

[症候分析] 恣酒嗜燥，过食肥甘，脾失健运，聚湿生痰，痰郁生热，上壅清窍，脉络阻塞，清阳不升，故视力骤丧或急剧下降，头重而眩；痰热阻滞中焦，则胸闷烦躁，食少恶心；痰稠口苦，舌苔黄腻，脉弦滑皆痰热之象。

[治法] 涤痰开窍。

[方药] 涤痰汤[119]加减。本方以半夏、橘红、枳实、茯苓燥湿祛痰，理气降逆；胆星、竹茹清热化痰；人参、甘草、生姜、大枣益气健脾，治痰之源；菖蒲化湿开窍。诸药合用，涤痰开

窍。若加僵蚕、地龙、川芎、牛膝、麝香则更增涤痰通络开窍之力。若热邪较盛,可去方中人参、生姜、大枣,酌加黄连、黄芩。

3）肝风内动

［症状］ 眼症同前,全身症见头晕耳鸣,面时潮红,烦躁易怒,少寐多梦,口苦舌红,苔黄脉弦;或有腰膝痠软,遗精神疲,舌绛脉细。

［证候分析］ 阴虚阳亢,肝风内动,气血逆乱,并走于上,脉道闭阻,故视力骤降或失明。风阳上扰,清窍不利,则头晕耳鸣,面时潮红;扰动心神,则少寐多梦,烦躁不宁。口苦舌红,苔黄脉弦乃肝阳亢盛之象。若真阴大亏,脑髓、骨胳失养,且虚火扰动精室,则头晕耳鸣较甚,腰膝痠软,遗精神疲,舌绛脉细。

［治法］ 平肝潜阳,滋阴熄风。

［方药］ 天麻钩藤饮[14]或大定风珠[10]加减。前方以天麻、钩藤、石决明为主,平肝潜阳;黄芩、山栀清肝火;牛膝、益母草活血通络,引血下行;杜仲、桑寄生补肝肾;夜交藤、茯神安神宁心,全方重在平肝潜阳熄风。后方以阿胶、鸡子黄为主,滋阴熄风;芍药、五味子、甘草酸甘化阴,滋阴柔肝;地黄、麦冬、麻仁滋阴养血润燥;龟板、鳖甲、牡蛎育阴潜阳,全方重在滋阴潜阳熄风。因此,证偏阳亢动风者,宜用前方;偏于阴虚动风者,宜用后方。由于肝风内动,气血逆乱,脉道被阻,方致暴盲,故方中应选加丹参、红花、桃仁、川芎、地龙之类,活血通络。

（2）目系猝病

1）肝火亢盛

［症状］ 单眼或双眼发病,视力急降,甚至失明。常伴眼珠压痛及转动时珠后作痛。眼底可见视神经乳头充血、水肿,生理凹陷消失,边界不清,视网膜静脉扩张,视乳头附近网膜有水肿、渗出、出血等(彩图 23－3),或发病时眼底无明显改变。全身症见头痛耳鸣,口苦咽干,舌红苔黄,脉弦数。

［证候分析］ 目系乃厥阴肝经所主,包括视神经及球后血管。肝火上攻目系,窍道蔽阻,遂致失明。因热盛血壅为红赤肿痛,热灼津液为渗出物,灼伤脉络为血溢,故眼珠疼痛,视神经乳头充血、水肿,视网膜静脉扩张,并波及附近网膜亦水肿、渗出、出血等。头痛耳鸣,口苦咽干,舌红苔黄,脉弦数皆肝胆火盛之全身症。

［治法］ 清肝泻火。

［方药］ 龙胆泻肝汤[46]加减。本方清肝泻火,用于视乳头充血、水肿较重或附近视网膜渗出、出血较多者,酌加丹皮、赤芍、毛冬青凉血活血。

2）气滞血郁

［症状］ 眼症同前,其人神情抑郁,常胸胁胀痛,脘闷食少,苔白脉弦等。

［证候分析］ 情志不舒,肝失条达,气滞血郁,壅遏通光窍隧,故视力骤降,头眼疼痛。气血不行,筋脉不利,则转动眼珠时牵引作痛。眼底见症皆气滞血郁所致。厥阴肝经布于胸胁,肝郁气滞,血脉不和,故胸胁胀痛。肝气乘脾胃,则食少脘闷,苔白脉弦。

［治法］ 疏肝解郁,行气活血。

［方药］ 柴胡疏肝散[116]加减。方中以柴胡、枳壳、香附疏肝行气解郁;川芎、芍药、甘草活血止痛。用于本证,酌加当归、郁金、丹参、山楂、神曲,可增行气活血,消滞健脾之功。若口苦咽干,苔黄脉数,为肝郁化热之象,酌加栀子、丹皮、黄芩,以清肝热。

3）阴虚火旺

［症状］ 眼症同前，全身常见头晕耳鸣，颧赤唇红，五心烦热，口干舌红，脉弦细数。

［证候分析］ 热病伤阴，水不制火，火性上炎，热盛血壅，故眼珠疼痛，视神经乳头红肿，视力骤降。阴精亏虚，清窍失养，复受虚火扰动，故头晕耳鸣。颧赤唇红，五心烦热，口干舌红，脉弦细数均为阴虚火旺之象。

［治法］ 滋阴降火。

［方药］ 知柏地黄丸[91]加减。原方滋阴降火治其本，酌加丹参、郁金、琥珀、毛冬青活血消肿兼治标。若阴虚火邪尚盛，方中可再加玄参、旱莲草、女贞子、龟板之类，增强滋阴降火之力。

除以上分证论治外，由头眼部外伤引起之暴盲，详见第6章眼外伤。

2. 针刺疗法

常用穴：睛明、攒竹、球后、承泣、瞳子髎、太阳、风池、翳明、合谷、外关等。每次局部取2穴，远端取2穴，中刺激，不留针。

3. 其他治法 本病急重，为及时抢救视力，宜配合使用必要的西药。

（1）由视网膜中央动脉阻塞而暴盲者，可配合应用血管扩张剂，如亚硝酸异戊酯吸入，或硝酸甘油片舌下含化等。

（2）视神经乳头充血水肿者，可配合应用皮质激素，如静脉滴注地塞米松，口服或球后注射地塞米松、强的松之类。

5.6 视瞻昏渺

本病外眼无异常，而视力减退，以致视物模糊不清，故《证治准绳·七窍门》称之为视瞻昏渺。症状类似西医学之脉络膜、视网膜炎，以及慢性球后视神经炎。

【病因病机】

1. 湿热痰浊内蕴，上犯清窍。

2. 情志不舒，气滞血郁，玄府不利。

3. 肝肾不足，精血亏耗；或心脾两虚，气血不足，目失所养，神光衰微。

【临床表现】 患眼外观端好，视物昏朦，有如遮隔轻纱薄雾，或见眼前黑花飞舞，或有闪光幻觉，或见眼前中央有一团灰色或黄褐色阴影，视物变形，如视大为小，视直为曲等。

检视眼内，可见下述中的某些病变：① 玻璃体混浊。② 视神经乳头轻度充血，视网膜静脉略显充盈。③ 视网膜有边界模糊之黄白色渗出病灶，或中央色白，周围色素沉着的陈旧病灶。④ 视网膜黄斑区水肿模糊，色暗红，外围有圆形或椭圆形反射光晕，中心凹反光减弱或消失，黄斑区尚可见到黄白色细点状或灰黄色圆形渗出，抑或不规则的色素沉着（彩图24）。

【辨证论治】 本症发作较缓，外无赤痛。古人认为主要是由神劳、血少、元虚、精亏等所致，故治疗强调补虚培本。现代，经临床检查所见，内眼病变多种多样，结合全身辨证，则有虚有实，因而不可一味从虚论治。

1. 内治

（1）浊邪上犯

［症状］ 自觉视物昏朦，或兼见黑花飞舞，或视瞻有色及视大为小，视直为曲等。眼底

可见视网膜、脉络膜有边界模糊之黄白色渗出斑，或仅见黄斑区水肿、渗出，中心凹反光不清等。眼症常缠绵不愈。全身症见头重胸闷，食少口苦，小便黄少，舌苔黄腻，脉濡数；或腹满痰多，口苦而腻，舌苔黄腻，脉滑数等。

［证候分析］ 湿热内蕴，熏蒸清窍，或痰湿化热，上泛目内，引起脉络膜视网膜水肿、渗出等病变，视物不清，眼见黑花。若病变位于黄斑区，则眼前正中出现灰黄色阴影，视物变形，视力明显下降。湿热偏重者，水肿较甚；痰浊为重者，渗出物多呈团状，且病变区比较污秽。因系湿邪致病，故病程缠绵。湿热郁遏，气机不畅，清阳不升，浊阴不降，故致头重胸闷，食少口苦，小便黄少，舌苔黄腻，脉濡数。若见腹满痰多，口苦而腻，舌苔黄腻，脉滑数，又属痰热偏重。

［治法］ 利湿清热，祛痰化浊。

［方药］ 三仁汤[7]或温胆汤[146]加减。三仁汤功效在于运脾化痰，清热利湿，用于湿热痰浊上犯清窍，而以湿热偏重，眼底水肿比较明显者。若选加黄芩、栀子、茺蔚子、车前子之类，则更增清热利湿消肿的作用。温胆汤以半夏、茯苓、陈皮、甘草燥湿祛痰，理气和胃；竹茹、枳实降上逆之痰浊。适用于痰热偏重，眼底渗出物较多者。若选加黄连、胆星、车前子、茺蔚子之类，则清热除湿之力更强。

（2）气滞血郁

［症状］ 自觉眼珠隐痛，视力渐降，或眼前中央有带色阴影遮隔，视物变形。检视眼底，可无明显异常，或有视乳头轻度充血，或者仅见黄斑区暗红，有渗出物及色素沉着，小血管弯曲，中心凹反光不清等病变。全身症见情志不舒，头晕胁痛，口苦咽干，脉弦细数。

［证候分析］ 肝失条达，气滞血郁，壅遏目窍，故致视神经乳头充血，或致视网膜黄斑区呈暗红色，小血管弯曲，并引起视物不明，眼珠作痛。肝郁不舒，气滞血郁，且已化热，因而头晕胁痛，口苦咽干，脉弦细而数。

［治法］ 清热疏肝，行气活血。

［方药］ 丹栀逍遥散[22]加减。原方清热疏肝，理气和营。再加丹参、郁金、川芎、茺蔚子，可增清热疏肝，行气活血之功效。

（3）肝肾不足

［症状］ 眼内干涩，视物昏朦，或视物变形。眼底可无明显异常，或见脉络膜视网膜病灶色素沉着，病变比较陈旧，间或夹杂新的渗出斑，抑或黄斑区轻度水肿，有渗出物及色素沉着。全身症见头晕耳鸣，夜眠多梦，腰膝痠软，脉细。

［证候分析］ 肝肾两亏，精血不足，目失濡养，故眼内干涩，视物昏朦，或眼前阴影遮隔。肝肾精血不充，血脉不利，则眼内滞留之渗出物以及沉着之色素难以消退。全身兼见之脉症，亦皆肝肾精血亏虚所致。

［治法］ 补益肝肾。

［方药］ 杞菊地黄丸[72]或加减驻景丸[45]加减。前方补养肝肾，益精明目。若用于眼底渗出物及色素较多者，可加当归、牛膝之类，以增养血活血，通络消滞的作用。后方，以菟丝子、楮实子、五味子、枸杞子、熟地、当归补益肝肾，滋养精血；川椒温阳以配阴，且能行气，使诸药补而不滞；车前子利水而泻肝肾邪热，既抑诸药之温燥，又防滋腻之碍湿。诸药合用，具有补肝益肾，填精养血的功效。若阳虚不显者，可去方中川椒，选加山楂、鸡内金、茺蔚子、丹参助消积滞，祛瘀生新。若阳气偏衰者，可去方中车前子，选加紫河车、鹿角胶、肉苁蓉、乳

香、三七等，温肾益精，养血活血。

（4）心脾两虚

［症状］ 眼症同前，全身症见面色无华，头晕心悸，食少神疲，舌淡脉弱。

［证候分析］ 久病过劳，或产后哺乳，致心脾亏虚，气血不足，目失濡养，神光衰微，且血不荣脉，血流滞缓，眼底之渗出物及沉着之色素难以消除，所以视物不清。血不上荣，则面色无华而头晕；血不养心，故心悸。脾虚失于健运，气血不足以养神，则食少神疲。血不充舌脉，故致舌淡脉弱。

［治法］ 养心益脾，补血行血。

［方药］ 人参养荣汤[4]加减。原方是以八珍汤去川芎作益气补血之基础，加五味子、远志养心宁神，陈皮理气健脾，使之补而不滞。若再加川芎、丹参，则更增祛瘀生新之效。

此外，产后哺乳而患本病者，宜断奶，否则更耗气血，于治疗不利。

2. 针灸疗法

常用穴：睛明、球后、头临泣、太阳、风池、翳明、合谷、养老、光明、肝俞、肾俞、足三里等。每次局部取 2 穴，远端配 2 穴，每日针 1 次，10 次为一疗程。偏阳虚者，远端穴位施灸或针灸并用，但眼部穴位忌灸。

5.7 青盲

青盲是指眼外观端好，而视力渐降至盲无所见的眼病。病名首见于《神农本草经》，其后文献多有记载，但以《证治准绳·七窍门》为详，类似于西医学之视神经萎缩。本病可从视瞻昏渺、高风内障、青风内障等瞳神疾病演变而来，亦可由其他全身性疾病或头眼部外伤引起。

【病因病机】

1. 肝肾两亏或禀赋不足，精血虚少，不得荣目，致目窍萎闭，神光遂没。

2. 心荣亏虚，目窍失养，神光衰竭。

3. 脾肾阳虚，精微不化，目失温养，神光渐失。

4. 情志抑郁，肝气不舒，玄府郁闭，致神光不得发越。

5. 头眼部外伤，或肿瘤压迫，致脉道瘀阻，玄府闭塞而神光泯灭。

【临床表现】 患眼外观如常，视力渐降，终至失明。

检视眼底，可有如下几种表现：① 视神经乳头苍白，边界清楚，血管正常或变细，筛板明显可见（彩图 25－1）。② 视神经乳头灰白或蜡黄，边界不清，血管变细，筛板不显（彩图 25－2）；或视神经乳头灰白，生理凹陷深大如杯状，血管偏鼻侧边缘呈屈膝状（彩图 25－3）。以上皆属视神经萎缩的改变。

【辨证论治】 本病按全身脉症分析归纳，虚证常属肝肾不足，心营亏损，脾肾阳虚；实证多为肝气郁结，气血瘀滞等。此外，热病伤阴，脾虚湿滞，气虚血瘀之类虚实错杂证亦不少见。一般治疗以针对病因为主，并适当配用通络开窍药物，以启闭郁之玄府，发灵明之神光，至于由头眼部外伤、肿瘤以及其他全身性疾病引起本病者，首先是病因治疗。

1. 内治

（1）肝肾不足

［症状］ 眼无外症，视力渐降，甚至失明。眼底可见视神经萎缩之改变。全身症见头晕耳鸣，腰膝痠软，脉细。

［证候分析］　久病过劳，或禀赋不足，致肝肾两亏，精血虚少，目失滋荣，故视物渐昏。日久则目系枯萎，玄府闭塞，神光息灭而失明，眼底则见视神经萎缩的改变。全身脉症亦由肝肾精血亏虚所致。

［治法］　补益肝肾，开窍明目。

［方药］　明目地黄丸[88]或加减驻景丸[45]加减。前方滋养肾阴，补益精血，适用于肝肾阴虚，精血亏少者；后方以菟丝子、楮实子、五味子、枸杞子、熟地、当归为主药，补益肝肾，填精养血之力较前方强，且有川椒温阳，其性偏温。临证选方，应该有所区别。本证选此二方，取其补虚治本。若加牛膝、麝香之类通络开窍，则有标本兼治之功。

（2）心营亏虚

［症状］　眼症同前，面白无华，头晕心悸，失眠健忘，舌淡脉细。

［证候分析］　心主血，目为血所养；心藏神，运光于目而能视。今久病过劳或失血过多，心营亏虚，以致目窍失养而萎闭，神光衰竭而失明。血虚不能上荣，故面白、头晕、健忘、舌淡。血不养心神，则心悸失眠。脉细乃血虚不充血脉所致。

［治法］　养心补血，宁神开窍。

［方药］　人参养荣汤[4]或天王补心丹[13]加减。前方重在益气补血，养血宁神，适用于血虚气弱者；后方长于滋阴补血，养心宁神，适用于阴血亏虚者，如热病后阴血亏耗，视力渐降者，即宜此方加减。二方用于本证，均宜选加牛膝、川芎、红花、麝香、石菖蒲之类药物，以增通络开窍的作用。

（3）脾肾阳虚

［症状］　眼症同前，面白形寒，腰膝痠冷，少气乏力，食少便溏，舌淡苔白，脉沉细。

［证候分析］　久病虚羸，或禀赋不足，脾肾阳虚，则不能运化水谷精微以上荣头目及温煦肢体。目失温养，玄府渐闭，阳虚火衰，神光遂没，故目䀮䀮如无所见。眼底则见视神经萎缩的病变。因精气不能温养头面肢体和充养血脉，故面白形寒，腰膝痠冷，少气乏力，舌淡脉沉细。阳虚内寒，不能腐熟运化水谷，则食少便溏，舌苔白滑。

［治法］　补脾益肾，温阳通窍。

［方药］　补中益气汤[66]加味。原方重在补脾益气升阳，加附子、肉桂、补骨脂、熟地以温补肾阳，入川芎配肉桂、当归、熟地，则有养血活血，通脉利窍的作用，故诸药合用能奏补脾益肾，温阳通窍之功。

（4）肝气郁结

［症状］　目视不明，眼底有视神经萎缩之病变，患者情志不舒，头晕目胀，口苦胁痛，脉弦细数。

［证候分析］　郁怒伤肝，气机失调，气滞血瘀，脉道不利，玄府闭阻，神光不得发越，以致目视不明，眼底则见视神经萎缩之病变。肝气上逆，则头晕目胀。肝气失和，经脉不利，故胁痛脉弦。气郁化热则口苦，脉兼细数。

［治法］　清热疏肝，行气活血。

［方药］　丹栀逍遥散[22]加减。原方清热疏肝，理脾和营，若加香附、郁金、川芎，则可增强行气活血通络的作用。郁热不重者，方中酌减丹皮、栀子。

（5）气血瘀滞

［症状］　外眼无异常，视物昏昧，或头眼部外伤后，视力渐丧。眼底有视神经萎缩的病

变,视网膜血管明显变细。全身或见头痛健忘,舌色瘀暗,脉涩。

[证候分析] 由邪气或外伤致气滞血瘀,脉道阻塞,目失所荣,神光泯灭,终至失明,眼底则见视神经萎缩之病变。日久视网膜血管明显变细,血瘀于上,经脉不畅,髓海不充,故头晕健忘。舌色瘀暗,脉涩等皆为瘀血之象。

[治法] 行气活血,化瘀通络。

[方药] 血府逐瘀汤[59]加减。原方行气活血,化瘀通络之力较强。病久正虚,不胜攻逐者,可去方中牛膝、枳壳、桔梗,酌加黄芪、党参、白术、陈皮益气扶正,取其攻补兼施。

2. 针灸疗法

(1) 体针

常用穴:睛明、球后、上明、太阳、风池、养老、肝俞、脾俞、肾俞、足三里、足光明、三阴交等。每次局部取1~2穴,远端配用2穴,每日针1次,10次为一疗程。久病阳虚者,远端穴位可施灸法,或针灸并用。

(2) 穴位注射 取上述体针腧穴,用复方丹参注射液作穴位注射。每次局部选1穴,远端配1~2穴,每穴注入药液0.5 ml左右,每日或间日1次,一般5~10次为一疗程,疗程之间休息3~5日。

(3) 头针 取视区(详见总论5.4节),每日或间日针1次,10~15次为一疗程,疗程之间休息3~5日。

5.8 高风内障

高风内障是以夜盲和视野日渐缩窄为主症的眼病。其记载以《太平圣惠方》为早。又名高风雀目。本病具有遗传倾向,多于青少年时期发病,一般双眼罹患,病程漫长。日久则成青盲,或瞳内变生翳障。相当于西医学之视网膜色素变性。

【病因病机】

1. 禀赋不足,命门火衰。

2. 肝肾亏损,精血不足。

3. 脾胃虚弱,清阳不升。

以上诸种不足,均可使脉道不得充盈,血流滞涩,目失所养,以致神光衰微,夜不见物,视野缩窄。

【临床表现】 初起入暮或黑暗处视物不清,行动困难,至天明或光亮处视力复常;日久症重,视野日渐缩窄,甚至缩窄如管状,仅见眼前事物,不能看到周围空间,因而行动极为困难,最终可失明。

眼外观无异常。眼底检查可见视神经乳头颜色蜡黄,视网膜血管显著变细,周边部网膜有星状、骨细胞样或不规则形状色素沉着,渐向中央发展。整个眼底颜色污秽(彩图26)。后期晶状体可变混浊。

【辨证论治】

1. 内治

(1) 肾阳不足

[症状] 眼症如上,形寒肢冷,腰膝痠软,舌淡脉沉。

[证候分析] 肾阳不足,命门火衰,温煦失职,生化不力,气虚血少,不荣于目,且阳衰不

能抗阴，神光衰微，故夜盲而昼明，视野日窄。阳虚阴盛者血凝脉涩，瘀阻不通，致目窍萎闭而失明。肾阳不足，不能温煦肢体，故形寒肢冷。腰为肾之府，命门火衰，下元衰惫，则腰膝痠软。舌淡脉沉为阳虚阴盛之象。

［治法］　温补肾阳。

［方药］　右归丸[29]加减。原方温补肾阳，益精养血，用于本证，宜加川芎、牛膝，以助肉桂、当归温阳活血通络。

（2）肝肾阴虚

［症状］　眼部主症具备，且眼内干涩不适，头晕耳鸣，失眠多梦，舌红少苔，脉细数。

［证候分析］　肝肾阴虚，精亏血少，不濡目窍，目络枯涩，玄府渐闭，则眼罹本症。头晕耳鸣，失眠多梦，皆由肝肾阴亏，虚火上扰清窍及心神不宁所致。舌红少苔，脉细数为阴虚内热之象。

［治法］　滋养肝肾。

［方药］　明目地黄丸[88]加减。原方滋养肝肾，益精明目，用于眼底血管变细或色素堆积，视网膜颜色污秽者，宜加丹参、牛膝、夜明砂、毛冬青之类活血化瘀，通络消滞。虚热重者，酌加知母、黄柏。

（3）脾气虚弱

［症状］　眼部主症具备，面白神疲，食少乏力，舌淡苔白，脉弱。

［证候分析］　脾胃虚弱，受纳、运化失职，脏腑精气不足，清阳不升，目失濡养，且气虚血滞，脉道不利，眼络枯涩，遂致眼部诸症。脾虚气血生化不足，不荣头面则面白，无以养神故神疲。脾胃失于健运则食少、苔白。精气不足以充养四肢肌肉，故乏力。脉弱乃气虚血少所致。

［治法］　补脾益气。

［方药］　补中益气汤[66]加减。本方主要作用为补中益气升阳。因气虚血滞，脉道不利，故选加丹参、三七、川芎活血通络。

2. 针灸疗法　参见青盲。

6 眼外伤

眼外伤是指眼部组织受外物的意外伤害而言。常见的致伤因素有机械性与非机械性两大类。其临床表现及预后，与致伤的因素、部位、程度等密切相关。其外伤特点可概括为五：

一是眼居高位，暴露于外，若忽视预防或回避不及，容易外伤。如仅伤眼睑者，病情较轻，而伤及眼珠者，病情多重；有穿透伤口者，较无穿透伤口者更重。一轮受伤可影响他轮，也可产生其他并发症。

二是眼珠构造精细，组织脆弱娇嫩，受伤后不易修复，有些组织修复后也不能恢复原来的形态和功能。如黑睛结瘢、晶珠混浊，均影响其晶莹清澈，而造成视力障碍等。

三是眼珠脉道幽深细微，即使轻伤，既可伤血，又可伤气。伤血则易致瘀滞，伤气则多升降失调，皆可导致功能障碍。

四是致伤物体大多污秽，受伤处易被污染，特别是无血络分布的黑睛、神膏，抗邪力较低，易被风毒侵袭，而出现严重证候。

五是外伤不仅使受伤眼之经络、气血、组织受伤，而且在某些情况下，可影响健眼。若治不及时，可致双目失明。

基于上述特点，认真防治眼外伤是具有重要意义的。临证处理眼外伤病人，要全面询问受伤病史与受伤经过，以及致伤物的性质，详细了解自觉症状，系统检查伤眼情况，注意受伤部位，有无穿孔和异物等，然后采取相应的治疗措施。

6.1 异物入目

异物入目是指细小异物进入眼部，附着或嵌顿于眼珠表层者，古人认为异物大多是随风飞扬进入眼内，以致涩痛眯目不敢睁视，故《证治准绳》称为“眯目飞扬”。若能及时取出异物，一般可恢复正常。若乱加揉擦挑拨，或拖延失治，可加重眼珠损伤，甚至发生凝脂翳等症。本症相当于西医学的结膜、角膜异物。

【病因病机】 在工作或生活中多因防护不慎或回避不及以致金属碎屑、玻璃细渣、麦芒、谷壳等溅入眼内；或尘埃砂土、煤粉炭灰、碎叶毛刺等随风吹入眼内；或昆虫之类飞扑入目。

【临床表现】 有明显异物入目史，根据异物入目的形状、性质、致伤部位和时间长短等不同，而有轻重不等的症状。若异物在白睛或胞睑内面，则沙涩磨痛等症相对较轻；若在黑睛表层，则异物磨擦、畏光流泪、红赤疼痛等症较重。黑睛受伤，若时间较长，可见白睛混赤，异物周围有边缘不清的灰白色翳障；若为铁屑异物，可见棕色锈环。若治不及时，邪毒乘伤侵入，可变生凝脂翳等症。对于难以发现的细微异物，可借助裂隙灯检查确定。

【辨证论治】 首当分辨入目异物的部位和性质，其治疗则以清除异物为要。

若异物游离于胞睑内面或黑睛表层，可用无菌盐水棉签粘出，或用生理盐水冲洗，继点千里光等清热解毒眼药水即愈。

若异物嵌在黑睛表层，必须采用角膜异物剔除术取除之。如为麦芒、毛刺等刺入黑睛，则可用小镊子夹住异物顺方向拔出，术后滴用抗生素类眼药水，或酌情于球结膜下注射抗生素，眼垫封盖，次日复查。若起星生翳，羞明流泪，红赤疼痛加重，为风毒侵袭，治宜祛风清热解毒，可用防风、荆芥、菊花、赤芍、银花、黄芩、蒲公英、千里光、甘草等，煎水内服。局部频滴抗生素眼药水。若已变生凝脂翳者，按凝脂翳处理。

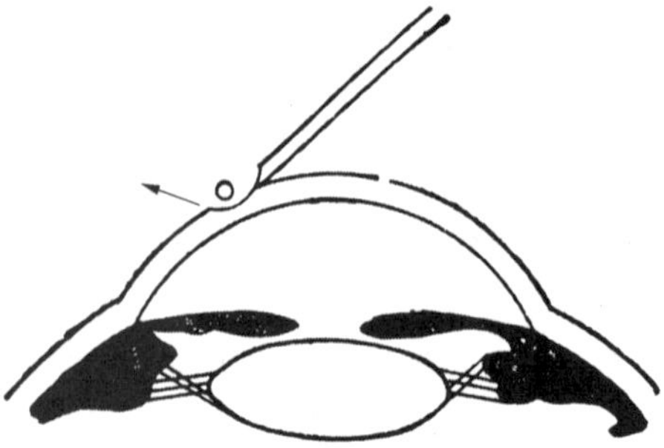
图6-1 角膜异物剔除术

角膜异物剔除术

手术方法：先清洁冲洗结膜囊后，再用0.5%~1%的卡因滴眼2~3次作表面麻醉，再以左手食指与拇指分开上、下睑，嘱患者注视一固定目标，使眼球固定。然后用右手持消毒异物针或注射针头，针尖向着角膜缘，采取15°角度，从异物一侧轻轻插入角膜与异物之间，将异物挑出。如有铁锈则一并刮除。应注意勿损伤正常组织(图6-1)。

6.2 撞击伤目

撞击伤目是指眼部受钝力撞击伤而无穿破伤口者。其症状与预后，取决于伤之轻重、部位等因素。伤轻而未及眼珠者，可对视力无妨；伤重而损及眼珠者，可使视力呈永久性损害。如出现严重并发症者，预后均属不良。本症相当于西医学的机械性非穿透性眼外伤。

【病因病机】 多因钝性物体如球类、拳头、棍棒、铁块、砖石等击伤眼部，或高压液体、气体冲击眼部所致。一般除接触处直接受伤外，还可因作用力的传导，伤及眼内深部组织。此外，眼珠邻近组织损伤或头部受强烈震击，亦可伤及眼珠。气血受伤，组织受损，以致气血瘀滞，是本症的主要病理机制。

【临床表现】 因被撞击部位不同，表现各异，临证一般都要先查视力，以大约估计损伤程度。

眼睑受伤：可见眼睑瘀血肿胀，色呈青紫，疼痛难睁。有时出血量多，可越过鼻梁，致对侧眼睑亦青紫肿胀。

白睛受伤：可见白睛溢血，色若胭脂。量少者多呈局限性，量多者可布满整个白睛。

黑睛受伤：可见黑睛深层呈条状、片状混浊，或在相应的表层有伤痕，伴有抱轮红赤，畏光流泪，疼痛等症。若邪毒乘伤侵袭，可变凝脂翳等。

瞳神受伤：初起可表现为短暂性的瞳神缩小，继之瞳神散大或变形。如其血络受损，可见血灌瞳神。血量多少不等，少则沉积于瞳神以下，多则漫过瞳神。日久不散者，可使黑睛混浊，失去晶莹明澈，亦可致眼胀欲脱，头痛如劈而发生种种变症。

晶珠受伤：可致晶珠半脱位或全脱位，或脱于黄仁前，或脱于黄仁后，或晶珠逐渐混浊，成为惊震内障。

眼底受伤：可引起眼底出血，量多者积满玻璃体，眼底不能窥及。还可见脉络膜破裂，或视网膜震荡水肿，甚至脱离；或视神经挫伤等严重情况。

眼眶受伤：可表现为眶骨骨折，或眶内瘀血。若瘀血堆积较多者，可致眼球突向眶外。若眼外肌或支配眼外肌的神经受伤，可使眼珠转动失灵，视一为二。若合并有颅底骨折，常伴口、鼻、耳出血，以及12 h后围绕眶缘之眼睑皮下、球结膜下瘀血，经X线检查可以确定。

若视神经管处发生骨折，可致视神经受压、撕裂，以致视力剧降，甚至失明。

【辨证论治】 辨证宜分辨受伤之部位、轻重及新久，以及有无并发症等。大抵伤轻及新伤者易治，伤重及久伤者难治，伤及珠内且有严重并发症者多预后不良。本症伤情虽然复杂，但一般可以归纳为络伤出血与气滞血瘀两大证型论治。此外，有些还须结合必要的手术治疗。

1. 内治

（1）络伤出血

［症状］ 眼睑青紫肿胀，重坠难睁；或眶内瘀血，眼珠突出；或白睛溢血，色似胭脂；或血灌瞳神，视力障碍；或眼底出血，形成暴盲等。

［证候分析］ 外物伤目，血络受损，溢于络外，因所伤部位不同，故症状表现不一。其中以血灌瞳神和眼底出血为最重，因珠内脉络幽深细微，一旦出血，不但不易消散，且可导致其他变证。

［治法］ 止血为先，活血为后。

［方药］ 止血用十灰散[3]。方中大蓟、小蓟、茜草、侧柏叶、茅根、栀子凉血止血；棕榈皮收涩止血；荷叶、丹皮，大黄既能清热凉血，又兼活血化瘀，诸药炒黑存性者，以血得黑则止故也。无继续出血时，改用活血化瘀法，用祛瘀汤[107]加减。方中归尾、赤芍、桃仁、泽兰、丹参活血化瘀；川芎、郁金行气；生地、旱莲草、仙鹤草凉血止血，以防再度出血。

（2）气滞血瘀

［症状］ 黑睛混浊，或眼底水肿，或其他部位受伤，视力剧降，眼珠刺痛或胀痛等。

［证候分析］ 因被物撞击，损及眼珠，虽未见络伤出血，但组织受伤，气血失和，故见黑睛混浊、眼底水肿等。目为至宝，构造精细，具有视物辨色之功能，今有所伤，故视力剧降，甚至失明。因伤致瘀，瘀则不通，故眼珠刺痛或胀痛。

［治法］ 行气活血，化瘀止痛。

［方药］ 桃红四物汤[111]加味。桃仁、红花、赤芍、当归、川芎行气活血祛瘀；地黄生用凉血清热。诸药合用，可使气血流通，瘀消痛止。若黑睛混浊，可加木贼、菊花、蝉蜕等退翳明目；眼底水肿，可加泽泻、前仁、茯苓等利水消肿；畏光流泪，可加羌活、防风、胆草等祛风清热；疼痛剧烈，可加乳香、没药等化瘀止痛。若晶珠混浊，则按惊震内障治疗。本症后期酌情转用补益肝肾之剂，以恢复功能，提高视力。

2. 外治 外治需根据具体情况而定。

（1）眼睑出血时，可用鲜生地或生大黄粉或白萝卜捣烂外敷。

（2）受伤一二日后使用热敷，或用酒调七厘散外搽，但勿使之进入眼内。

（3）血灌瞳神可选用三七、丹参、红花、川芎液局部电离子导入。

（4）黑睛混浊，可局部滴用黄芩、千里光等眼药水。

（5）眶内出血，眼珠突出者，可加压包扎，或结合冷敷。

（6）眼珠刺痛，可用生地、红花、芙蓉叶捣烂，用鸡蛋清调匀，隔纱布垫敷患眼，取其清热消瘀止痛。

3. 其他治疗

（1）伤情严重，特别是有血灌瞳神、眼底出血等情况者，宜结合眼垫封盖双眼，卧床休息。

(2) 晶珠脱位于黄仁前,或血灌瞳神量多而六七日不消者,可结合手术治疗。

此外,如合并有眶骨、颅底骨折等情况者,需请有关科室会诊,共同处理。

6.3 真睛破损

真睛破损是指外物伤目而又眼珠有穿透伤口者。有的还伴有眼内异物,也有的影响健眼,是一种严重的眼外伤。其预后的好坏,与穿破的部位、大小、深浅及异物的有无等因素有关,但多数预后不良。相当于西医学的机械性穿透性眼外伤。

【病因病机】 多因锐利物体刺破或细小异物高速飞溅穿破眼珠所致;也有受猛烈的钝力撞击,使眼珠破裂者。致伤物体多较污秽,破损处易被邪毒侵袭,因此,这类眼外伤不仅使经络、气血、组织受伤,而且又出现邪毒为患之候,有的甚至还可影响健眼。

【临床表现】 有外伤史,检查伤眼有穿透伤口,伴有剧烈疼痛,畏光流泪,视力剧降等症。如白睛穿破,其伤口大者,可见神膏外溢,嵌在伤口,欲流不流;伤口小者,需细心诊察,方可发现。如黑睛穿破,则神水立即外溢,黄仁突出,状如蟹睛。若眼珠破口大者,其神水、神膏、黄仁、晶珠等组织均可脱出于外,伤口黑白混杂,眼珠塌陷变软,终致萎缩失明。

穿破伤是否合并有眼内异物,需根据病史、临床检查、自觉症状等综合分析。X 线摄片是常用的诊断方法。若为金属异物,较易显影;若为非金属异物,可用无骨摄影法。眼内异物不仅造成机械性损伤,而且可以带入邪毒。若为金属性异物,还可发生化学性变化,进一步破坏眼内组织。因此,对于眼内异物不可漏诊和误诊。

穿破伤是邪毒入侵的重要途径。伤后一二日,可出现邪毒炽盛之候,如眼睑肿胀,畏光流泪,疼痛剧烈,创口污秽浮肿,白睛红赤肿胀,神水混浊,黄液上冲,瞳神难辨,甚至邪毒蔓延而出现眼珠突出,转动失灵,头痛寒热等严重证候。

影响健眼是真睛破损的严重并发症。其发病机会虽然不多,但一旦出现,即可造成严重后果,必须高度重视。一般说来,如穿破创口在白睛、黑睛交界处,创口嵌有黄仁等组织,创口长期愈合不良;或红赤疼痛持续不退,或反复出现;或眼内有异物存留等,较易影响健眼。健眼受累即可出现瞳神紧小的一系列症状,如神水混浊,黑睛后壁有细微附着物,抱轮红赤,畏光流泪,头目疼痛等;或者瞳神紧小不明显,而用眼底镜检查时,可见玻璃体呈细尘状混浊,脉络膜有散在的细微黄色病灶,严重者玻璃体重度混浊,脉络膜病灶较多,视乳头水肿,视网膜有渗出物等。此等情况,现代称交感性眼炎。本病虽然要早期诊断,但应与健眼所出现的交感性刺激相区别。如一眼受伤后,健眼仅出现畏光流泪,视力轻度障碍而检查又无上述变化时,为交感性刺激症状,不能诊断为交感性眼炎。

【辨证论治】 辨证须分辨伤势的深浅,损伤的部位,异物的有无,邪毒的轻重,然后采取相应的治疗措施。一般先处理创口,然后配合内服药物。常中西医结合进行抢救。

1. 内治

(1) 眼珠破损,风邪乘袭

[症状] 白睛或黑睛破裂,或珠内组织脱出,疼痛剧烈,畏光流泪,视力剧降。

[证候分析] 真睛破损,珠内组织脱出,故视力剧降,甚至消失。因伤致卫气失固,腠理不密,风邪乘隙而入,故见畏光流泪。伤及气血,致气滞血瘀,则疼痛剧烈。

[治法] 除风益损。

[方药] 除风益损汤[96]加味。本方由四物汤加藁本、防风、前胡组成。目以血为本,伤

则易伤血，故以熟地、川芎、当归、白芍养血活血；受伤之际，风邪袭入，故以藁本、防风、前胡祛散风邪。临证可酌加桃仁、红花活血化瘀，黄芩、黄连清热解毒。若络伤出血较重，可参照撞击伤目治疗。

(2) 外邪侵入，热毒炽盛

[症状] 创口污秽浮肿，白睛红赤，眼睛肿胀，或黄液上冲，或累及健眼等。

[证候分析] 眼珠穿破，邪毒乘伤袭入，气血瘀滞，热毒结聚，故出现创口肿胀等。邪毒蔓延，蓄腐成脓，故出现黄液上冲，甚则脓攻全珠，造成全珠毁坏。若伤眼迁延不愈，反复发作，通过经络、脏腑、气血等关系可累及健眼。

[治法] 清热解毒，凉血化瘀。

[方药] 经效散[93]合五味消毒饮[16]加减。方中犀角、赤芍、归尾清热凉血化瘀；银花、菊花、蒲公英、紫花地丁、天葵子、连翘、甘草梢清热解毒祛邪；大黄通腑泻热，逐瘀下行；诸药相配则以清热解毒，凉血化瘀著效。若累及健眼出现瞳神紧小诸症，为肝胆风热壅盛者，可用还阴救苦汤[69]清泻肝胆，祛风散邪；若出现眼底病变，而表现热炽腑实，肝胆火盛者，用泻脑汤[82]通腑泻下，清肝泻火；无大便闭结者，则改用白虎汤[40]加板蓝根、大青叶。

2. 外治

(1) 外治以处理伤口为主。如创口小，对合良好。又无眼内组织脱出者，可不必缝合。如为较大的球结膜、角膜、巩膜伤口，在局麻下清洁伤口后，球结膜可采用连续缝合；角膜、巩膜采用层间缝合；如合并有较大的眼睑穿透伤，需仔细分层缝合；如伤口处有玻璃体脱出，用剪刀剪除；如有色素膜脱出，原则也应剪除，但若脱出较少，又未超过 24 h 者，用抗生素液充分清洁后，可考虑送回眼内；若有晶状体嵌于伤口，应充分清除；如角膜破碎不便于缝合时，可用结膜瓣封盖。如眼球严重破坏，眼内容物脱出较多，视力完全消失，全眼球脓炎无治愈希望者，应考虑相应的手术治疗。如眼内有异物存留，特别是金属异物，应及早手术取出。

(2) 术前术后均可滴用清热解毒药制剂，如黄芩、千里光、黄连等眼药水，亦可结合滴用抗生素类眼药水。如需扩瞳者，滴用扩瞳剂。

(3) 根据伤情需要，注射破伤风抗毒素，以预防破伤风。

【预防】 真睛破损是一种严重的眼外伤，必须以预防为主。首先应深入群众，宣传预防眼外伤的知识。在工厂和车间要制定安全保护措施，建立和健全规章制度，并要经常检查落实情况，杜绝外伤事故发生。学校的教师和家长，对小孩要进行安全教育，不要玩弄尖锐器物，严禁乱玩爆炸物品，对燃点爆竹也要小心。如有外伤，要及时就医；医务人员要有高度的责任心，详细检查，使本病得以及早发现，及时救治。

6.4 化学性眼外伤

化学性眼外伤是指化学性物质对眼部组织的烧伤。受伤程度与预后，取决于化学物质的性质、形状、浓度、量的多少，接触时间的长短，以及当时紧急处理的措施等因素。如果化学物质浓度高，入眼量多，接触时间长，可致严重后果，甚至毁坏整个眼珠。因此，必须高度重视，认真防治。临床上较为常见的致伤物主要是酸、碱两类化学物质。

【病因病机】

1. 常见的酸性伤主要是由硫酸、盐酸、硝酸以及某些有机酸所引起。酸溶于水，接触眼组织后，低浓度的酸性溶液仅引起局部刺激，而高浓度者则使蛋白质凝固变性，成不溶于水的膜，此膜可减缓酸性物质继续向深部渗透和扩散，因此，比碱造成的损害相对较轻。但若浓度高，接触时间长，同样可造成眼组织的严重损害。

2. 常见的碱性伤主要是由氢氧化钾、氢氧化钠、石灰、氨水等引起。碱性物质既可溶于水又可溶于脂肪，接触眼组织后，除与组织蛋白结合成可溶性化合物外，还有皂化作用，使组织脂肪溶解，以致碱性物质继续向深部渗透和扩散，进一步损伤眼内深部组织。因此，碱性伤较酸性伤为重。

【临床表现】 当化学物质进入眼内后，轻者仅见灼热刺痛，畏光流泪，白睛红赤，黑睛混浊等，重者则伤眼剧烈疼痛，强烈畏光，热泪如泉，白睛红赤壅肿或坏死，黑睛广泛混浊坏死，甚至穿破，伤及深部组织（特别是碱性伤），可出现黄液上冲，瞳神紧小、干缺，晶珠混浊，甚或眼珠陷没等症。

酸性伤与碱性伤的区别主要根据病史，其临床区别：一般说来酸性伤创面边界清楚，创面较浅，不扩大加深，伤后数天与受伤当时无明显差别，坏死组织容易分离脱落，眼内组织反应较少与较轻；碱性伤创面边界不清，创面较深，且易扩大加深，伤后二三日与受伤当时相比，明显加深扩大，坏死组织不易分离，眼内反应较多且较严重。

【辨证论治】 本病应以彻底清除化学物质，减轻眼部损伤，预防并发症，提高视力为原则。

当化学物质进入眼内时，应争分夺秒，就地取大量清水进行急救冲洗，如自来水、井水、河水等均可。冲洗越早，越彻底，预后越好。最好的方法是将眼部浸泡在水中（如用盆水浸泡等），睁开或拉开眼睑，头部左右摆动，眼睑不断开闭，浸洗 10~20 min，眼内残存的固体物质，应彻底清除。如能在水中翻转眼睑或更换盆水，效果更好。

急救处理后，再进行中和冲洗。若为酸性伤，用 3%碳酸氢钠液中和冲洗；碱性伤用 3%硼酸液冲洗。病情重者还可作结膜下中和注射。酸性伤用 5%磺胺嘧啶钠 2 ml，碱性伤用 10%抗坏血酸注射液 0.5~1 ml，均作结膜下注射，视病情确定注射次数。石灰伤不可用中和冲洗和注射，应先予 0.37%依地酸二钠溶液冲洗，接着用 1%~2%浓度的依地酸二钠滴眼。

局部均需频滴清热解毒药眼药水或抗生素眼药水，并每日用玻璃棒分离结膜囊 2~3 次，再涂上抗生素眼膏，以防粘连。有瞳神紧小趋势者，则必须滴用扩瞳剂。

内服药物，初期以清热解毒，凉血散瘀，祛风止痛为主，可选用黄连解毒汤[127]，犀角地黄汤[142]加减。后期以退翳明目为主，内服消翳汤[120]加玄参、麦冬、丹参、红花、石决明。

此外，还可外点八宝眼药[5]。

【预防】 本病应以预防为主。对从事化学方面工作的人员，应掌握基本的防护知识。工作时可根据具体情况，戴用防护眼镜。操作应谨慎小心，以防化学物质飞溅入眼，车间应设有急救措施及中和药液，以备急用。农村使用化肥，也要懂得防护知识，注意安全生产。

6.5 电光性眼炎

电光性眼炎是指紫外线照射后引起的白睛、黑睛浅层损害。又称紫外线眼炎。多见于未用防护设备的电焊或气焊工人。其症以双眼沙涩灼热、怕光流泪，疼痛剧烈为主要特征。大多经过 1~2 日症状消失，预后一般良好。

【病因病机】 本病多在电焊或气焊时，由电弧与溶化金属产生的紫外线照射后引起；也可由紫外线消毒、太阳灯照射等所致；亦有在冰川、雪地、海面、沙漠等地工作，因受阳光照射后反射之紫外线所伤者。眼部被照射后，产生电光性损害，引起白睛、黑睛浅层病变。

【临床表现】 受紫外线照射后经过一定的潜伏期（最短半小时，最长不超过24 h，大多在6~8 h后），双眼出现症状。症情的轻重与紫外线照射的强度及照射时间的长短有关。轻者自觉眼内沙涩不适，灼热疼痛；重者强烈畏光羞明，眼睑紧闭难睁，泪热如汤，视物模糊，更主要的是疼痛剧烈，难以忍受，常于夜间至医院急诊。查眼睑红肿，或起水泡，或有小出血点，白睛红赤或混赤，黑睛表层轻度点状混浊，但肉眼难以察觉，用荧光素滴眼，可见黑睛呈点状片状着色，尤以常暴露之黑睛部分最明显。瞳神可紧缩变小，一般于1~2日后痊愈。若长期反复照射，可致睑弦赤烂，白睛涩痛，黑睛混浊等，以致造成视力障碍。

【辨证论治】 本病发作时应以止痛为先，用0.5%~1%的卡因液滴眼1~3次（不可多滴）；也可局部揉按四白穴，或针刺合谷、太阳、睛明等穴。此外，用新鲜人乳滴眼有保护黑睛之功。若眼睑有水泡者，可用穿心莲眼膏[108]外涂。病情重者，也可结合服用1~2剂祛风清热汤剂，如银翘散[139]、驱风散热饮子[63]之类。

【预防】 本病的预防主要是使用防护用具。如电焊工人戴用防护面具，附近10 m以内的工人戴用防护眼镜。另外电焊车间可用吸收紫外线的涂料（如含有氧化锌、氧化铁的油性涂料）粉刷墙壁，焊机之间设置隔离屏障等。对于在冰川、雪地、沙漠、海面的工作人员，戴好防护眼镜即可预防。

7 其他眼病

本章所述，系不能按五轮及外伤归类的眼科杂病，以及某些全身性疾病引起的眼症。

7.1 疳积上目

本病继发于小儿疳积，是以初起时暗处不能见物，继而眼珠干燥，黑睛混浊，甚至糜烂破损为特征的眼病。《秘传眼科龙木论》对本病记载较早。又名小儿疳眼、疳毒眼。相当西医学之角膜软化症。如不能及早诊治，容易导致失明。

【病因病机】 饮食不节、喂养不当、食有偏好等损伤脾胃，或久病虚羸，脾胃虚弱等，皆可导致脾失健运，气血生化不足，酿成疳积。脾病及肝，肝血虚少，目窍失养，且阴血不足，肝热内生，上攻于目，遂发本病。此外，病中无原则地忌口的小儿，及患寄生虫病之类消耗性疾病者易罹此患。

【临床表现】 双眼发病，初起症轻，多见夜盲（又称雀目），眼珠干涩羞明，频频眨目。继而白睛萎黄，眼珠转动时，白睛表层于环绕黑睛处呈晕状皱起，黑睛失泽，知觉减退。随症情发展，白睛正对睑裂两侧出现略带银灰色之三角形干燥斑，基底向着黑睛边缘，不为泪液所润湿；黑睛表面枯晦，甚至混浊呈毛玻璃状。严重时，羞明显著，白睛粗厚如皮肤；黑睛知觉丧失，呈灰白色胶冻样混浊（彩图27），甚至表面糜烂破损，并有黄液上冲等症。愈后往往遗留翳障，影响视力。本病黑睛极易溃破，变为蟹睛、旋螺突起、眼珠枯萎等恶候。

全身症，初起常见患儿面色萎黄，身体羸瘦，毛发枯焦，掩面而卧，或烦燥不宁。若见腹大如臌，青筋暴露，频频泄泻，胃纳全无，哭声嘶哑而低微，手足俱肿者，病属危重，除可双眼失明外，尚有生命危险。

本病早期之夜盲，又称肝虚雀目。在外眼见症不明显时，需与高风内障相鉴别。患高风内障者眼无不适，外观端好，初起眼底变化虽不明显，但全身无疳积见症。

【辨证论治】 本病是疳积在眼的局部病变，内治常结合全身病情用健脾清热，杀虫消疳，养肝明目等法。同时，亦可采用针灸及捏脊疗法。此外，还应注意纠正不良饮食习惯和改善饮食营养。

1. 内治

(1) 肝脾亏虚

[症状] 小儿食少腹胀，面黄体瘦，夜盲初起，白睛干涩，频频眨目。

[证候分析] 脾胃气虚，失于健运，内有积滞，则食少腹胀。气血生化不足，不荣头面及肌肉，故面黄体瘦。血不养目，因而在暗光下或黄昏后不辨人物，白睛干涩，频频眨目。

[治法] 健脾消积，养肝明目。

[方药] 八珍汤[6]加减。原方用于本证可去川芎，加山楂、麦芽、陈皮、夜明砂、鲜猪肝，取其健脾益气消积，养肝补血明目。

(2) 脾虚肝热

[症状] 虫积日久、腹胀便溏，午后潮热，烦躁不宁，黑睛生翳，或糜烂。

［证候分析］ 虫积日久，损伤脾胃，致运化失常，则腹胀便溏。气血生化不足，肝失濡养，热自内生，故午后潮热，烦躁不宁。肝热上攻，则黑睛生翳或糜烂。

［治法］ 健脾清肝，杀虫消疳。

［方药］ 肥儿丸[74]加减。方中人参、茯苓、白术、甘草、山楂、神曲、麦芽健脾消积；黄连、胡黄连清湿热；芦荟、使君子清热杀虫消疳。诸药组方，健脾清肝，杀虫消疳。黑睛翳溃，或黄液上冲者，宜选加龙胆草、栀子、蒲公英、白芍之类清肝泻热。

(3) 脾虚湿困

［症状］ 面黄体瘦，精神萎靡，食少腹胀，大便溏泻，黑睛生翳或糜烂破溃，舌淡苔白脉濡。

［证候分析］ 脾胃受损，运化无力，故食少腹胀，大便溏泻。脾虚精气不得化生，形神皆失所养，则面黄体瘦，精神萎靡，黑睛混浊，甚至糜烂破损。舌淡苔白，脉濡均为脾虚湿困之象。

［治法］ 健脾益气消疳。

［方药］ 参苓白术散[90]加减。原方有健脾益气，升清降浊之功。用于脾虚有积滞者，可加神曲、麦芽；有虫积者，可加使君子、鹤虱，芜荑；湿郁化热者，酌加胡黄连。

(4) 中焦虚寒

［症状］ 面色苍白，大便频泄，完谷不化，肢厥脉微，黑睛糜烂或破损，形成蟹睛。

［证候分析］ 中焦虚寒，脾胃运化及升降失职，则自利频频，完谷不化。阳虚无以温煦，故面色苍白，肢厥脉微。精气不足，目失所养，则黑睛病变日重，甚至溃破，形成蟹睛。

［治法］ 温牛散寒，补益脾胃。

［方药］ 附子理中汤[64]加减。原方以附子、干姜温中阳，散寒邪；人参大补脾胃元气，白术、甘草健脾益气。若用于阳虚甚者，可再加肉桂。

如果与黑睛病变同时，全身枯瘦，腹大筋青，便泄不止，口干声哑，手足浮肿，当以挽救生命为要，按儿科疳积之重危症论治。

2. 外治

(1) 黑睛混浊糜烂或黄液上冲时，用清热解毒眼药水及扩瞳药滴眼。

(2) 鱼肝油滴眼。

3. 针灸疗法 针刺四缝，灸气海、足三里、脾俞、肝俞、肾俞等。

4. 其他疗法

(1) 捏脊疗法以两手指背横压在长强穴部位，向大椎穴推进。同时以两手拇指与食指将皮肤肌肉捏起，交替向上，直至大椎，作为一次，如此连续 6 次，在推捏第 5、6 次时，每次以拇指在腰部用隐力将肌肉提起 4~5 下，捏完后，再以两拇指从命门向肾俞左右推压 2~3 下。此疗法有调理脾胃，调和阴阳，疏通经络的功效。

(2) 鲜猪肝 60 g 剖开，夹苍术末 10 g，以线扎定，入米汤内煮熟，然后将药肝连汤分次服用。每日 1 剂。年幼小者酌情减量。

(3) 口服或肌内注射维生素 AD 制剂。

【护理与预防】

1. 护理

(1) 患儿饮食应多进富含营养的鱼、蛋、乳、肝类食品及新鲜蔬菜，如胡萝卜、青菜等，以辅助治疗。

(2) 黑睛表面若已软化坏死,应约束患儿双手,防止其用手揉擦眼部;医护人员亦应注意,切勿用重力开睑,以免促成眼珠穿孔。

2. 预防

(1) 对断乳期的婴儿及发育期的幼儿和儿童,以及孕妇和哺乳期妇女,应适当补充营养,多吃新鲜蔬菜和蛋类、鱼类等食物。对婴幼儿,尤应做到合理喂养,防止饮食偏嗜和过食肥甘厚腻之品。

(2) 小儿若有疳积见症,应及早治疗,凡患儿频频眨目,或闭睑不开,喜伏母怀者,应警惕本病的发生。对麻毒攻目者,亦需注意观察是否合并本病。

(3) 讲究卫生,改变不良的饮食习惯,避免不必要的"忌口"。

7.2 近视 远视

近视

近视是以视近清楚,视远模糊为特征的眼病。古称能近怯远症,至《目经大成》始称近视。其中,由先天生成,近视程度较高者又有近觑之称,俗名觑觑眼。古代医籍对本病多有论述。相当于西医学之近视眼。

【病因病机】 本病常由青少年学习、工作时不善使用目力,劳瞻竭视,或禀赋不足,先天遗传所致。病机多系心阳衰弱,神光不得发越于远处;或为肝肾两虚,精血不足,以致神光衰微,光华不能远及。

【临床表现】 一般近视力良好,视远处目标则模糊不清。高度近视者,眼珠较为突出,远视力显著减退,为了视物清晰,不得不移近所视目标,且常眯目视物;容易并发云雾移睛,甚至引起视衣脱离,以致严重损害视力。

【辨证论治】

1. 内治

(1) 心阳不足

[症状] 视近清楚,视远模糊。全身无明显不适,或面色晄白,心悸神疲,舌淡脉弱。

[证候分析] 火在目而为神光,心阳不足,神光不得发越于远处,故视近尚清,视远模糊。面色晄白,心悸神疲,舌淡,脉弱等皆心阳虚弱,气血不足的表现。

[治法] 补心益气,安神定志。

[方药] 定志丸[89]加减。方中远志、石菖蒲性温,宁心安神定志,为主药;人参、白茯苓益气宁心安神;朱砂安心神。诸药组方,共呈补心益气,安神定志之功。阳气虚甚者,还可酌情选加黄芪、炙甘草、肉桂、当归等益气养血温阳。

(2) 肝肾两虚

[症状] 视近怯远,眼前黑花渐生。全身可有头晕耳鸣,夜眠多梦,腰膝痠软,脉细。

[证候分析] 肝肾两虚,精血不足,神光衰微,以致光华不能远及,故视近而不能视远。目窍失养,则黑花渐生。全身症见头晕耳鸣,夜眠多梦,腰膝痠软,脉细等皆由肝肾精血亏虚所致。

[治法] 滋补肝肾,益精养血。

[方药] 杞菊地黄丸[72]或加减驻景丸[45]加减。证偏肝肾阴虚者,宜用前方滋养肝肾,

益精明目。证属精血亏甚者,则宜后方补益肝肾,填精补血。若兼气不足者,可加党参。脾不健运者,酌加麦芽、陈皮。

2. 针刺疗法

(1) 体针

常用下列四组穴位:承泣、翳明;四白、肩中俞;头维、球后;睛明、光明。每天针刺一组,轮换取穴,10 次为一疗程。

(2) 梅花针

① 用梅花针叩打后颈部及眼区(眼眶周围),于颈椎两侧各叩三行,于眼眶上缘及下缘密叩 3~4 圈,同时在睛明、攒竹、鱼腰、四白、太阳、风池等穴各叩几下。也可叩打背部俞穴。

② 主穴:正光穴(攒竹穴与鱼腰穴连线中点,眶上缘下方)。配穴:风池、大椎、内关。于穴位 0.8~1.2 cm 直径范围内叩打 20~50 下。一般只用主穴,如效果不佳再酌情加用配穴。隔日一次,15 次为一疗程,以中等度刺激为宜。

3. 配镜矫正视力　近视虽有上述疗法,但是效果并不理想,故医治后天形成的近视,还应注意消除造成近视的因素,纠正不良用眼习惯。至于先天性近视,治之尤难。

【预防】　对青少年要做预防近视的宣传教育工作。

1. 学习和工作环境照明要适度,光线不可太暗。

2. 阅读和书写时保持端正的姿势,眼与书本应保持 30 cm 左右的距离。切勿在卧床、走路或乘车时看书。

3. 加强身体锻炼,坚持做眼保健操。

4. 对青少年定期检查视力。

远视

本病轻者视远较视近清楚,故古称能远怯近症,至《目经大成》始名远视。实际上,病重者视远亦不清楚。相当于西医学之远视眼。

【病因病机】

1. 阴主敛,肾阴亏损,目中光华不能收敛视近。

2. 禀赋不足或肝肾俱虚,目中光华散漫不收,以致不能视近。

【临床表现】　一般外眼无异常,远视力尚好,近视力减退。远视程度高者,视远近目标皆模糊。持续近距离使用目力时,常感眼胀、头痛、视昏,休息片刻可以缓解。小儿患本病者,容易引起通睛。

【辨证论治】

1. 内治

[症状]　视远清楚,视近模糊,或视远近皆模糊不清。全身可无明显不适,或见肝肾亏虚之脉症。

[证候分析]　视远尚清,视近模糊者,多由肾阴不足,目中光华不能收敛视近引起。视远近皆模糊者,多由先天禀赋不足或肝肾亏虚,目中光华散漫不收所致。

[治法]　补益肝肾。

[方药]　地芝丸[54]或杞菊地黄丸[72]加减。前方中天冬、生地黄滋肾清热为主药;菊花

助主药清肝明目,枳壳理气和胃,使之补而不滞,宜用于阴虚有热者,后方滋养肝肾,益精明目,尤适于肝肾不足者用。

2. 针刺疗法　同近视。

3. 配镜矫正视力　远视虽可施以药物及针刺治疗,但临床疗效尚难确定。所以发现远视症状,在进行上述治疗的同时,尚应及早配镜矫正视力。

7.3　风牵偏视

风牵偏视是以眼珠突然偏斜,转动受限,视一为二为临床特征的眼病。《证治准绳·七窍门》称之为神珠将反,并将其中眼珠偏斜严重,黑睛几乎不可见者,称为瞳神反背。本病主要由风中经络所致。相当于西医学之麻痹性斜视。若伴见半身不遂,口眼㖞斜,语言不利,甚至猝然昏仆者,属内科中风病。

【病因病机】

1. 正气不足,卫外失固,或阴血亏少,络脉空虚,风中经络。

2. 脾失健运,聚湿生痰,复感风邪,风痰阻络。

3. 肝肾阴亏,阳亢动风,挟痰上扰,阻滞经络。

4. 中风后遗,气虚血滞,脉络瘀阻。

上述诸种因素皆可导致眼部受邪一侧经络的气血运行不利,使筋肉失养而弛缓不用。反之,健侧由于络中气血运行通畅,筋肉舒缩功能如常,而状似拘急,牵引眼珠偏向健侧。其病理正如《金匮·中风病》所云:“邪气反缓,正气即急,正气引邪,㖞僻不遂。”

【临床表现】　本病猝然发作,表现为单眼或双眼黑睛偏斜于眦侧,转动受限,视一为二,甚至上胞下垂或口眼㖞斜。常伴有头晕、恶心、呕吐,步态欠稳等症状,遮盖一眼,多可消失。

【辨证论治】　本病虽常因风邪中经络而发,但由内风引起者,亦不少见。其发病又多与痰阻、气滞、血瘀等相关。因此,临证时应根据局部与全身病情辨证论治,目的在于祛邪通络,使气血运行复常。此外,还可以配合针刺治疗以提高疗效。

1. 内治

(1) 卫外失固　风邪中络

[症状]　黑睛猝然偏斜,转动受限,视一为二,起病多有恶寒发热、头痛、舌苔薄白、脉浮等表证。

[证候分析]　由于卫外失固,风邪乘虚入中,邪滞经络,则气血运行不畅,筋肉失于濡养而弛缓不用,故致黑睛猝然偏斜。风邪外袭,先伤肌表,因而初起常有恶寒发热等表证。

[治法]　疏风通络,扶正祛邪。

[方药]　小续命汤[12]加减。原方用麻黄、防风、防己、杏仁、生姜辛温发散,祛风通络;人参、附子、桂心、川芎、芍药、甘草益气助阳,调理气血,匡扶正气;黄芩苦寒,监制风药辛燥动火之弊,并防止风邪入里化热。若系风热为患,于方中去姜、桂、附,酌加生石膏、生地、秦艽、桑枝等,即成辛凉疏风,清热通络之剂。

(2) 肝血不足,风中脉络

[症状]　眼部主症具备,患者面色无华,平素头晕耳鸣,舌淡脉细,起病有恶寒、发热之类表证。

[证候分析]　肝血亏虚,血不上荣头面则面色无华,头晕耳鸣,舌淡。血少不充血脉,故

脉细。络脉空虚,风邪乘虚入中,以致起病见表证。风邪壅滞血脉,血行不利,筋肉失养而不用,因而黑睛猝偏,不得转动。

[治法] 养血祛风。

[方药] 养血当归地黄汤[112]加减。原方以当归、川芎、熟地、芍药养血活血;藁本、防风、白芷、细辛祛风散邪。若见外风引动内风之象,宜去藁本、细辛,酌加菊花、白蒺藜、僵蚕、钩藤祛风平肝。

(3) 脾虚湿盛,风痰阻络

[症状] 眼症同前,患者平素食少纳呆,泛吐痰涎,舌苔厚腻,脉弦滑。

[证候分析] 脾虚湿停,湿浊化痰,故平素食少纳呆,泛吐痰涎。复感风邪,风邪挟痰上壅,阻滞脉络,气血不行,则筋肉失养而弛缓不用,黑睛猝然偏斜。苔厚腻,脉弦滑亦属风痰之象。

[治法] 健脾化痰,祛风通络。

[方药] 六君子汤[20]合正容汤[48]加减。前方健脾益气,除湿化痰。后方中白附子、胆星,法半夏、僵蚕祛除风痰;羌活、防风、秦艽、松节祛风除湿,疏通经络;甘草和中益气。两方合用,扶正祛邪,有标本同治之功。由于气血为风痰所阻,筋脉失养,故方中尚宜加入当归、赤芍等养血活血。

(4) 肝阳化风,挟痰上扰

[症状] 黑睛突然偏斜不动,患者素有头晕耳鸣,失眠多梦,腰膝痠软等症,舌红苔黄脉弦细或弦滑。

[证候分析] 肝肾阴虚则筋骨失养,故腰膝痠软。阴虚阳亢,故头晕耳鸣,失眠多梦。肝阳偏亢,升动太过则动风,风阳煎灼津液则生痰,风痰上壅,窜扰经络,血脉涣散,故见黑睛猝然偏斜,甚至口眼㖞斜。舌红苔黄,脉弦细或弦滑,为阴虚阳亢,肝风挟痰之象。

[治法] 平肝潜阳,化痰熄风。

[方药] 天麻钩藤饮[14]加减。原方重在平肝潜阳熄风,宜再加胆星、僵蚕、全蝎、贝母之类,以增强熄风化痰通络的作用。

(5) 气虚血滞,络脉瘀阻

[症状] 患者有中风病史,后遗目珠偏视,口眼㖞斜,半身不遂,或肢体麻木不仁,面色萎黄,舌质淡或有瘀斑,苔白,脉细。

[证候分析] 中风病后正气亏虚,后遗之络脉瘀阻未除,故仍见珠偏眼斜口㖞,甚至半身不遂,肢体麻木不仁。因气虚不能运血上荣,致面色萎黄,血脉不得充盈,故舌淡脉细。舌有瘀斑为血瘀之象。因无里热,故见白苔。

[治法] 益气活血,化瘀通络。

[方药] 补阳还五汤[67]加减。方中重用黄芪益气;归尾、赤芍、川芎、桃仁、红花、地龙活血化瘀通络。若再加白附子、僵蚕、全蝎等,更可消除中风后遗留于络脉之风痰,促使气血运行复常。

2. 针刺疗法 采用本疗法能缩短疗程,提高疗效。

常用穴:睛明、瞳子髎、承泣、四白、阳白、丝竹空、太阳、攒竹、颊车、地仓、合谷、太冲、行间、风池。

每次局部取2~3穴,远端循经配1~2穴。斜向左者,针刺右侧;斜向右者,针刺左侧。

7.4 突起睛高

突起睛高是指眼珠胀痛突起的急性眼病。病名见于《秘传眼科龙木论》,又名目珠子突出。古文献多有记述,如《银海精微》说:“突起睛高,险峻厉害之症也……初起麻木疼痛,汪汪泪出,病势汹涌,卒暴之变莫测……治稍迟,或控脓。”其状颇似西医学之化脓性炎性突眼。

【病因病机】 风热火毒攻目。

【临床表现】 起病急速,眼部疼痛,甚至跳痛难忍,泪热如汤,视力下降或骤降。检视眼部,胞睑、白睛红赤肿胀,眼珠或眶内灌脓,睛高突起,甚至高突出眶,转动失灵。最终可溃穿组织,脓汁外流。眼珠溃脓者则珠塌目盲。全身常伴发热头痛,甚至恶心呕吐。严重者,高热昏迷,病情危重。

【辨证论治】

1. 内治

(1) 风火热毒炽盛

[症状] 眼症如上,全身症见发热恶寒,头痛剧烈,舌红苔黄,脉弦数。

[证候分析] 风火热毒攻目,火热不止则胞睑、白睛红赤肿胀,眼珠或眶内灌脓。邪毒内侵,正邪相搏,故发热恶寒,头痛剧烈。舌红苔黄,脉弦数为风火热毒内盛之象。

[治法] 清热泻火,解毒散邪。

[方药] 内疏黄连汤[23]合五味消毒饮[16]加减。前方以黄连、黄芩、栀子、连翘清热泻火解毒;大黄通腑泻热,攻下逐邪;赤芍、当归配大黄凉血止痛;槟榔、木香行气导滞,助大黄荡涤积热;薄荷、桔梗疏风散邪;甘草清热和中。诸药合方,既能清泻上攻之火毒,又可疏导郁结之邪气。五味消毒饮中金银花、野菊花、蒲公英、紫花地丁、紫背天葵均为清热解毒消肿的药物,合前方加减化裁则清热泻火,解毒散邪之力甚强。

(2) 火毒内陷

[症状] 前述眼症严重,头眼剧痛,恶心呕吐,壮热神昏,面赤气粗,小便黄赤,舌质红绛,脉数。

[证候分析] 火毒炽盛,煎熬营血,腐蚀血肉则眼部灌脓,赤肿凝定,高突出眶,头眼剧痛。火气上逆,胃气不降,故面赤气粗,恶心呕吐。火毒入营,内陷心包,壅闭清窍则壮热神昏。小便黄赤,舌质红绛,及脉数皆里热炽盛之候。

[治法] 清营解毒,清心开窍。

[方药] 清营汤[132]加减,或送服安宫牛黄丸[60]。前方以犀角为主药,合生地、丹参清营凉血;合黄连、银花、连翘、竹叶心清热解毒;玄参、麦冬养阴清热,诸药共呈清营解毒,泄热护阴的作用。壮热神昏者,宜用清营汤送服安宫牛黄丸,以取清营解毒,清心开窍之效。

2. 外治 脓成者,应以刀针排脓放毒。现代多采用西医手术。

3. 其他疗法 单用中药治疗不能控制病情发展,或病情危重者,宜中西医结合救治。

7.5 目痒

本节目痒是指以眼部发痒为主要特征的眼症。古代有眼“痒极难忍”“痒若虫行”的记载。下述内容,包括西医学之春季卡他性结膜炎。

【病因病机】

1. 风邪侵袭,邪气往来流行于睑眦腠里之间而发。

2. 脾胃内蕴湿热，复感风邪，风热湿邪上壅于目所致。

3. 肝血亏少，血虚风动而作痒。

【临床表现】 双眼视力如常，眼内或两眦作痒，或痒如虫行，或奇痒难忍。检视眼部：或有粘丝状分泌物；或于上睑内面有扁平的、大小不等、质坚而硬的淡红色颗粒，排列不齐，呈铺路的卵圆石样（彩图28）；或见白睛污红，在睑裂部黑睛缘处有灰黄或暗红色胶样隆起。此外，尚有眼内外无异常见症者。

【辨证论治】

1. 内治

（1）风邪侵袭

［症状］ 两眦作痒，视力正常，外无形症。

［证候分析］ 眼无红赤湿烂，全身无虚损及湿热之征，此系风邪侵袭，邪气往来流行于睑眦腠理之间所致目痒。

［治法］ 祛风散邪止痒。

［方药］ 驱风一字散[62]加减。方中炮川乌、川芎、荆芥穗、羌活、防风都是辛温升散，祛风力强的药物。五药组方，共奏驱风散邪止痒的功效。痒甚难忍者，可再加藁本、乌梢蛇以加强驱风力量，若结合舌脉，证偏于热者，可于原方中选加黄芩、生地、苦参等驱风散邪，兼以清热。若体虚人不胜祛风重剂者，可酌加党参、黄芪之类扶助正气。

（2）风热壅目

［症状］ 眼内灼痒，每于春暖季节发作，睑内有红色颗粒，排列如铺路圆卵石样。遇风吹日晒或近火熏灼之后，症情往往加重。

［证候分析］ 风热外袭，上壅目络则目痒，胞睑脉络阻遏，气血不行，故变生红赤颗粒。因系风热为患，所以见风、冒日、近火均能加重症情。

［治法］ 祛风清热，活血消滞。

［方药］ 加减四物汤[43]加减。原方中薄荷、牛蒡子、荆芥穗、防风祛风散邪止痒；连翘、苦参、花粉清热；四物汤凉血活血。诸药合方，可收祛风散邪止痒，宣壅消滞退赤之功。

（3）脾胃湿热，兼受风邪

［症状］ 眼内奇痒难忍，眵泪胶粘，胞睑沉重，白睛黄浊。

［证候分析］ 由于风湿热邪合而致病，故眼痒尤甚。眵泪胶粘，胞睑沉重，白睛黄浊，皆湿热郁遏所致。

［治法］ 祛风清热，除湿止痒。

［方药］ 除湿汤[99]加减。若风邪较重，可再加乌梢蛇、川芎、羌活、薄荷、蝉蜕等。

（4）血虚生风

［症状］ 眼痒势轻，时作时止，局部未见异常。形体不实，舌淡脉细。

［证候分析］ 肝虚血少，虚风内动，故痒势较轻，时作时止。舌淡脉细，为血虚之象。

［治法］ 养血熄风。

［方药］ 四物汤[32]加减。原方补血养肝，加入僵蚕、白蒺藜则能养血熄风。若内风招引外风者，可再加白芷、防风、荆芥穗以增祛风止痒之效。

2. 外治 用胆草、防风、细辛、甘草煎水，或以内服药渣煎水熏洗患眼。

附　录

1　眼的解剖与生理功能

人的视觉器官是由眼球，视路与附属器等三部分组成。

1.1　眼球

眼球近似球形，其前后径约 24 mm，水平径约 23.5 mm，垂直径约 23 mm。眼球位于眼眶的前部，它被眶筋膜悬吊于眼眶内，其四周被眶内软组织所包围，故对外力的冲击能起缓冲作用，以减少眼球的损伤。眼球前面暴露于体表。

眼球分眼球壁与眼球容物两个部分。（图 1）

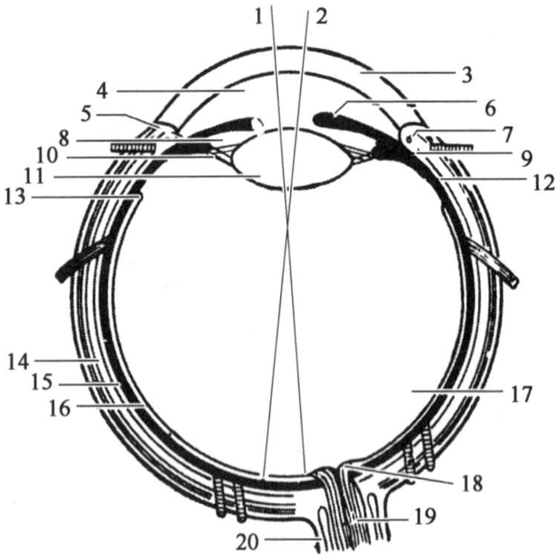

图 1　眼球水平面

1. 光轴　2. 视轴　3. 角膜　4. 前房　5. 前房角　6. 虹膜　7. 巩膜静脉窦　8. 后房　9. 睫状体（冠状部）　10. 悬韧带　11. 晶状体　12. 睫状体（扁平部）　13. 锯齿缘　14. 巩膜　15. 脉络膜　16. 视网膜　17. 玻璃体　18. 视神经乳头　19. 视神经　20. 视神经鞘膜

1. 眼球壁

眼球壁分为三层，外层为纤维膜，中层为色素膜，内层为视网膜。

（1）外层（纤维膜）：由纤维组织构成，厚为 0.6～1 mm，坚韧而有弹性。有保护眼球内部组织与维持眼球形状的作用。

纤维膜的前面透明部分称为角膜，其余不透明部分称为巩膜，角膜与巩膜移行处称为角膜缘。

1）角膜：中医曰黑睛。位于眼球前中央部分，占眼球表面积的 1/6。略呈横椭圆形，似表玻璃样向前微突。水平径约为 11.5 mm，垂直径约为 10.5 mm，中央部较薄，约 0.8 mm，周边部较厚，约 1 mm。

角膜前面曲率半径平均为 7.8 mm。质透明，表面光滑，无血管。因此角膜的功能，除了纤维膜的一般功能——保护眼球内容物外，还有屈光作用，角膜的感觉神经非常丰富，知觉敏感，对外表的刺激，能及时作出疼痛、流泪或闭睑等保护性反应，以更好地保护眼球。

组织学上，角膜可分为五层。即上皮细胞层、前弹力层、主质层、后弹力层与内皮细胞层。

上皮细胞层：为4~5层扁平细胞与最底层的一层柱状细胞所组成，在角膜缘处与结膜上皮互相移行。它与其前面的泪膜组成一个光滑的屈光面，使视网膜成像更清晰。它与前弹力层结合疏松，易因损伤而致脱落，但其再生能力也很强。缺损后如不继发感染则易于修复而不留瘢痕。由于上皮细胞层分布有丰富的三叉神经末梢，故对外界的刺激，其知觉甚为敏感，发生病变时疼痛也比较明显。

前弹力层：为一层无组织结构的透明薄膜，终止于角膜边缘，对外伤与感染有一定抵抗力，缺损后不能再生。

主质层：又名实质层，基质层或间质层。是构成角膜的主要部分，占角膜全层厚度的90%，其周边嵌入巩膜层。它由100~200层纤维薄板及少量扁平角膜细胞所组成。屈光指数相同而整齐的纤维排列情况，对角膜的透明起了很主要的作用，一旦受损，被排列紊乱的瘢痕组织所代替，则失去透明而变为混浊，影响视力。

后弹力层：为一层透明均质膜，富有弹性而坚韧，对各种损伤有较强的抵抗力，而且受损后可以再生。

角膜内皮层：由一层六角形扁平细胞组成，表面光滑，具有角膜——房水屏障的功能，它可以使角膜处于相对脱水状态，从而保持角膜的透明，损伤后常可引起主质层的水肿混浊。内皮细胞不能再生，缺损后可由邻近细胞的扩张与滑动来补充。

角膜的营养是依靠其周围的血管网，经缓慢的扩张作用，将必需的营养物质与抗体输入角膜内，同时选择性地从房水吸收其必需的物质。代谢所需的氧80%来自空气，15%来自周围血管网，5%来自房水。

2）巩膜：位于眼球中后部，为紧接角膜缘之后的纤维膜，它占眼球表面积的5/6，色白，不透明，质地较坚韧，略具弹性，其外面为眼球筋膜所包绕，前面被球结膜所覆盖，通过透明的球结膜显白色的巩膜，中医称之为白睛。巩膜的厚度为0.3~1 mm，视神经乳头周围最厚，各直肌的附着点处则较薄。巩膜组织虽有一定坚韧性，起到保护眼球作用，但亦有几个薄弱的部位。如角膜缘部有巩膜静脉，巩膜前部因睫状血管的贯穿而形成一些孔道，这些生理上的弱点，一旦遭到外力伤害时，眼球易于此处破裂；又如视神经乳头处，巩膜行走到视神经周围，其外2/3的纤维向后包围视神经，延续为视神经的硬脑膜，而仅内1/3的纤维向对侧延伸，形成的薄板又被视神经纤维所穿过，成为多孔的筛板，故此处抵抗力较弱，易因眼压增高，形成病理性凹陷。

此外，在赤道后4~6 mm处，各直肌之间有4~6条斜向穿行的涡静脉，是眼球内静脉血液回流的主要途径。

（2）中层：称色素膜，是因为此层有丰富的色素之故。又因它富有血管，又称血管膜。剥去外层，则外观形似紫色葡萄，故又称葡萄膜。

色素膜有营养眼内组织与遮光作用。自前至后可分虹膜、睫状体和脉络膜三个部分。

1）虹膜：中医曰黄仁。是色素膜最前部分，自角膜缘开始取额面位置，位于角膜之后，与角膜之间有一空腔（前房）隔开，后靠于晶状体的前面，中间有一圆孔曰瞳孔。虹膜表面有高低不平的隐窝与放射状隆起的皱褶，称虹膜纹理。虹膜的颜色主要由虹膜主质层中所含色素多少而不同，我国人多呈棕褐色。

虹膜与睫状体接壤处的虹膜根部，组织较薄，经常可因眼部挫伤在此处发生断裂；虹膜瞳孔缘部依靠晶状体的支持，固定于原来位置，在晶状体脱位或摘除后，虹膜会因失去支持而出现虹膜震颤现象。

虹膜的功能主要是遮光作用。

组织结构可以分为三层，即基质层、肌肉层与色素上皮层。

基质层：为海绵状结缔组织构成，含有许多血管、神经与色素。

肌肉层：为紧贴基质层后面的两种平滑肌，一是呈环状围绕于瞳孔缘曰瞳孔括约肌；一位于周边侧，为放射状排列的瞳孔开大肌。前者受副交感神经支配，后者受交感神经的支配。

色素上皮层：为一层具有浓密色素的细胞，衬于虹膜后面，向中央部绕瞳孔缘而终止。

瞳孔：中医称为“瞳神或瞳仁”，是虹膜中央稍偏鼻侧的圆孔。虹膜上的瞳孔据约肌的收缩，能使瞳孔缩小，虹膜上的瞳孔开大肌收缩能使瞳孔扩大，此两种肌肉的动作是在相互制约而瞳孔括约肌稍占优势的情况下，维持瞳孔的正常大小，即收缩与扩大在 2.5～4 mm 直径之间。

瞳孔的功能是调节光量。它可以根据外界光线的强弱而缩小或扩大，反射性地调节光线进入眼内的量，使视网膜上结象清晰。

2）睫状体：位于巩膜内面，前方连接虹膜根部，后端以锯齿缘与脉络膜分界。睫状体呈宽 6 mm 的黑色环带状，由前 1/3 较厚的睫状冠与后 2/3 较平坦的睫状环两部分组成，横切面呈三角形。睫状体内以睫状肌与血管组织为主。

睫状冠部与晶体赤道部之间有许多透明小带（悬韧带）进行联络。

睫状体主要功能是产生房水与调节作用，睫状冠部有约 70 个纵行放射状突起，曰睫状突，主要由血管构成，能产生房水，以营养眼内组织。睫状体内有睫状肌，是构成睫状体的主要部分之一，为平滑肌纤维束组成，包括环形、经向及放射状的肌纤维。环状肌纤维位于内侧，此肌收缩，悬韧带松弛，晶状体便借自身的弹性而变厚，增加了晶状体的屈光力，使眼能看清近距离的细小物体，这种作用称为调节。

3）脉络膜：是色素膜的最后一大部分，位于巩膜内面。它是接睫状体之后，从锯齿缘开始至视神经乳头周围为止的棕黑色薄膜。

脉络膜主要功能是营养与遮光作用。脉络膜是色素膜中最富于血管的部分，内侧紧靠视网膜，故它有营养视网膜外层的作用。脉络膜又有丰富的色素，它与视网膜色素上皮将外界的光线与眼内完全隔绝，阻止巩膜透光而保证光线只能从瞳孔进入。

在组织学上，自外而内分五层，即脉络膜周层，大血管层、中血管层、毛细血管层及玻璃膜等。

脉络膜周层：由许多扁平的结缔组织小板组成，为血管与神经通过之处，也是眼内液流通的空隙。

大、中血管层：此两层之间并无明显的界限，为较大与较小的互相联络的动脉、静脉组成。血管之间有许多色素细胞，因此视网膜色素较少或萎缩时，可以透见脉络膜豹纹状外观。

毛细血管层：由排列如密网状的毛细血管组成。它对视网膜外层的营养供应起了主要作用。

玻璃膜：为脉络膜最内层，它将毛细血管层与视网膜色素上皮层隔开，而它自身则与视网膜的色素上皮层紧密结合。

（3）内层：为视网膜，中医称之为“视衣”。

视网膜紧贴着脉络膜内面行走，除色素上皮层外，它是透明无弹性的薄膜。它起于锯齿缘，止于视神经乳头，它在这两个起止部位与别的组织结合较为紧密外，其他部分皆由于玻璃体自内方加压而靠贴于脉络膜内面。

在眼球后极，视网膜的中央部位，有一无血管区域，为黄斑区，直径 1~3 mm，其中心最薄，有一小凹陷，曰中心凹。黄斑区，尤其是中心凹，是视觉最敏锐之处，为中心视力。

在黄斑内侧 2.5~4 mm 处有一直径约 1.5 mm 大小的圆盘，为视神经乳头，又称视盘。为视网膜神经汇集处，它们呈 90°转弯于此处穿出巩膜筛板。其中有一凹陷，称为生理凹陷。视网膜中央血管亦于视神经乳头处穿入眼球而分布于视网膜各部。

视网膜主要功能是感光。它是由靠脉络膜内侧的色素上皮层与感觉部视网膜所组成。而后者是由三个神经元组成，即视细胞，双极细胞及神经节细胞。

视细胞可以分两类，一类为锥细胞，一类为杆细胞。锥细胞粗而短，司明视觉与色觉，集中分布在黄斑区，越到周围边缘越少；杆细胞细而长，司暗视觉，分布在视网膜周围边部，越近黄斑部越少。因此黄斑区受损害，则可发生中心视力与色觉障碍；视网膜周边部受损害，可产生夜盲。

视网膜的第二、第三神经元即双极细胞与神经节细胞，它们皆为传导组织。

在组织学上，视网膜可分为十层，即色素上皮层，视细胞层、外界膜、外颗粒层、外丛状层、内颗粒层、内丛状层、节细胞层、神经纤维层、内界膜等。

1）色素上皮层：是一层单纯色素细胞组成的棕色薄膜，协助脉络膜起遮光作用。它有支持视细胞，吸收光能，从脉络膜毛细血管输送营养物质到视网膜外层，吞噬并消化视细胞代谢产物的功能。

2）视细胞层：由视细胞的远侧突即杆体与锥体组成。

3）外界膜：为一层网状薄膜，有杆体与锥体的纤维穿过。

4）外颗粒层：为视细胞的核组成。

5）外丛状层：为视细胞内侧的轴突与双极神经细胞的树突构成。

6）内颗粒层：主要为双极神经细胞核。

7）内丛状层：为由两极神经细胞的轴突与神经节细胞的树突组成。

8）神经节细胞层：主要由神经节细胞组成。

9）神经纤维层，由神经节细胞轴突组成。

10）内界膜：为介于视网膜与玻璃体之间的透明薄膜，又称玻璃体膜。

2. 眼内容物

（1）房水：中医曰神水，为无色透明液体，由睫状突产生。充满于前房与后房。

房水的功能是供给角膜、晶状体、玻璃体的营养与维持眼内压。

（2）晶状体：中医曰晶珠。晶状体形如双凸透镜，为富有弹性的无色透明体，位于虹膜后面。玻璃体前面的晶状体凹内，借助悬韧带与睫状体相联络，并保持其正常位置。

晶状体主要功能是调节作用，青年人晶状体富有弹性，它能自动改变其屈光度，调节焦距，来观察远近物体。

晶状体由晶状体囊与纤维所组成。晶状体囊为一层透明而具有弹性的薄膜，完整地包围在晶状体外面。于赤道部的上皮细胞不断伸长，成为晶状体纤维，逐渐移向晶状体内部，作规则的排列，组成晶状体皮质。晶状体纤维在一生中不断增生，旧的纤维被压向中心，形成晶体核。

由于晶状体内有排列整齐的纤维,且含有一定的水分,加上复杂的新陈代谢,这些生理上的特点,保证了它的透明性。晶状体无血管,它的营养供应来自房水与玻璃体。

(3) 玻璃体:中医曰神膏,是无色透明的胶状体。充满于晶状体与视网膜之间的眼后部 4/5 的空腔内。

在功能方面,除因透明而发挥导光作用外,还有机械地保持眼球呈球形与固定视网膜于原来位置的作用,它使网膜与脉络膜相贴以吸取营养,故玻璃体丧失或液化,易引起视网膜脱离。

玻璃体为细微的纤维所组成的支架组织,缺乏神经、血管与细胞,营养来源于房水与脉络膜。

1.2　眼的附属器

1. 眼眶

眼眶是一个容纳眼球的方锥形骨腔由上颌骨、腭骨、颧骨、额骨、蝶骨、筛骨与泪骨等 7 块颅骨所构成。基底向前,尖端向后内方,分上下内外四骨壁。成人眶深 4~5 cm。

眼眶对眼球有保护作用,但眼眶上下与内侧壁比较菲薄,且与额窦、上颌窦、蝶窦、筛窦相邻,故这些副鼻窦有病变时,容易侵入眶内而损伤眼球。眶的外侧壁虽比较坚固,但其前缘略为向后退缩,使眼球外侧暴露较多而易受外伤。

眶的顶部有一个孔与二个裂,视神经孔(视神经管)位于眶尖,为视神经与眼动脉所通过,是视神经进入颅内的通道。眶上裂位于视神经孔外上侧。有动眼神经,滑车神经、外展神经、三叉神经第一支和眼上静脉所通过。眶下裂为眶下动脉,眶下神经与三叉神经第二支所通过。

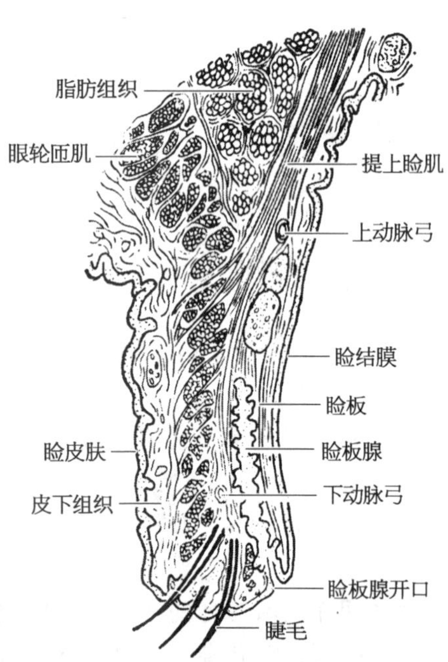

图 2　上眼睑纵切面

2. 眼睑:中医称之为眼胞。它是遮盖眼眶出口,覆盖于眼球前面的上下两片软组织。

上下眼睑之间的裂隙称为眼裂,可自由开合。眼睑的游离缘称睑缘(中医曰睑弦),其前唇长有排列整齐的睫毛,上下睑缘相接处,内侧呈钝圆,称内眦(大眦),外侧呈锐角,称外眦(小眦)。

眼睑的功能是保护眼球,免受外伤。上下睑的随意开合,可使眼球保持潮润,不致因干燥而影响角膜的透明度。

眼睑的组织结构,自前向后可分五层。即眼睑皮肤,皮下组织层与肌肉形成外层;睑板与睑结膜形成内层。内外层之间,于睑缘部以灰色线为界。(图 2)

(1) 眼睑皮肤:是人体最菲薄的皮肤之一,但富有弹性,多皱折,易移动与伸展而使眼裂开闭自如。眼睑皮肤有丰富的血管分布,营养极佳,故裂伤后能迅速愈合。

(2) 皮下组织：为蜂窝状结缔组织组成，薄而疏松。

(3) 肌层：为眼轮匝肌与提上睑肌组成。

1) 眼轮匝肌：为环绕眼裂的扁的椭圆形肌肉，属横纹肌。由面神经支配，起闭睑作用。

2) 提上睑肌：此肌起于眶尖的肌腱环，前上方行走，到眼睑后，肌纤维呈扇形散开，附着于上睑板上方表面与轮匝肌纤维之间，由动眼神经支配。此肌收缩，提起上睑板与皮肤，起开睑作用。

(4) 睑板：为眼睑的支架，上下各一，质坚韧而较厚，其内外端通过内外眦韧带与眶缘发生联系。

睑板由致密的纤维及少量弹性组织所构成，有高度发育的皮脂腺（睑板腺）埋藏其中。睑板腺呈垂直排列分布于整个上或下睑板。开口于睑缘，分泌脂肪性油液，对保持结膜囊的潮润与防止泪液外溢起一定的作用。

(5) 睑结膜：是眼睑的最后一层，起自睑缘，为紧贴在睑板后面、与睑板结合比较牢固的粘膜层，表面光滑，薄而透明，富于血管。

3. 结膜

结膜起于睑缘，止于角膜缘的一层透明菲薄粘膜。它联络着眼睑后面与眼球前面。由结膜形成的囊状空隙，称为结膜囊，它通过眼裂与外界沟通。

根据其部位不同，可分三个部分，即睑结膜，球结膜与穹窿结膜。（图 3）

(1) 睑结膜：即覆盖于眼睑睑板后面的部分，已如上述。

(2) 球结膜：为覆盖于眼球前 1/3 巩膜表面，与巩膜疏松地联系着，有弹性，易出现皱襞。

(3) 穹窿结膜：是睑结膜与球结膜之间的转折部分，此部为结膜中最松弛的组织，形成许多水平皱襞，且有弹性以便于眼球在眶内灵活转动。

结膜的腺组织有杯状细胞与副泪腺。杯状细胞分布在结膜上皮层内，多见于球结膜，它分泌粘液，湿润眼球表面。副泪腺位于穹窿部，以上方为多。因此整个结膜可作为一个泪腺来看待。

由上可知，结膜的功能是多方面的。除了它将眼睑与眼球联系起来外，由于结膜表面光滑而多皱襞与腺组织，故可使眼球活动自如，而又不致睑球磨擦。且可使眼球表面经常保持潮润。

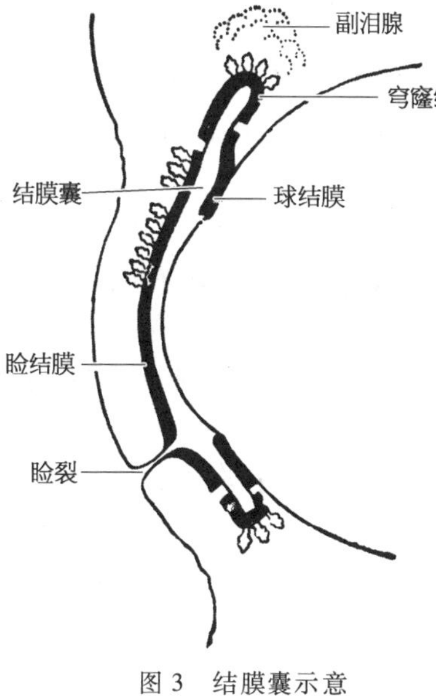

图 3　结膜囊示意

4. 泪器：由分泌泪液的泪腺与引流泪液的泪道两部分组成。（图 4）

(1) 泪腺：位于眼眶外上方的颧骨泪腺窝内，在正常情况下不易触及。

泪腺的分泌，分基础分泌（即副泪腺）与反射性分泌（即主泪腺）两种。清醒时副泪腺不断分泌泪液，成为泪膜的主要成分，在情绪波动或眼球前部受刺激时，可引起主泪腺的反射性分泌大量泪液。

泪液是无色透明的液体，呈微碱性，微带咸味，内含氯化钠与容菌酶，还有少量蛋白、无机盐与抗体。因此泪液的功能，除有滑润眼球表面，减少睑球之间的摩擦及清洁结膜囊的作

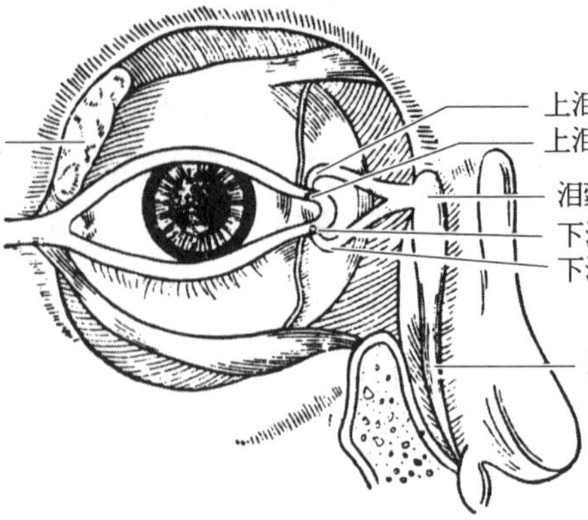

图 4　泪器示意

用外，尚有轻度的杀菌与加强眼局部免疫机制的作用。

（2）泪道：泪道是泪液的排出系统，由泪点、泪小管、泪囊与鼻泪管组成。

1）泪点：上下睑缘近内眦部各有一乳头状隆起，上有小孔曰泪点，是泪小管朝向结膜囊的开口处。

2）泪小管：泪小管是很细的小管，最初与睑缘垂直，上泪小管向上、下泪小管向下行走约 1.5 mm 光景，即横向内侧与睑缘平行行走 8 mm 左右，上下泪小管汇合或单独开口于泪囊的上部。

3）泪囊：是鼻泪管上方盲端的膨大部分，呈梨形，位于内眦韧带后方的泪囊窝内。

4）鼻泪管：为膜性管道，是泪囊向下的狭窄部分，位于骨性鼻泪管内，向下开口于鼻腔的下鼻道。

正常情况下，泪液除大部分从眼球表面蒸发掉以外，其余部分依靠瞬目与睑球之间存在的毛细空隙的吸力，汇集于内眦部，由泪点进入泪小管、泪囊，通过鼻泪管而排入鼻腔。

5. 眼外肌

是指附着于眼球外面的六条肌肉的总称，属横纹肌。由于其位置与作用的不同，分别命名为内直肌、外直肌，上直肌、下直肌、上斜肌与下斜肌等。

除下斜肌外，其余五条肌肉皆起于眶尖的总腱环。内、外、上、下直肌各止于距角膜缘 5.5 mm、6.9 mm、7.7 mm、6.5 mm 的巩膜上；上斜肌通过近眶上缘内侧的骨性或膜性的滑车后，再向后外方转折附着于眼球后上半部巩膜上；下斜肌则起源于眶壁的内下侧，向外后方行走，附着于眼球后极部外侧巩膜上。

除上斜肌受滑车神经支配与外直肌受外展神经支配外，其余各条肌肉皆受动眼神经支配。

眼外肌的功能是司眼球的运动。内外直肌司眼球向内或外方转动，动作比较单纯；上、下直肌除主要各司眼球的上、下转动之外，还司眼球的内转运动；上、下斜肌除司眼球向下、向上运动外，还司眼球外转作用。此外，上直肌与上斜肌还有使眼球内旋，下直肌与下斜肌使眼球外旋的作用。

12 条眼外肌的共同作用，使眼球环绕竖轴、横轴与矢状轴转动自如，以完成双眼单视、扩大视野的任务。

1.3 视路与视中枢

视路即为视觉的传导系统，它从视神经开始，经视交叉、视束、外膝状体、视放射，最后到达视中枢。

1. 视神经

视网膜的最后一个神经单元——节细胞的轴索，在眼后极偏内侧汇集后，于视神经乳头开始，向后穿过巩膜筛板，形成一条神经，即为视神经。它通过视神经孔入颅中凹，向后内侧方向行走到视交叉。

视神经约 5 cm 长，分球内段，眶内段、骨内段与颅内段四个部分。

2. 视交叉

视交叉呈扁的长方形，横径较大。它为左右视神经汇集而成，此处只有两眼鼻侧的神经纤维进行交叉到对侧，而颞侧纤维不交叉，因而形成半交叉状态。

3. 视束

视交叉后左右有一条神经称为视束，它包含了对侧眼球的鼻侧神经纤维与同侧眼球的颞侧神经纤维。它从视交叉的后外角出发，终止于外膝状体。

4. 外膝状体、视放射

外膝状体为视分析的低级视中枢，视觉传导系统在此处换一神经原后，新的视纤维向后经过内囊后部而形成视放射到达视中枢。

5. 视中枢

位于大脑枕叶皮质纹状区，为视路中的中枢神经元。

1.4 眼的血管与神经

1. 动脉：眼的动脉系统有眼动脉和面动脉的分支。

(1) 眼动脉

1) 视网膜中央动脉：此动脉为眼动脉第一根分支，于球后约 12 mm 处进入视神经轴心，向前于视神经乳头处分成上下两支，在不同距离又分成颞上、颞下与鼻上、鼻下支，分布于视网膜，营养视网膜内层组织。

视网膜中央动脉是一支终末动脉，故一旦此动脉发生阻塞，可引起相应区域的视网膜损害，甚至导致失明。

2) 睫状动脉：营养除视网膜内层与部分视神经以外的整个眼球。

睫状后短动脉：为 10~20 支，自视神经周围穿入巩膜，分布于脉络膜，组成脉络膜的诸血管层，以营养脉络膜与视网膜的外层组织。

睫状后长动脉(虹膜动脉)：共 2 支、于视神经的鼻侧与颞侧穿入巩膜之间向前到达睫状体部，与睫状前动脉吻合，组成虹膜大环，营养虹膜与睫状体。

睫状前动脉：共 7 支，是四条直肌的动脉自肌腱发出的分支(除外直肌发出一支外，其余每一肌各发出二支)，于距角膜缘 5~8 mm 处穿入巩膜，与虹膜大环相衔接。在穿入巩膜前有分支曰结膜前动脉，与结膜后动脉分支吻合，形成角膜缘血管网。

3) 泪腺动脉：自眼动脉发出后到视神经的外侧，沿外直肌上缘，随泪腺神经向前分布到泪腺。

4）肌支：自眼动脉或泪腺动脉发出数支肌支,分布于各条眼外肌。

（2）面动脉：为颈外动脉的分支。面动脉发出一分支曰内眥动脉,与眼睑内侧动脉衔接。

2. 静脉

（1）视网膜中央静脉：其分支与分布同视网膜中央动脉,常在动脉入视神经处离开视神经,一般直接进入海绵窦,也有进入眼上静脉。

（2）涡静脉（睫状后静脉）：共4~6条,位于各条直肌之间。除部分睫状肌静脉血引入睫状前静脉外,涡状静脉几乎是收集所有色素膜静脉血,采取漩涡形式汇集在一起的总静脉干,然后进入眼静脉,至海绵窦。

（3）眼上静脉：为眶内最大的静脉,在鼻根附近,从睑内侧韧带之上入眶,直接与海绵窦沟通。

（4）眼下静脉：从眶底前部附近起始,与眼上静脉汇合或单独归入海绵窦。

（5）内眦静脉：沿鼻旁,距内眦约8 mm处越过睑内侧韧带,在内眦附近穿过眼轮匝肌,通过眼上静脉与海绵窦沟通。

由于内眦静脉在内眦韧带之前的皮下,有时可以通过皮肤见到深蓝色的静脉,故切开皮肤行泪囊手术时要注意避免损伤内眦静脉。

3. 神经

分布于眼部的神经很多,前面皆已提及,现单就眼球的神经加以重点描述。

眼球主要是受睫状神经支配的,含有感觉、交感与副交感神经纤维,它可分为睫状长神经与睫状短神经。睫状长神经为眼神经的鼻睫状神经两个分支;睫状短神经是从睫状神经节发出的,为6~10条。二者均于眼球后极穿入巩膜,沿巩膜与脉络膜之间前行,至虹膜、睫状体、角膜、巩膜及角膜缘的结膜,作为全眼球的感觉神经。同时也含有司瞳孔散大肌,瞳孔括约肌和睫状肌运动的神经纤维。

睫状神经节：为灰红色略呈四边形的小体,前后2 mm长,上下1 mm宽,位于眼眶后部,距视神经孔约10 mm,在外直肌与视神经之间。它的后缘有三支根,即长根、短根、交感根。长根（感觉根）是鼻睫神经发出的一支细支,其中有角膜、虹膜、睫状体的感觉纤维,可能还有支配瞳孔开大肌的交感神经纤维;短根（运动根）自动眼神经发出,含支配瞳孔括约肌和睫状肌的副交感神经纤维;交感根来自颈内动脉四周的交感神经丛,含有血管收缩纤维支配眼球的血管和支配瞳孔开大肌的纤维。

睫状神经节向前发出6~10支分支,曰睫状短神经。

球后麻醉阻断睫状神经节,对眼球组织有镇痛作用。

方剂索引

一　画

[1] 一绿散(《审视瑶函》)：芙蓉叶　生地黄各等分　二味共捣烂，敷眼胞上，或为末，以鸡蛋清调匀敷亦可。

主治：胞肿如桃。

二　画

[2] 二圣散(《眼科阐微》)：明矾 3 g　胆矾 3 g　大枣 10 枚煎水外洗。

主治：睑弦赤烂。

[3] 十灰散(《十药神书》)：大蓟　小蓟　荷叶　侧柏叶　茅根　茜草根　大黄　栀子　棕榈皮　牡丹皮各等分。

主治：撞击伤目。

[4] 人参养荣汤(《和剂局方》)：当归　白芍　熟地黄　党参　白术　茯苓　炙甘草　肉桂　五味子　远志　陈皮　生姜　大枣　黄芪

主治：视瞻昏渺、青盲。

[5] 八宝眼药(《中华人民共和国药典》1977 年版)：炉甘石　冰片　珍珠　硼砂　麝香　熊胆　野荸荠　海螵蛸

主治：漏睛、赤脉传睛、胬肉攀睛、花翳白陷、凝脂翳、蟹睛症、宿翳、化学性眼外伤。

[6] 八珍汤(《正体类要》)：当归　川芎　白芍药　熟地黄　人参　白术　茯苓　炙甘草

主治：疳积上目、流泪症。

三　画

[7] 三仁汤(《温病条辨》)：杏仁　滑石　白蔻仁　厚朴　白通草　淡竹叶　薏苡仁　半夏

主治：白涩症、聚星障、视瞻昏渺、云雾移睛。

[8] 千里光眼药水(《医院制剂》修订本)：千里光全草 50 g，蒸馏水适量，共制成 100 ml。

制法：取千里光洗净，沥干，切细，加 5~6 倍乙醇，浸 2~3 日，过滤，药渣再用 4~5 倍量乙醇浸 2 日，合并两次浸液，回收乙醇，浓缩液加蒸馏水 50 ml，搅拌，加石蜡 2 g，在水浴上加热使完全熔化，冷后，于冰箱中放置 1 h，将凝结在药面上之石蜡除干净，溶液再加蒸馏水至 100 ml，加 1% 活性炭，搅拌加热煮沸 10 min，放冷；抽滤脱炭，过滤至澄明，用蒸馏水调整至 100 ml，即得。

主治：暴风客热、金疳、白涩症、赤膜下垂、血翳包睛、瞳神紧小、瞳神干缺。

[9] 千金托里散(《眼科集成》)：党参　生黄芪　茯苓　甘草　当归　芍药　川芎　桔梗　银花　白芷　防风　麦冬

主治：漏睛疮。

[10] 大定风珠(《温病条辨》)：干地黄　白芍　麦冬　五味子　甘草　麻仁　生龟板　生牡

蛎　生鳖甲　阿胶　鸡蛋黄

主治：暴盲。

[11] 万金膏(《眼科纂要》)：荆芥　防风　川连　文蛤各15 g　铜绿1.5 g　苦参根12 g　薄荷3 g　共研细末，为丸弹子大，热水化开一丸，乘热洗目。

主治：睑弦赤烂。

[12] 小续命汤(《千金方》)：麻黄　防己　人参　黄芩　桂心　甘草　芍药　芎䓖　杏仁　附子　防风　生姜

主治：风牵偏视。

四　画

[13] 天王补心丹(《摄生秘剖》)：人参　玄参　丹参　茯苓　五味子　远志　桔梗　当归身　天冬　麦冬　柏子仁　酸枣仁　生地　辰砂(为衣)

主治：青盲。

[14] 天麻钩藤饮(《杂病证治新义》)：天麻　钩藤　生石决　栀子　黄芩　川牛膝　杜仲　益母草　桑寄生　夜交藤　茯神

主治：暴盲、风牵偏视。

[15] 五皮散(《中藏经》)：桑白皮　陈橘皮　生姜皮　大腹皮　茯苓皮

主治：粟疮。

[16] 五味消毒饮(《医宗金鉴》)：金银花　野菊花　蒲公英　紫花地丁　紫背天葵

主治：真睛破损、突起睛高。

[17] 五黄膏(《银海精微》)：川黄连　黄芩　黄柏　大黄　黄丹　为细末，罐内收贮，以芙蓉叶用冷水，或煎茶调，贴二太阳穴。

主治：胞肿如桃。

[18] 化坚二陈丸(《医宗金鉴》)：陈皮　制半夏　茯苓　生甘草　白僵蚕(炒)　川连　共研细末　荷叶煎汤合丸　如梧桐子大，每服6 g　白滚水送下。

主治：胞生痰核。

[19] 化铁丹眼水(经验方)：雄鸡化骨(在肚内红色圆形似胆，但非苦胆)3个　川椒6 g　砂仁3 g(打)　风化硝9 g　古铜钱一文(如有真铜绿更好，用3 g)　新绣花针3支　将上药放在瓷瓶内，以蒸馏水0.5 kg浸泡，将瓶口用蜡封，浸七日，以铁化为标志，经二次过滤消毒后使用。每日滴眼3次。

主治：椒疮。

[20] 六君子汤(《医学正传》)：人参　白术　茯苓　甘草　陈皮　半夏　生姜　大枣　水煎服

主治：金疳、云雾移睛、风牵偏视。

[21] 开明丸(《审视瑶函》)：羊肝　官桂　菟丝子(水淘煮炒)　草决明　防风　杏仁(炒，去皮尖)　地肤子　茺蔚子　葶苈(炒)　黄芩　麦冬肉(去心焙干)　五味子　蕤仁(去皮)　细辛(使不见火)　枸杞子　青葙子　泽泻　车前子，熟地黄(酒水煮烂捣膏)为细末，炼蜜为丸，如桐子大。每服30丸，白滚汤送下日进3次，仍忌生姜糟酒炙煿热物。

主治：宿翳。

[22] 丹栀逍遥散(《和剂局方》)：柴胡　当归　白芍药　茯苓　白术　甘草　薄荷　生姜　丹皮　栀子

主治：绿风内障、青风内障、云雾移睛、视瞻昏渺、青盲。

[23] 内疏黄连汤(《医宗金鉴》)：栀子　连翘　薄荷　甘草　黄芩　黄连　桔梗　大黄　当归　白芍　木香　槟榔

主治：睑内结石、突起睛高。

五　画

[24] 甘露饮(《阎氏小儿方论》)：熟地黄　麦冬　枳壳　甘草　茵陈　枇杷叶　石斛　黄芩　生地黄　天冬

主治：圆翳内障。

[25] 甘露消毒丹(《温热经纬》)：飞滑石　绵茵陈　淡黄芩　石菖蒲　木通　川贝母　射干　连翘　薄荷　白蔻仁　藿香

主治：粟疮。

[26] 左归饮(《景岳全书》)：熟地　山萸肉　枸杞子　山药　茯苓　甘草

主治：流泪症。

[27] 左金丸(《丹溪心法》)：黄连　吴茱萸

主治：绿风内障。

[28] 右归饮(《景岳全书》)：熟地黄　山药　枸杞子　杜仲　山萸肉　炙甘草　肉桂　熟附子

主治：上胞下垂。

[29] 右归丸(《景岳全书》)：熟地　山茱萸　淮山药　当归　肉桂　枸杞子　鹿角胶　菟丝子　制附子　杜仲

主治：圆翳内障、高风内障。

[30] 四生散(《银海精微》)：生地　生薄荷　生艾叶　生当归　朴硝　共捣烂，贴眼眶并患处。

主治：胞肿如桃。

[31] 四君子汤(《和剂局方》)：党参　白术　茯苓　炙甘草

主治：针眼、胎患内障。

[32] 四物汤(《和剂局方》)：川芎　当归　白芍　熟地黄

主治：流泪症、蟹睛、宿翳、目痒。

[33] 四顺清凉饮子(《审视瑶函》)：当归身　龙胆草　黄芩　桑皮　车前子　生地黄　赤芍　枳壳　炙甘草　熟大黄　防风　川芎　川连　木贼草　羌活　柴胡

主治：凝脂翳、黄液上冲。

[34] 宁血汤(经验方)：仙鹤草　旱莲草　生地黄　栀子炭　白芍　白及　白蔹　侧柏叶　阿胶　白茅根

主治：云雾移睛。

[35] 归芍红花散(《审视瑶函》)：当归　大黄　栀仁　黄芩　红花(以上俱酒洗微炒)赤芍药　甘草　白芷　防风　生地黄　连翘各等分。

主治：椒疮、赤膜下垂、血翳包睛。

[36] 归芍地黄汤(《北京市中药成方选集》)：当归　白芍　熟地黄　山萸肉　山药　泽泻　茯苓　丹皮

主治：白睛溢血。

[37] 归脾汤(《济生方》)：白术　茯神　黄芪　龙眼肉　党参　酸枣仁　木香　炙甘草　远志　当归

主治：胞虚如球、胞轮振跳。

[38] 石决明散(《普济方》)：石决明　草决明　羌活　栀子　大黄　荆芥　木贼　青葙子　芍药　麦冬

主治：圆翳内障、惊震内障。

[39] 石斛夜光丸(《审视瑶函》)：石斛　生地　熟地　天冬　麦冬　人参　山药　菟丝子　枸杞子　肉苁蓉　茯苓　甘草　草决明　菊花　白蒺藜　青葙子　防风　羚羊角　犀角　川芎　川连　牛膝　枳壳　杏仁　五味子

主治：圆翳内障。

[40] 白虎汤(《伤寒论》)：石膏　知母　甘草　粳米

主治：真睛破损。

[41] 白薇丸(《审视瑶函》)：白薇　石榴皮　防风　白蒺藜　羌活

主治：漏睛。

[42] 加味修肝散(《银海精微》)：羌活　防风　桑螵蛸　栀子　薄荷　当归　赤芍药　甘草　麻黄　连翘　菊花　木贼　白蒺藜　川芎　大黄　黄芩　荆芥

主治：花翳白陷。

[43] 加减四物汤(《审视瑶函》)：生地黄　苦参　苏薄荷　川芎　黍粘子　连翘　天花粉　防风　赤芍药　当归　荆芥穗

主治：目痒。

[44] 加减地黄丸(《原机启微》)：生地黄　熟地黄　枳壳　牛膝　当归身　羌活　杏仁　防风

主治：聚星障。

[45] 加减驻景丸(《银海精微》)：车前子　当归(去尾)　熟地黄(洗)　五味子　枸杞子　楮实子(无翳不用)　川椒　菟丝子(酒煮焙)共为细末，蜜水煮糊丸，如桐子大，每服30丸。

主治：视瞻昏渺、青盲、近视。

[46] 龙胆泻肝汤(李东垣方)：龙胆草　柴胡　泽泻　车前子　木通　生地黄　当归尾　栀子　黄芩　甘草

主治：胞肿如桃、聚星障、凝脂翳、风轮赤豆、瞳神紧小、瞳神干缺、暴盲。

[47] 立胜煎(《中医眼科学讲义》1964年)：川连　黄柏　秦皮　甘草加水300 ml煎30 min后过滤，浓缩到150 ml，再加缓冲溶液以消除刺激性。

主治：黄液上冲。

[48] 正容汤(《审视瑶函》)：羌活　白附子　防风　秦艽　胆南星　僵蚕　法半夏　木瓜　松节　甘草　生姜

主治：风牵偏视。

[49] 龙脑煎(《普济方》)：龙脑0.3 g　秦皮　防风　细辛　甘草　宣黄连各45 g。捣罗为末，以水一大碗，浸药末三日三夜，煎滤去渣，又入蜜120 g，煎至五七沸，入磁瓶内盛，勿泄气，每用点眼。

主治：火疳。

[50] 生蒲黄汤(《中医眼科六经法要》)：生蒲黄　旱莲草　生地　荆芥炭　丹皮　郁金　丹

参　川芎

主治：云雾移睛。

六　画

[51] 防风通圣散(《宣明论》)：防风　荆芥　连翘　麻黄　薄荷　川芎　当归　白芍　白术　黑栀子　大黄(酒蒸)　芒硝　石膏　黄芩　桔梗　甘草　滑石

主治：暴风客热。

[52] 竹叶泻经汤(《原机启微》)：柴胡　栀子　羌活　升麻　炙甘草　黄芩　黄连　大黄　茯苓　赤芍　泽泻　草决明　车前子　淡竹叶

主治：漏睛。

[53] 当归活血饮(《审视瑶函》)：苍术　当归身　薄荷　黄芪　熟地黄　防风　羌活　白芍药　甘草　川芎

主治：胞轮振跳。

[54] 地芝丸(《此事难知》)：生地黄　天门冬　枳壳　菊花

主治：远视。

[55] 百合固金汤(《医方集解》)：生地　熟地黄　麦冬　贝母　百合　当归　甘草　玄参　桔梗　芍药

主治：混睛障。

[56] 导赤散(《小儿药证直诀》)：生地　木通　甘草梢　竹叶

主治：睑弦赤烂、赤脉传睛、凝脂翳、赤膜下垂、血翳包睛。

[57] 托里消毒散(《医宗金鉴》)：黄芪　皂角刺　金银花　甘草　桔梗　白芷　川芎　当归　白芍　白术　茯苓　人参

主治：凝脂翳。

[58] 朱砂煎(《中医眼科学讲义》1964 年)：黄连　黄柏　秦皮　细辛　白芷各 15 g　乳香 3 g　朱砂(飞过)0.3 g　冰片 0.3 g　蜂蜜 60 g　先将前五味加水 500 ml 入煎，煎至 250 ml 过滤，然后加乳香、蜂蜜、朱砂，再加热微煎，最后入冰片，略煎后过滤，净得药水 250 ml，每隔 2 h 滴眼 1 次。

主治：风轮赤豆、白膜侵睛。

[59] 血府逐瘀汤(《医林改错》)：当归　生地　桃仁　红花　枳壳　赤芍　柴胡　甘草　桔梗　川芎　牛膝

主治：云雾移睛、青盲。

[60] 安宫牛黄丸(《温病条辨》)：牛黄　郁金　犀角　黄连　黄芩　雄黄　栀子　朱砂　梅片　麝香　珍珠　金箔衣

主治：突起睛高。

[61] 红眼药(经验方)：朱砂　生月石　制炉甘石　海螵蛸　冰片

主治：胬肉攀睛。

七　画

[62] 驱风一字散(《审视瑶函》)：炮川乌　川芎　荆芥穗　羌活　防风　为细末，食后苏薄荷汤调下。

主治：目痒。

[63] 驱风散热饮子(《审视瑶函》)：连翘　牛蒡子　羌活　薄荷　大黄　赤芍　防风　当归尾　甘草　川芎　栀子，水煎服。

主治：漏睛疮、天行赤眼、电光性眼炎。

[64] 附子理中汤(《阎氏小儿方论》)：附子　白术　干姜　党参　炙甘草

主治：疳积上目。

[65] 补心汤(《眼科纂要》)：知母　当归　桔梗　人参　连翘　远志　黄芪　甘草　生地黄　麦冬

主治：赤脉传睛。

[66] 补中益气汤(《东垣十书》)：黄芪　炙甘草　党参　当归　陈皮　升麻　柴胡　白术

主治：上胞下垂、圆翳内障、青盲、高风内障。

[67] 补阳还五汤(《医林改错》)：黄芪　归尾　赤芍　地龙　川芎　桃仁　红花

主治：风牵偏视。

[68] 抑阳酒连散(《原机启微》)：生地黄　独活　黄柏　防风　知母　蔓荆子　前胡　羌活　白芷　生甘草　黄芩　寒水石　栀子　黄连　防己

主治：瞳神紧小、瞳神干缺。

[69] 还阴救苦汤(《原机启微》)：升麻　苍术　甘草梢　桔梗　柴胡　防风　羌活　细辛　藁本　川芎　当归尾　黄连　黄芩　黄柏　生地　知母　连翘　红花　龙胆草

主治：火疳、真睛破损。

[70] 吴茱萸汤(《伤寒论》)：吴茱萸　人参　生姜　大枣

主治：绿风内障。

[71] 阿胶鸡子黄汤(《通俗伤寒论》)：陈阿胶　生白芍　石决明　双钩藤　大生地　清炙草　茯神木　鸡子黄　络石藤　生牡蛎　除阿胶、鸡子黄二味外,用水煎汁去渣,纳胶烊尽,再入鸡子黄,搅令相得,温服。

主治：邪热久羁,阴血不足,虚风内动。

[72] 杞菊地黄丸(《医级》)：六味地黄丸加枸杞、菊花。

主治：白涩症、宿翳、瞳神紧小、瞳神干缺、绿风内障、圆翳内障、青风内障、视瞻昏渺、近视、远视、胎患内障。

[73] 鸡蛋黄油膏(经验方)：鸡蛋黄1~3枚(放入铜铫内,以文火煎熬,色黑如油),制甘石、冰片各少许(两药均须研细末),和匀,涂擦患处。

主治：睑弦赤烂。

八　画

[74] 肥儿丸(《医宗金鉴》)：人参　白术　茯苓　黄连　胡黄连　使君子　神曲　炒麦芽　炒山楂　炙甘草　芦荟

主治：目劄、疳积上目。

[75] 肾气丸(《金匮要略》)：六味地黄丸加桂枝、附子(炮)

主治：青风内障、胎患内障、胞虚如球。

[76] 泻心汤(《金匮要略》)：黄连　黄芩　大黄

主治：赤脉传睛。

[77] 泻白散(《小儿药证直诀》)：地骨皮　桑白皮　甘草入粳米一撮水煎服。

主治：火疳。

[78] 泻肝汤(《审视瑶函》)：地骨皮　玄参　车前　玄明粉　茺蔚子　大黄　知母

主治：蟹睛症。

[79] 泻肝散(《银海精微》)：黑玄参　大黄　黄芩　知母　桔梗　车前子　龙胆草　羌活　当归　芒硝

主治：花翳白陷。

[80] 泻肺饮(《眼科纂要》)：石膏　赤芍　黄芩　桑白皮　枳壳　木通　连翘　荆芥　防风　栀子　白芷　羌活　甘草　水煎服。

主治：暴风客热、天行赤眼、天行赤眼暴翳。

[81] 泻肺汤(《审视瑶函》)：桑白皮　黄芩　地骨皮　知母　麦门冬　桔梗

主治：金疳、白膜侵睛。

[82] 泻脑汤(《审视瑶函》)：防风　车前子　木通　茺蔚子　茯苓　熟大黄　玄参　元明粉　桔梗　黄芩各等分

主治：真睛破损。

[83] 泻青丸(《小儿药证直诀》)：龙胆草　栀子　大黄　羌活　防风　川芎　当归各等分为末,炼蜜为丸,竹叶汤下。

主治：蟹睛症。

[84] 泻黄散(《小儿药证直诀》)：藿香　山栀子仁　石膏　甘草　防风

主治：针眼。

[85] 泻脾除热饮(《银海精微》)：黄芪　防风　茺蔚子　桔梗　大黄　黄芩　车前子　芒硝　黄连

主治：胬肉攀睛。

[86] 拨云退翳丸(《原机启微》)：川芎　菊花　蔓荆子　蝉蜕　蛇蜕　密蒙花　薄荷叶　木贼草　荆芥穗　黄连　楮桃仁　地骨皮　天花粉　炙草　川椒皮　当归　白蒺藜　为细末,炼蜜成剂,每两作八丸。每服一丸,食后临睡,细嚼,茶清下。

主治：天行赤眼暴翳。

[87] 拨云退翳散(《银海精微》)：楮实子　薄荷各15 g　川芎45 g　黄连　菊花　蝉蜕各15 g　瓜蒌根(生用)9 g　蔓荆子　密蒙花　蛇蜕　荆芥穗　香白芷　木贼　防风　甘草各15 g　为末,炼蜜为丸,每30 g作10丸,每服2丸,一日二服。

主治：宿翳。

[88] 明目地黄丸(《审视瑶函》)：熟地黄　生地黄　山萸肉　淮山药　泽泻　茯神　牡丹皮　柴胡　当归　五味子

主治：云雾移睛、青盲、高风内障。

[89] 定志丸(《审视瑶函》)：远志　菖蒲　党参　茯神

主治：近视。

[90] 参苓白术散(《和剂局方》)：党参　茯苓　白术　扁豆　陈皮　山药　炙甘草　莲子肉　薏苡仁　桔梗　缩砂仁

主治：胞虚如球、胎患内障、疳积上目。

[91] 知柏地黄丸(《医宗金鉴》)：知母　黄柏　熟地黄　山萸肉　淮山药　茯苓　泽泻　丹皮

主治：胬肉攀睛、蟹睛、混睛障、绿风内障、暴盲。

[92] 羌活胜风汤(《原机启微》)：柴胡　荆芥　防风　羌活　独活　薄荷　川芎　白芷　白术　甘草　枳壳　黄芩　桔梗　前胡　水煎服。

主治：暴风客热、混睛障。

[93] 经效散(《审视瑶函》)：柴胡　犀角　赤芍　当归尾　大黄　连翘　甘草梢

主治：真睛破损。

九　画

[94] 栀子胜奇散(《原机启微》)：白蒺藜　蝉蜕　谷精草　甘草　木贼草　黄芩　草决明　菊花　栀子　川芎　荆芥穗　羌活　密蒙花　防风　蔓荆子

主治：胬肉攀睛。

[95] 香贝养荣汤(《医宗金鉴》)：白术　人参　茯苓　陈皮　熟地　川芎　当归　贝母　香附　白芍　桔梗　甘草　姜　枣

主治：风轮赤豆。

[96] 除风益损汤(《原机启微》)：当归　白芍　熟地　川芎　藁本　前胡　防风

主治：真睛破损。

[97] 将军定痛丸(《审视瑶函》)：黄芩　白僵蚕　陈皮　天麻　桔梗　青礞石　白芷　薄荷　大黄　半夏

主治：绿风内障。

[98] 除风清脾饮(《审视瑶函》)：广陈皮　连翘　防风　知母　元明粉　黄芩　元参　黄连　荆芥　大黄　桔梗　生地

主治：椒疮、粟疮、风赤疮痍。

[99] 除湿汤(《眼科纂要》)：连翘　滑石　车前子　枳壳　黄芩　黄连　木通　陈皮　荆芥　茯苓　防风　甘草

主治：睑弦赤烂、风赤疮痍、目痒。

[100] 退云散(《眼科临症录》)：冰香散 10 g　制甘石 60 g，"甲组药"；黄柏、黄芩、黄连、防风、蝉衣、白芷、羌活、薄荷、川芎、白菊花、荆芥、当归、大黄、赤芍、连翘、木贼草各 3 g，"乙组药"；海螵蛸 6 g、荸荠粉 9 g，冰片 7.5 g、西黄 0.6 g，珠粉 1.2 g、熊胆 0.6 g、淡硇砂 0.3 g、朱砂 3 g、蕤仁霜 3 g、麝香 0.75 g，"丙组药"。先将乙组药，用清水数碗煎汁去渣，然后将甲组药浸入乙组药汁内，日光下晒干，然后磨至极精细，用细绢筛滤过，能在舌上舔之似无渣者，方可应用，否则易伤角膜，最后将丙组药加入，自晨至暮要在一天内研细，以免泄气。制成后装入玻璃小管内密封，以防药气外泄。用法是用消毒点眼小玻璃棒，蘸药少许(约一粒芝麻大的 1/3，量不能多，多则有刺激感)每天点眼 2 次或 3 次，点在近下睑缘处(不可点在下穹窿内)，静闭 10 min，以患者感觉眼内凉爽为佳。

再用地塞米松 13 mg，后将两药拌匀研细，密封于玻璃小管内。每天点眼 3 次。每次点眼时，用小玻璃棒蘸药少许，约似一粒芝麻大的 1/3，每次用量宜少不宜多，多则刺激。

主治：白睛青蓝、花翳白陷、凝脂翳、混睛障、风轮赤豆、宿翳。

[101] 退红良方(《中医眼科学讲义》1964 年)：龙胆草　焦栀子　连翘　甘菊花　密蒙花　桑叶　黄芩　生地　草决明　夏枯草

主治：赤膜下垂、血翳包睛。

[102] 退赤散(《审视瑶函》)：桑白皮　甘草　牡丹皮　黄芩　天花粉　桔梗　赤芍　归尾　瓜蒌仁　麦门冬　煎汤服。

主治：白睛溢血。

[103] 胆汁二连膏(《眼病的辨证论治》)：川连 1 g　胡黄连 1 g　牛胆汁 50 ml　精制蜂蜜 50 ml　先将川黄连、胡黄连洗净晒干后为粗末。加蒸馏水适量，煎二次，集二次煎出液放冷后，滤纸滤过，滤出液盛于蒸发皿中，加入牛胆汁，净蜂蜜、混合均匀后，在重汤锅上蒸发至全量为 50 ml，测定酸碱度(pH)酌加硼砂、硼酸、精制食盐、冰片，使之呈中性，以减少点眼时的刺激性，消毒密贮备用。

主治：暴风客热、天行赤眼、赤脉传睛。

[104] 荆防败毒散(《摄生众妙方》)：羌活　独活　柴胡　前胡　枳壳　荆芥　防风　桔梗　川芎　甘草

主治：聚星障。

[105] 洗肝散(《银海精微》)：大黄　栀子　防风　薄荷　川芎　当归　羌活　甘草

主治：风轮赤豆。

[106] 点眼秦皮煎(《圣济总录》)：秦皮(去粗皮)30 g　黄连(去须)60 g　升麻 30 g　细剉以水一升，煎取二合，澄清一合半，点眼。

主治：聚星障、花翳白陷。

[107] 祛瘀汤(《中医眼科学讲义》1964 年)：

川芎　归尾　桃仁　赤芍　生地黄　旱莲草　泽兰　丹参　仙鹤草　郁金

主治：撞击伤目。

[108] 穿心莲眼膏(《全国中草药新医疗法展览会资料汇编》)：穿心莲浓缩液 50 g　新洁尔灭 2 g加适量凡士林，无水羊毛脂共制成 1 000 g。

制法：

1. 取穿心莲 200 g 水煎，煎液加适量 95% 乙醇，静置过滤，滤液回收乙醇，浓缩至 50 g，65℃ 左右保温，备用。

2. 取无水羊毛脂 1 份，凡士林 9 份，加热熔融，乘热用粗滤纸置保温滤斗中过，于 150℃ 干热灭菌 1 h，置乳钵中 60℃ 保温。

3. 将穿心莲浓缩液，新洁尔灭逐渐加入乳钵中，边加边搅拌，充分研匀，放冷即成。

注意眼膏基质不用白凡士林，因其具有刺激性。

主治：凝脂翳、电光性眼炎。

十　画

[109] 涩化丹(《眼科六经法要》)：赤石脂 300 g，甘石 180 g，以上二味共研极细末，然后用薄荷 30 g、姜蚕 30 g、麻黄 30 g、北细辛 15 g、蔓荆子 30 g、紫草 21 g、龙胆草 12 g、黄连 3 g、芦荟 3 g、草乌 12 g，水煎去渣，盐浸石脂、甘石，绵纸封贮器口，日晒夜露，干时再加空青石 30 g、珊瑚 9 g、琥珀 6 g、上血竭 6 g、珍珠 1.5 g，共研极细腻。每晚取少许点干障上。翳膜厚者可加硇砂少许(不可多加)。珍珠需用未经穿孔者，塞入白豆腐内，加水煮 2 h，方能取出研末合药。

主治：赤膜下垂、血翳包睛。

[110] 桑白皮汤(《审视瑶函》)：桑白皮　泽泻　黑玄参　甘草　麦门冬　黄芩　旋覆花　菊花　地骨皮　桔梗　白茯苓　水煎服。

主治：白涩症。

[111] 桃红四物汤(《医宗金鉴》)：桃仁　红花　当归　生地　赤芍　川芎

主治：撞击伤目。

[112] 养血当归地黄汤(《济生拔萃》)：当归　川芎　熟地黄　芍药　藁本　防风　白芷　细辛

主治：风牵偏视。

[113] 养阴清肺汤(《重楼玉钥》)：大生地　麦冬　生甘草　玄参　贝母　丹皮　薄荷　炒白芍　水煎服。

主治：金疳、火疳、白涩症。

[114] 破血红花散(《银海精微》)：当归梢　川芎　赤芍药　枳壳　苏叶　连翘　黄连　黄芪　栀子　大黄　苏木　红花　白芷　薄荷　升麻各等分。

主治：赤膜下垂、血翳包睛。

[115] 荸荠退翳散(《中医眼科学讲义》1980年)：硼砂　冰片　麝香　荸荠粉

主治：宿翳。

[116] 柴胡疏肝散(《景岳全书》)：柴胡　陈皮　白芍　枳壳　炙甘草　川芎　香附

主治：暴盲。

[117] 通窍活血汤(《医林改错》)：赤芍　桃仁　红花　川芎　老葱　生姜　红枣　麝香

主治：暴盲。

[118] 通脾泻胃汤(《审视瑶函》)：麦门冬　茺蔚子　知母　玄参　车前子　石膏　防风　黄芩　天门冬　熟大黄

主治：黄液上冲。

[119] 涤痰汤(《济生方》)：半夏　胆星　橘红　枳实　茯苓　人参　菖蒲　竹茹　甘草　生姜　大枣

主治：暴盲。

[120] 消翳汤(《眼科纂要》)：木贼　蒙花　归尾　生地　蔓荆子　枳壳　川芎　柴胡　甘草　荆芥穗　防风

主治：宿翳、化学性眼外伤。

[121] 珠黄散(经验方)：珍珠粉 2.1 g　犀黄 3 g　朱砂 2.1 g　麝香 2.1 g　共研细末，瓷瓶收贮，应用时点于内眦。

主治：火疳、白膜侵睛。

十一画

[122] 绿风羚羊饮(《医宗金鉴》)：黑(玄)参　防风　茯苓　知母　黄芩　细辛　桔梗　羚羊角　车前子　大黄　上为粗末水煎，食后温服。

主治：绿风内障。

[123] 羚羊角饮子(《审视瑶函》)：羚羊角　犀角　防风　桔梗　茺蔚子　玄参　知母　大黄　草决　甘草减半　黄芩　车前各等分。

主治：黄液上冲。

[124] 羚羊钩藤汤(《通俗伤寒论》)：羚羊角　钩藤　桑叶　川贝母　竹茹　生地黄　菊花　白

芍　茯苓　甘草

主治：绿风内障。

[125] 黄连西瓜霜眼药水(《中医眼科学》1980年)：硫酸黄连素 0.5 g　西瓜霜 5.0 g　月石 0.2 g　硝苯汞 0.002 g　蒸馏水 100 ml

主治：椒疮、粟疮、赤脉传睛、暴风客热、天行赤眼、金疳、白涩症、赤膜下垂、血翳包睛。

[126] 黄连温胆汤(《六因条辨》)：黄连　法半夏　陈皮　茯苓　甘草　枳壳　竹茹

主治：青风内障。

[127] 黄连解毒汤(《外台秘要》)：黄连　黄柏　黄芩　栀子

主治：睑弦赤烂、漏睛疮、化学性眼外伤。

[128] 黄芩眼药水(《临床眼科学》)：黄芩 100 g 制法：将黄芩用蒸馏水冲洗干净，以适量蒸馏水煎煮 1 h，滤出药液，药渣再加蒸馏水煎 30 min，滤出药液，将两次药液合并浓缩至 150～200 ml 为止。然后加入 95%乙醇(约为药液之两倍量)，静放 5～6 h 后，间接加热蒸发乙醇，至无酒精味为止，滤出药液加入 5%活性炭煮沸过，再加蒸馏水至 1 000 ml，过滤后煮沸灭菌即可。其 pH 为 6.5。

主治：瞳神紧小、瞳神干缺、花翳白陷、凝脂翳。

[129] 菊花决明散(《原机启微》)：石决明　石膏　木贼草　川羌活　甘草　防风　甘菊花　蔓荆子　川芎　黄芩　草决明　水煎服。

主治：白睛益血。

[130] 清胃汤(《审视瑶函》)：山栀仁(炒黑)　枳壳　苏子　石膏(锻)　川黄连(炒)　陈皮　连翘　归尾　荆芥穗　黄芩　防风　生甘草

主治：胞生痰核。

[131] 清胃散(《兰室秘藏》)：当归身　黄连　生地黄　牡丹皮　升麻

主治：针眼

[132] 清营汤(《温病条辨》)：犀角　玄参　丹参　麦冬　连翘　生地黄　黄连　金银花　竹叶卷心

主治：胞肿如桃、突起睛高。

[133] 清脾散(《审视瑶函》)：薄荷叶　升麻　栀子仁(炒)　赤芍药　枳壳　黄芩　广陈皮　霍香叶　防风　石膏各等分　甘草(减半)为细末，每服 7.5 g，白水煎服。

主治：针眼。

[134] 清燥救肺汤(《医门法律》)：冬桑叶　生石膏　人参　甘草　胡麻仁　阿胶　麦门冬　杏仁　枇杷叶

主治：目劄。

[135] 眼珠灌脓方(《中医眼科学讲义》1964年)：生军　瓜蒌仁　生石膏　玄明粉　枳实　栀子　夏枯草　银花　黄芩　花粉　竹叶

主治：凝脂翳、黄液上冲。

[136] 银黄注射液(《医院制剂》)：金银花提取物 12.5 g，黄芩提取物 20 g，苯甲醇 10 ml，注射用水适量，共制成 1 000 ml。制法：取金银花提取物与黄芩提取物，分别加注射用水与 8%氢氧化钠溶液适量溶解后，合并两液，加注射用水使成 980 ml，用 8%氢氧化钠溶液调 pH 至 7.2，加活性炭适量，置水浴上加热 1 h，放冷加入苯甲醇与注射用水，使成 1 000 ml 过滤至澄清，灌封，100℃ 灭菌 30 min 即得。

主治：聚星障、凝脂翳、花翳白陷。

[137] 铜绿膏(《眼科纂要》)：用鲜铜绿 9 g，研细末，以生蜜调涂粗碗内，将碗覆转，烧艾烟熏至焦黑为度，取起冷定，以乳汁调匀放饭上蒸过，擦烂处。

主治：睑弦赤烂。

[138] 银花解毒汤(《庞氏经验方》)：银花　蒲公英　炙桑皮　花粉　黄芩　龙胆草　大黄　蔓荆子　枳壳

主治：混睛障。

[139] 银翘散(《温病条辨》)：银花　连翘　桔梗　薄荷　淡竹叶　甘草　荆芥穗　淡豆豉　牛蒡子　芦根

主治：针眼、椒疮、睑弦赤烂、聚星障、电光性眼炎。

十二画

[140] 疏风散湿汤(《审视瑶函》)：赤芍药　黄连　防风　铜绿　川花椒　归尾　轻粉　羌活　五倍子　荆芥　胆矾　明矾　水三钟，煎至一半去渣，外加铜绿泡化，后入轻粉搅匀，可用手蘸洗目烂湿处。

主治：睑弦赤烂。

[141] 散风除湿活血汤(《中医眼科临床实践》)：羌活　独活　防风　当归　川芎　赤芍　鸡血藤　前胡　苍术　白术　忍冬藤　红花　枳壳　甘草　水煎服。

主治：火疳。

[142] 犀角地黄汤(《千金方》)：犀角　生地黄　牡丹皮　赤芍药

主治：化学性眼外伤。

[143] 犀黄散(《中医眼科学讲义》1964年)：西月石粉15 g　冰片9 g　麝香0.9 g　犀黄1.2 g　共研极细末，瓷瓶收贮，用时点于内眦。

主治：椒疮、粟疮、火疳、白涩症、聚星障、赤膜下垂、血翳包睛。

[144] 普济消毒饮(《医方集解》)：酒炒黄芩　酒炒黄连　陈皮　玄参　连翘　板蓝根　马勃　牛蒡子　薄荷　桔梗　僵蚕　升麻　甘草　柴胡

主治：风赤疮痍。

[145] 紫金锭(《片玉心书》)，又名玉枢丹(成药)：雄黄　朱砂　麝香　五倍子　红芽大戟(去芦)　山慈姑(洗去皮毛)　续随子肉(去油)　共研细末。用糯米粉打糊作锭，每锭重0.3 g。

主治：漏睛疮。

[146] 温胆汤(《千金方》)：法半夏　陈皮　茯苓　甘草　枳实　竹茹

主治：视瞻昏渺。

十 三 画

[147] 新制柴连汤(《眼科纂要》)：柴胡　川黄连　黄芩　赤芍　蔓荆子　山栀子　龙胆草　木通　甘草　荆芥　防风

主治：瞳神紧小、瞳神干缺、凝脂翳。

十四画以上

[148] 磁朱丸(《备急千金要方》)：磁石　朱砂　六曲

主治：圆翳内障。

[149] 槟榔硷滴眼液

主治：绿风内障。

[150] 蝉花散(《银海精微》)：蝉蜕　菊花　蒺藜　蔓荆子　草决明　车前子　防风　黄芩　甘草各等分。

主治：花翳白陷。

[151] 镇肾决明丸(《秘传眼科龙木论》)：石决明　菟丝子　五味子　细辛　干山药　干地黄　知母

主治：蟹睛疼痛外障。

[152] 擦药方(《审视瑶函》)：血竭　乳香　没药　轻粉　密陀僧　各等分　研为细末，擦于患处。

主治：风赤疮痍。

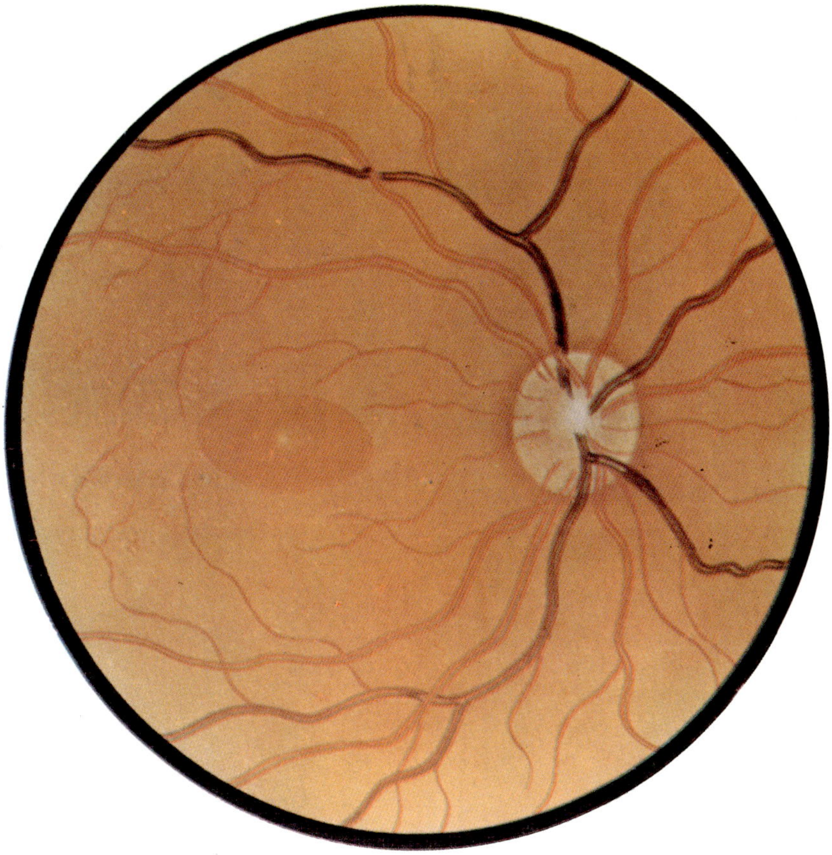

图 1　正常眼底

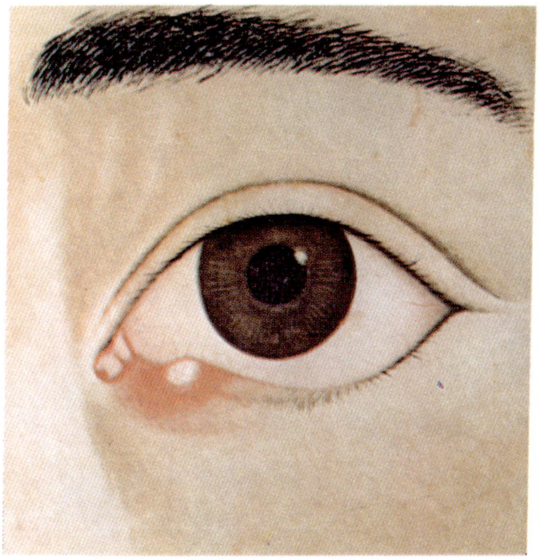

图 2　针眼

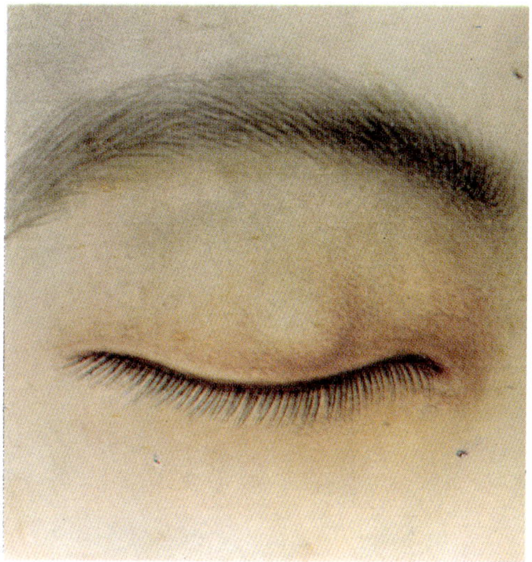

图 3　胞睑肿核

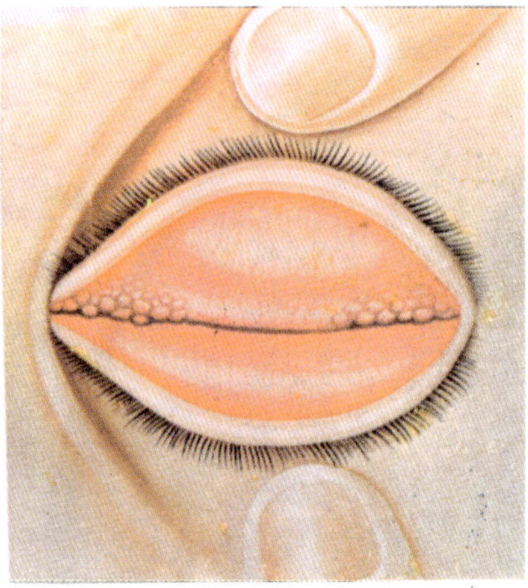

图 4-1　椒疮（轻症）

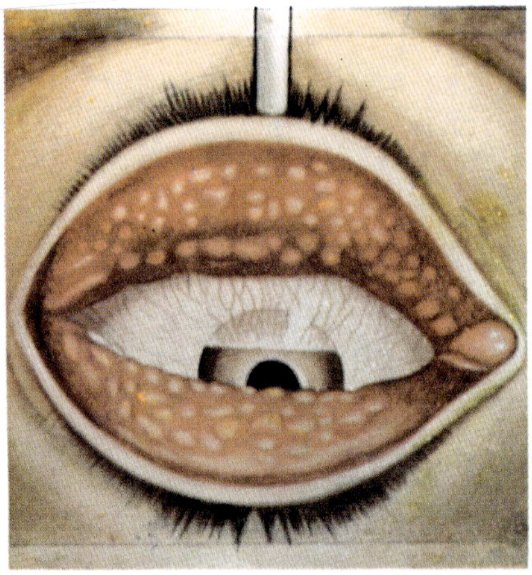

图 4-2　椒疮（重症）

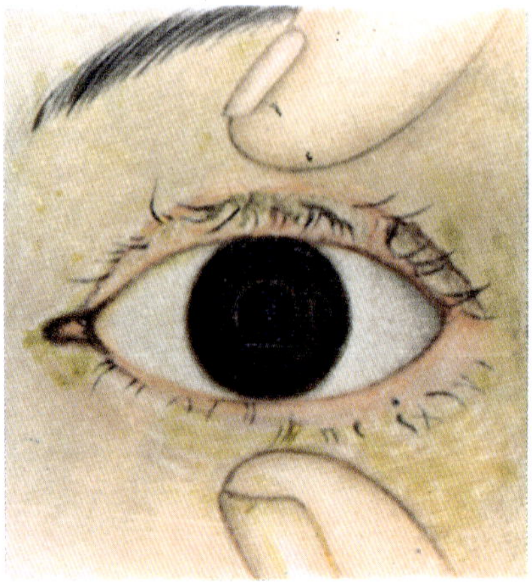

图 5　睑弦赤烂

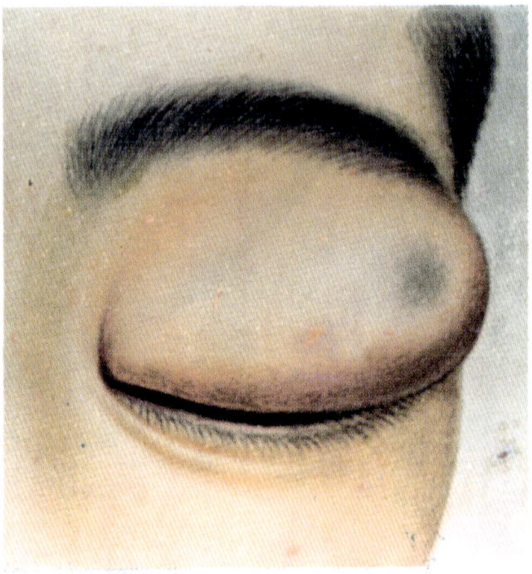

图 6　胞肿如桃

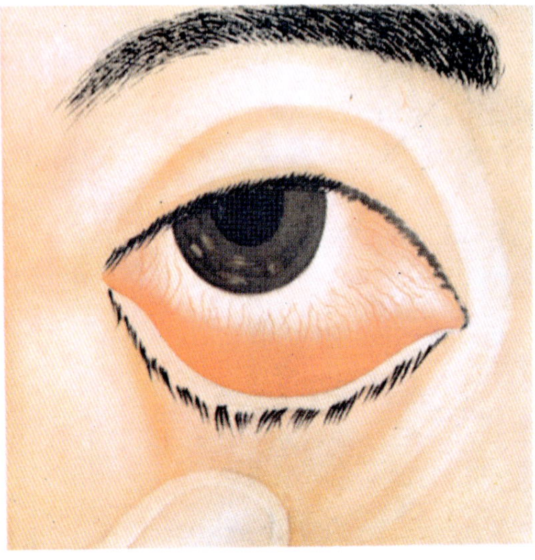

图 7 风热眼（天行赤眼）

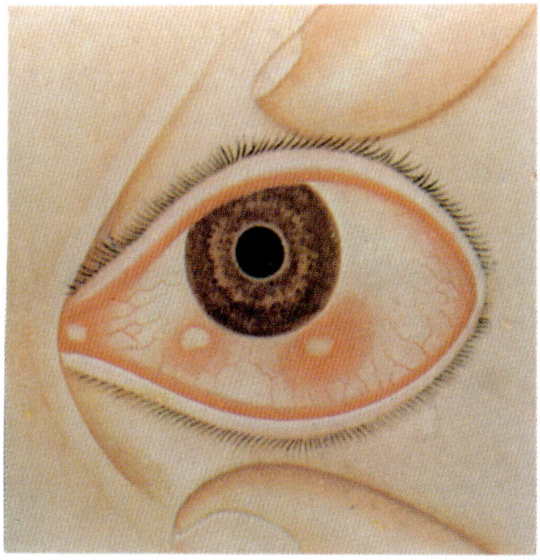

图 8　金疳

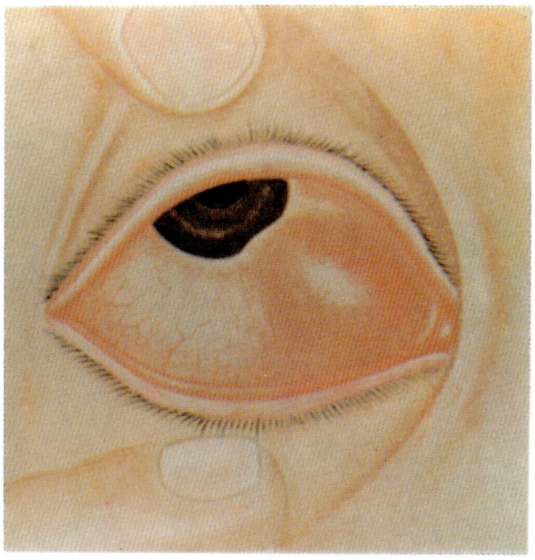

图 9　火疳

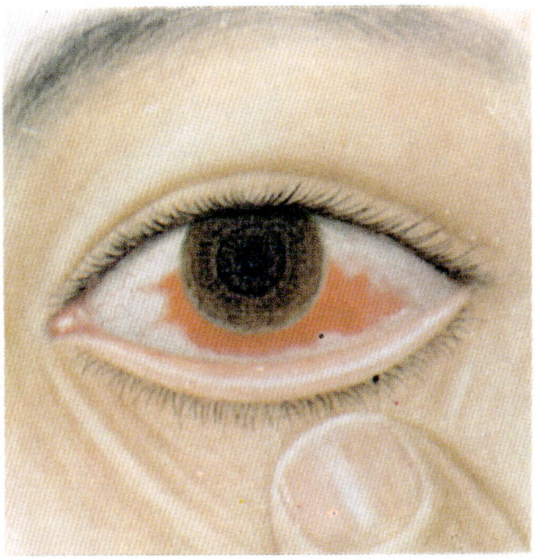

图 10　白睛溢血

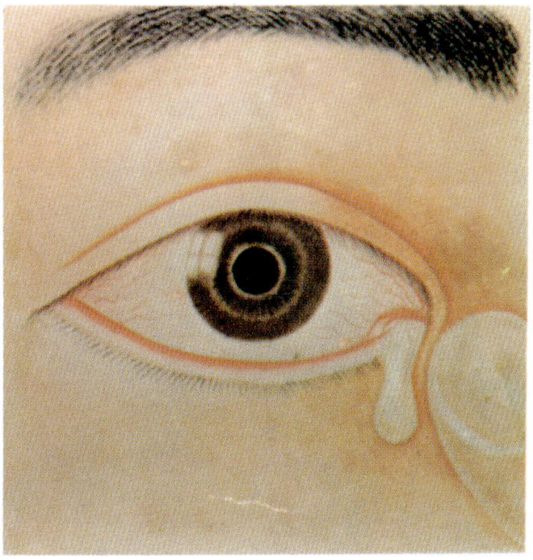

图 11　漏睛

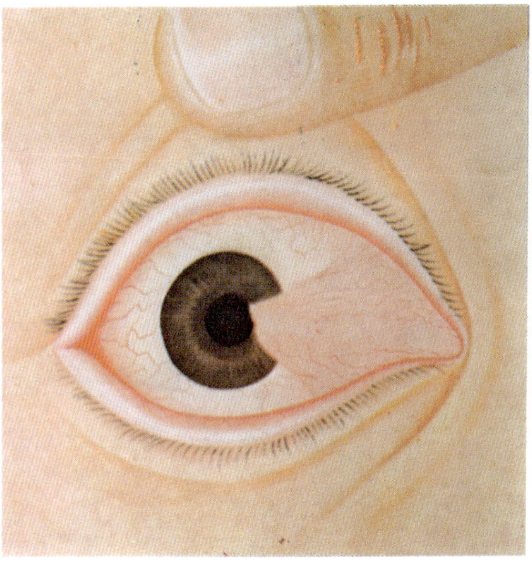

图 12　胬肉攀睛

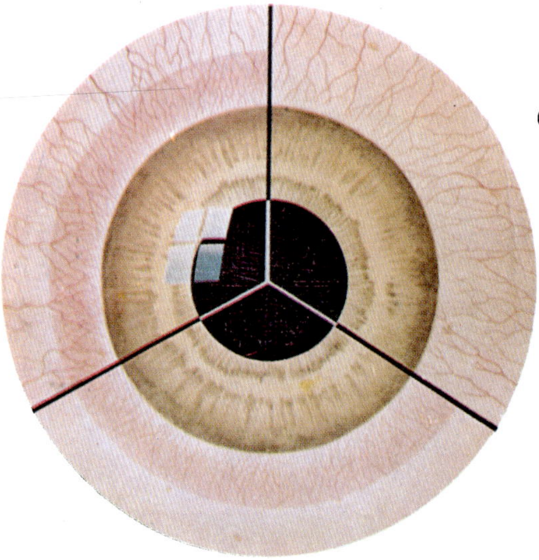

图 13　几种白睛部发红（充血）的鉴别
（1）白睛红赤（结膜充血）
（2）抱轮红赤（睫状充血）
（3）白睛混赤（混合型充血）

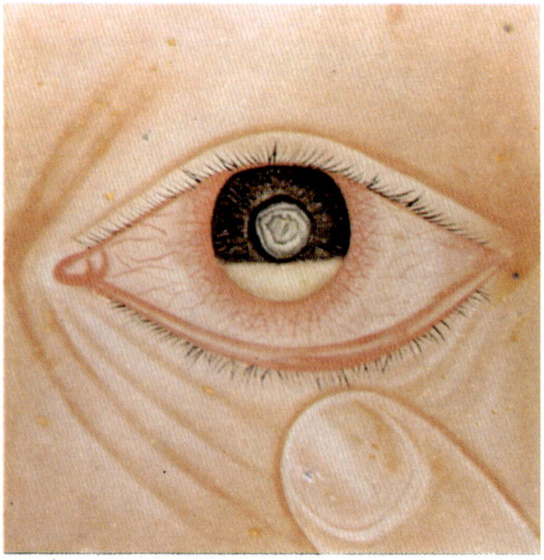

图 14　凝脂翳

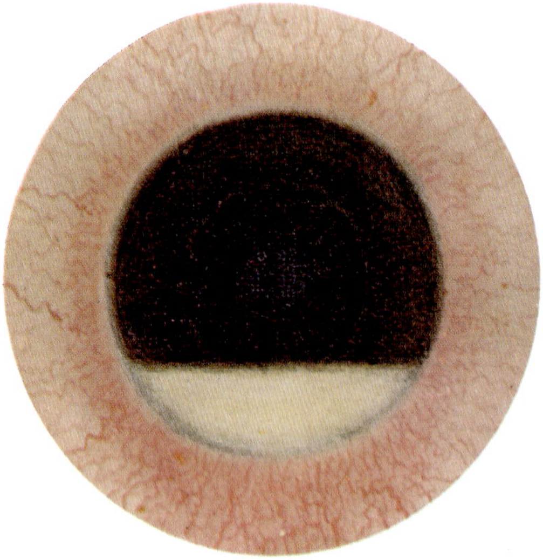

图 15　黄液上冲

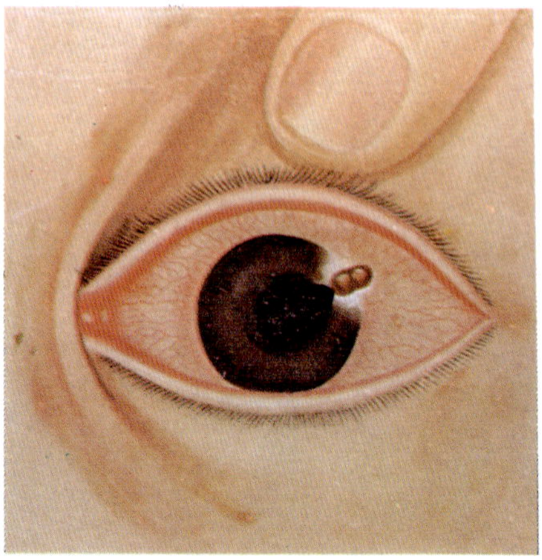

图 16　蟹睛

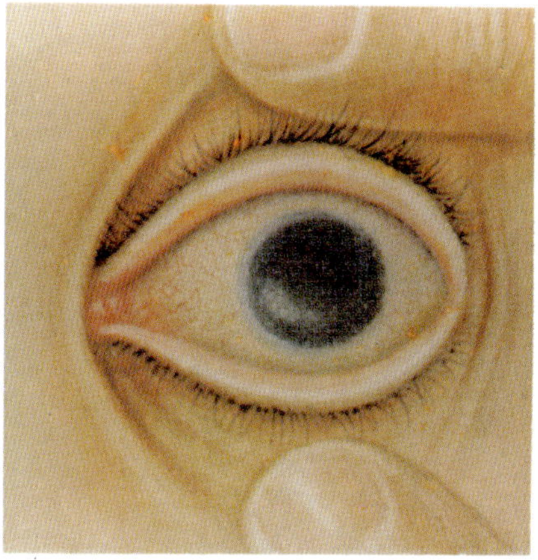

图 17　混睛障

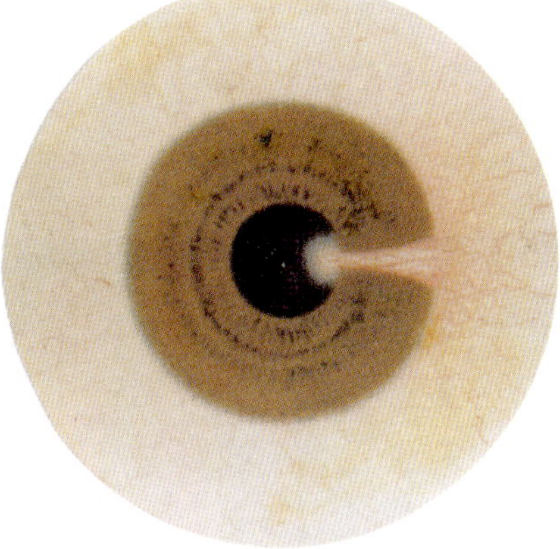

图 18　风轮赤豆

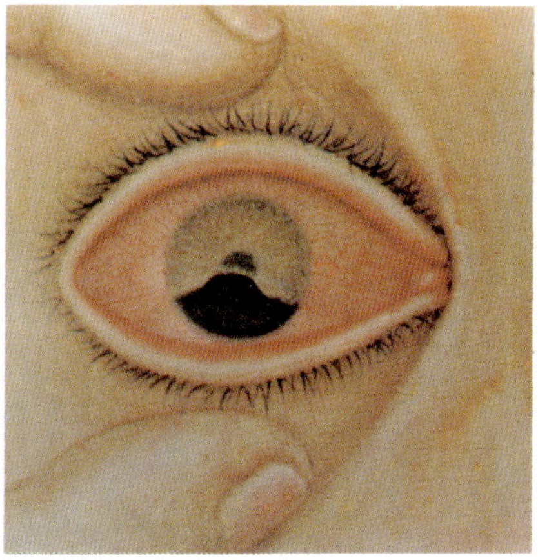

图 19　赤膜下垂

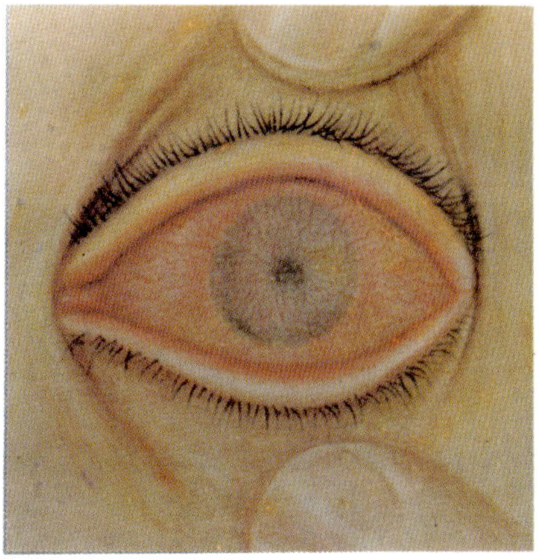

图 20　血翳包睛

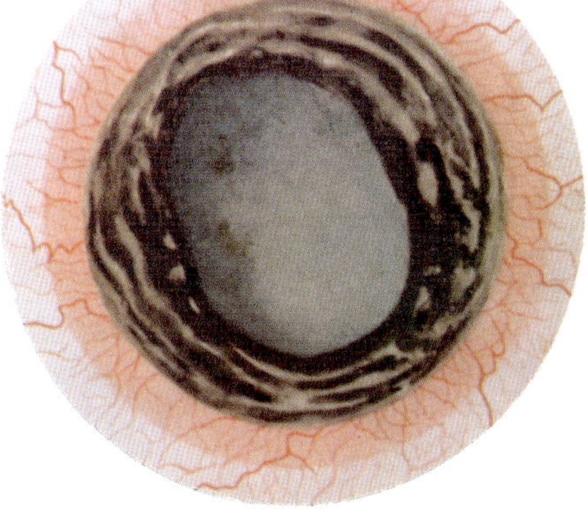

图 21　绿风内障

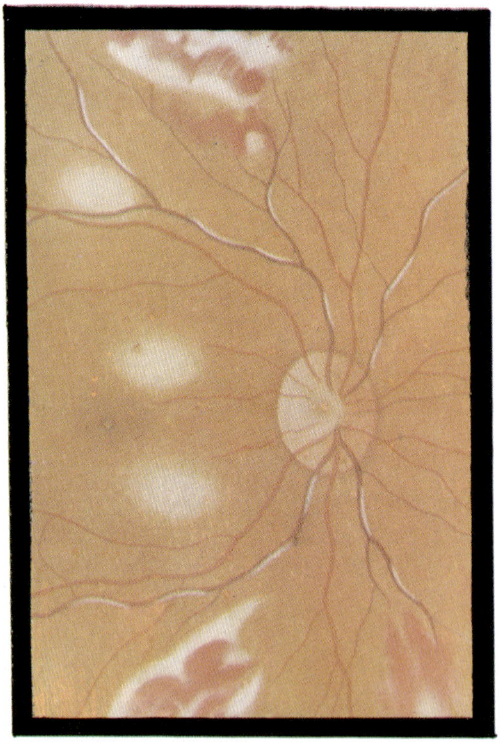

图 22　云雾移睛（视网膜静脉周围炎）

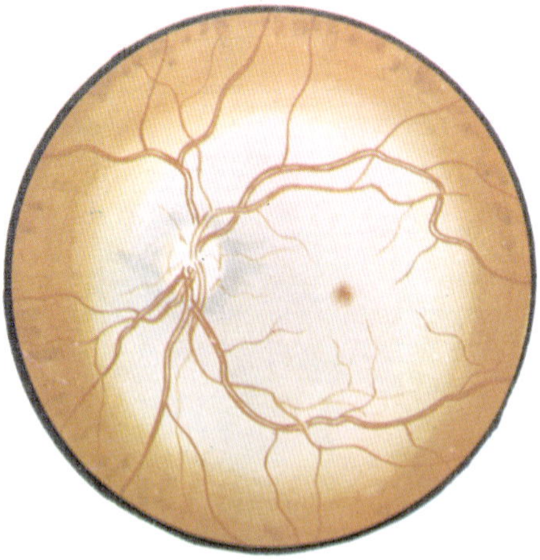

图 23-1　暴盲（视网膜中心动脉阻塞）

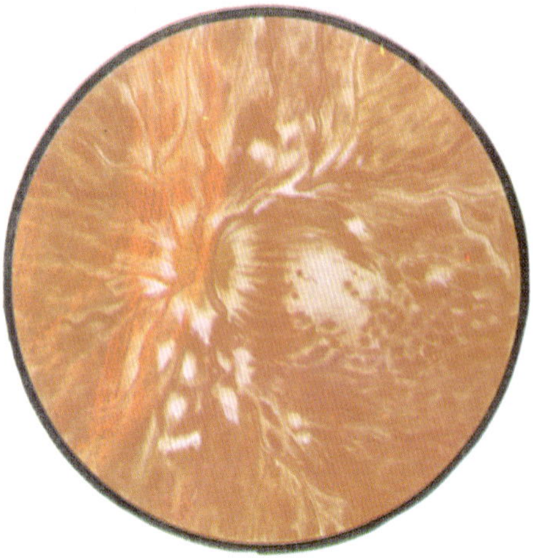

图 23-2　暴盲（视网膜中心静脉阻塞）

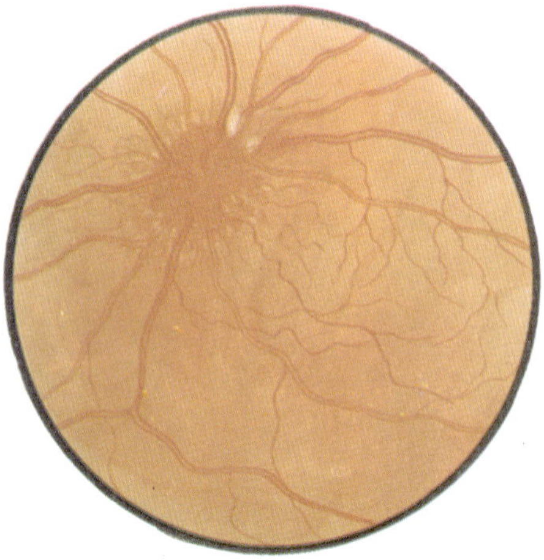

图 23-3　暴盲（视神经乳头炎）

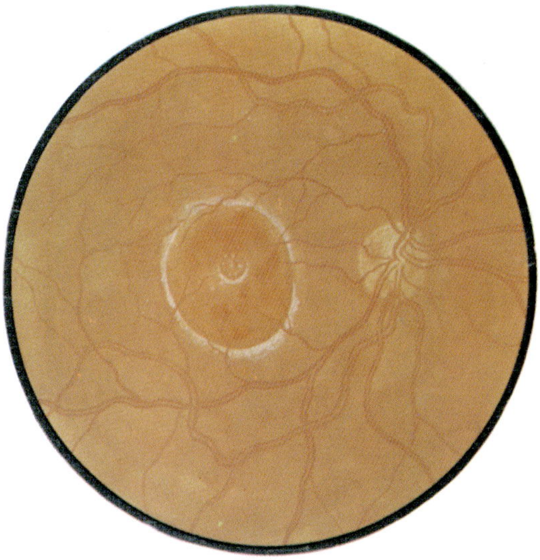

图 24　视瞻昏渺（中心性视网膜脉络膜炎）

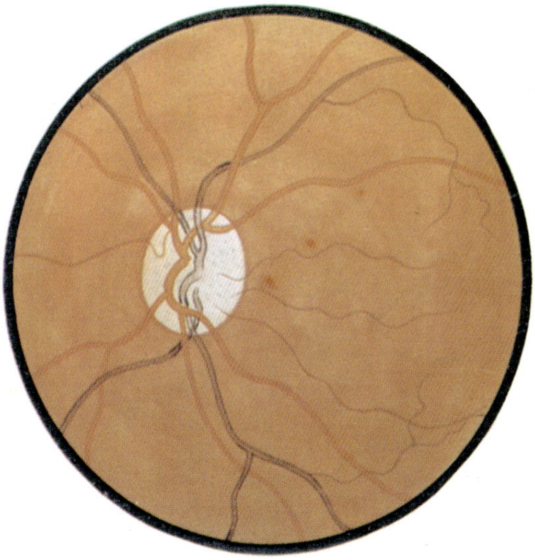

图 25−1　青盲（单纯性视神经萎缩）

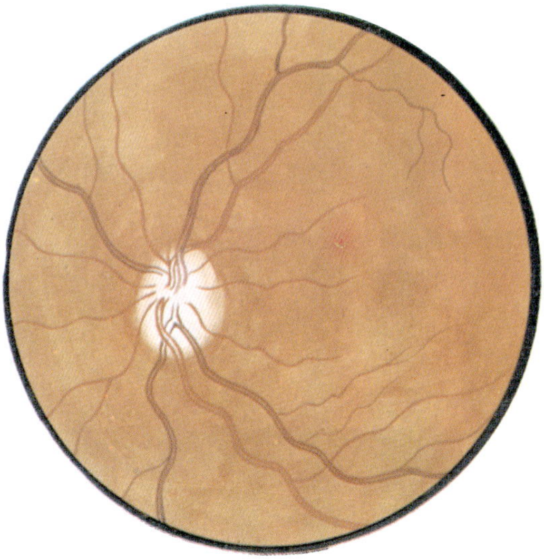

图 25−2　青盲（炎性视神经萎缩）

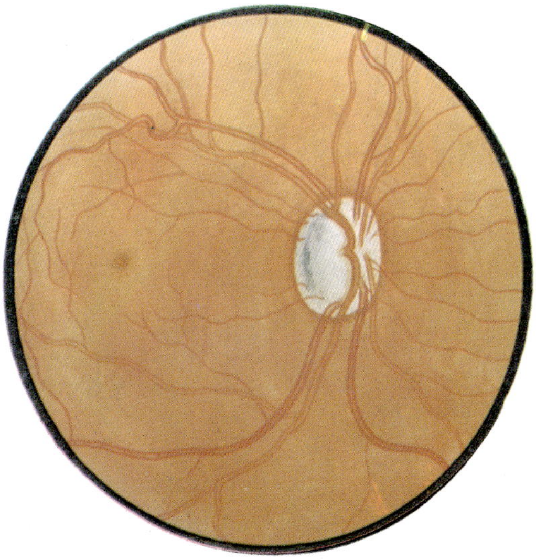

图 25−3　青盲（青光眼性视神经萎缩）

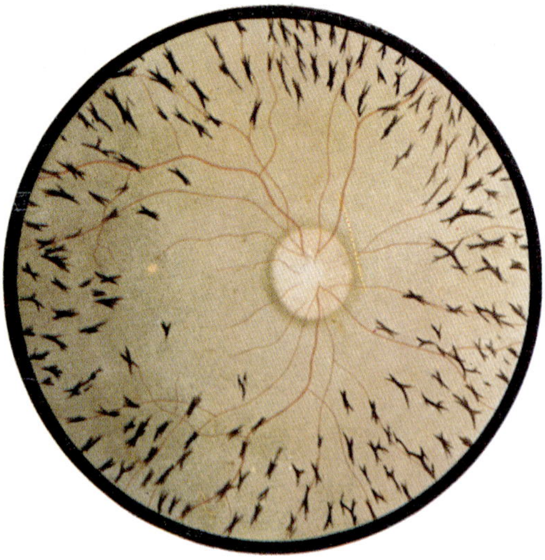

图 26　高风内障

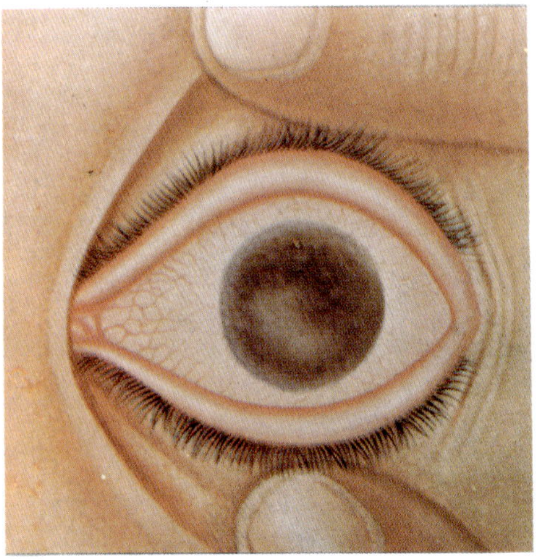

图 27　疳积上目

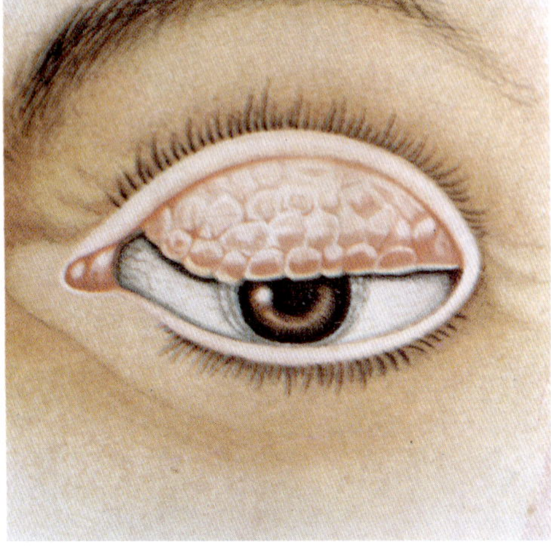

图 28　目痒（春季性结膜炎）